高等医药院校基础医学实验教学系列教材

人体显微形态学实验

主　　编　晋　雯　刘　卉
编　　者　（按姓氏笔画排序）
万　榕　王海燕　刘　卉　苏红英　李　丽
张文敏　张春梁　陈　勇　陈　凌　陈国华
陈淑勤　陈裕庆　林芸秀　卓丽娟　晋　雯
高学勇　黄　扬　黄雄飞　蔡泽骏　臧盛兵
魏玉珍　魏建恩

科学出版社
北　京

内 容 简 介

本书为高等医药院校基础医学实验教学系列教材之一,涉及细胞生物学、组织学与胚胎学、病理学等内容。共分三篇。①细胞生物学:主要学习显微镜的结构和使用方法;学习细胞的基本形态与结构;②组织学与胚胎学:主要学习正常人体各组织显微结构及胚胎发育过程;③病理学:通过病理大体标本和组织切片的形态变化的观察,学习常见疾病的病理变化特点。主要内容有:各实验的目的要求、组织切片和大体标本的观察、思考题、病例讨论等。各章节均附有精美图片,以便学生自学。

本书适用于高等医药院校临床医学、预防医学、药学、影像学、口腔医学、检验、麻醉、康复、护理学等各专业本科实验课教学使用。

图书在版编目(CIP)数据

人体显微形态学实验 / 晋雯,刘卉主编. —北京:科学出版社,2014.1

高等医药院校基础医学实验教学系列教材

ISBN 978-7-03-039260-2

Ⅰ.①人…　Ⅱ.①晋…　②刘…　Ⅲ.①人体形态学-显微术-实验-医学院校-教材　Ⅳ. R32-33

中国版本图书馆 CIP 数据核字(2013)第 290687 号

责任编辑:胡治国 / 责任校对:刘亚琦

责任印制:李　彤 / 封面设计:范璧合

科学出版社 出版

北京东黄城根北街 16 号

邮政编码:100717

http://www.sciencep.com

北京捷迅佳彩印刷有限公司 印刷

科学出版社发行　各地新华书店经销

*

2014 年 1 月第　一　版　　开本:787×1092　1/16

2021 年 1 月第五次印刷　　印张:9

字数:210 000

定价:49.00 元

(如有印装质量问题,我社负责调换)

前　　言

“人体显微形态学实验”是医学基础教学的重要组成部分，涉及细胞生物学、组织学与胚胎学、病理学等多门学科。本书打破了学科界限，将形态学知识点融合，通过显微镜观察学习人体正常细胞和组织结构，通过肉眼及显微镜观察学习常见疾病的病理变化。

本书为高等医药院校基础医学实验教学系列教材之一，共分三篇。第一篇细胞生物学：主要学习显微镜的结构和使用方法；学习细胞基本形态与结构。第二篇组织学与胚胎学：主要学习正常人体各组织显微结构及胚胎发育过程。第三篇病理学：从形态学角度，用直观方法观察病理大体标本和组织切片的形态变化，掌握各种疾病的病理变化特点，研究疾病发生发展的规律，了解疾病的本质。

本书力求图片精美，便于学生自习。在文字编写方面，力求内容丰富、语言精练、条理清楚、重点突出。主要内容有：各实验的目的要求、组织切片和大体标本的观察、思考题、病例讨论等。

由于编者知识水平有限，虽然尽心尽力，难免会有不尽如人意之处，还请诸位读者和同道批评指正。

晋　雯　刘　卉

2013 年 9 月

目　　录

第一篇　细胞学实习内容

第二篇　组织学与胚胎学实习内容

第三篇　病理学实习内容

第一篇　细胞学实习内容

实习一　普通光学显微镜的构造和使用方法

一、目的要求

（1）熟悉普通光学显微镜各部分的基本构造和功能。
（2）掌握低倍镜、高倍镜的正确使用方法。
（3）掌握光学显微镜的保养方法。

二、实验用品

（一）实验器材

显微镜、擦镜纸、二甲苯（或乙醚乙醇液）、香柏油。

（二）实验材料

字母装片（或文字装片）、头发装片、玻璃纤维装片。

三、实验内容

光学显微镜（microscope）是一种精密的光学仪器，由一套透镜组成，能利用光线照明将微细结构形成放大影像。它是生物科学和医学科学研究领域的常用仪器，使用至今已有400余年的历史。伴随着科技的进步，光学显微镜的品牌与种类日益繁多，外形与结构存在较大差异，但其基本的构造和工作原理是相似的。

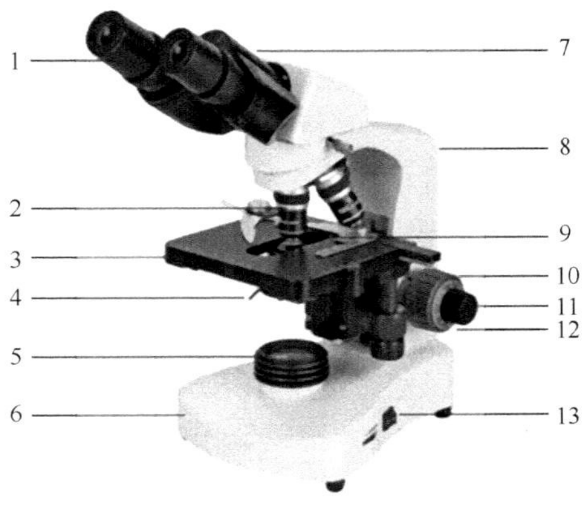

图 1-1-1　显微镜的结构

1. 目镜；2. 镜筒；3. 物镜转换器；4. 物镜；5. 通光孔；6. 载物台；7. 聚光镜；8. 光圈；9. 照明装置；10. 镜臂；11. 粗调焦器；12. 细调焦器；13. 镜座

（一）显微镜的构造

光学显微镜通常包括三个部分：机械部分，光学部分，照明部分（图1-1-1）。这三部分相互密切配合，才能很好的发挥光学显微镜的作用。

1. 机械部分

（1）镜座：位于显微镜的最底部，是显微镜的基座，支撑并稳固着整个镜体。现代显微镜在镜座内通常装配有内置电光源等装置。

（2）镜臂：是显微镜的主要支持架，为镜座上方的弯曲状构造，是取用显微镜时握拿的部位。各种机械装置都直接或间接地附着在它上面。

（3）调焦器:也称调焦螺旋,为调节焦距的装置。镜臂上装有大小两对齿轮,较大的一对称为粗调焦器;较小的一对称为细调焦器,而有些类型的光学显微镜,粗调焦器和细调焦器重合在一起,安装在镜臂的两侧。转动调焦器能通过上下移动载物台来调节焦距,粗调焦器可使载物台较快速的升降,适用于低倍镜时的调焦;细调焦器可使载物台缓慢地升降,在低倍镜下使用粗调焦器找到标本后,在高倍镜下用细调焦器来作精细的调节,以观察不同层次的微细结构。

（4）镜筒:位于镜臂上方,是连接目镜和物镜的金属空心圆筒,上端装置目镜,下端与物镜转换器连接。镜筒长度一般为160mm。现代光学显微镜的镜筒多有分支呈双筒,双筒中的一个目镜有屈光度调节装置,以供双两眼视力不同时进行调节。

（5）物镜转换器:又称旋转盘,位于镜筒下方的圆盘状结构,可朝顺时针方向或逆时针方向自由旋转,其上装有3~4个不同放大倍数的物镜。转动物镜转换器,可将其中的任何一个物镜通过镜筒与目镜构成一个光学系统。旋转盘边缘有一固定卡,转动旋转盘,某一物镜和镜筒成直线时,会听到碰叩声,这时才能观察标本。

（6）载物台:又称镜台,位于物镜转换器下方的方形平台,用以放置玻片标本。载物台中央有一圆形的通光孔,来自下方的光线经此孔照射到玻片上。

（7）标本推进器:是移动标本的机械装置,由纵横两个推进齿轴的金属架构成,位于镜台后方和侧面边缘,与用于固定玻片标本的可动弧形弹簧夹相连接。载物台下方一侧有推进器的两个旋钮,可调节标本前后或左右移动。

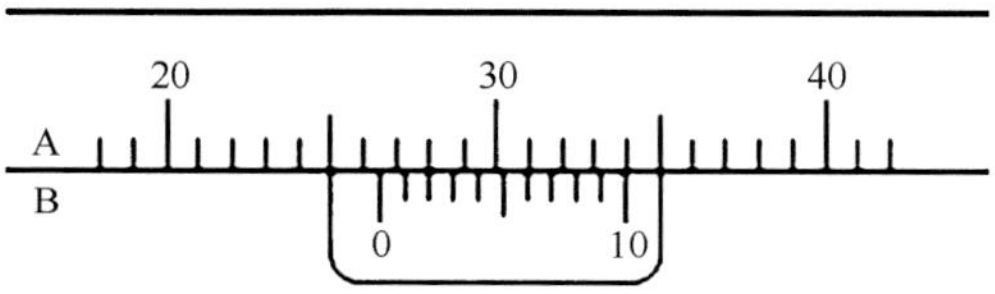

图1-1-2　游标尺及其用法

标本推进器上有纵横游标尺,用以定位标本的位置,便于找到变换的视野。游标尺一般由主标尺(A)和副标尺(B)组成。副标尺的分度为主标尺的9/10。使用时,首先看副标尺的0点位置,然后看主、副标尺的重合点。如图1-1-2所示,副标尺0点在主标尺26与27之间,副标尺2与主标尺的28一致,则此标尺所示的数值为26.2mm。

2. 光学部分

（1）目镜:装在镜筒的上端,起着将物镜所放大的物像进一步放大的作用。目镜上面刻有“5×”或“10×”等符号以表示放大倍数,一般装的为10×的目镜。目镜内还常常装有一根指针,用以指示视野中的某一部分供他人观察。

（2）物镜:嵌装在物镜装换器上,作用是将标本作第一次放大。每台光学显微镜一般有3~4个不同放大倍数的物镜,可以分为低倍镜、高倍镜和油镜三种。一般将8×或10×的物镜称为低倍镜;40×或45×为高倍镜;90×或100×为油镜。在物镜上还常加有一圈不同颜色的线,以示区别。油镜头末端常有一白色的圈,有的标有oil等字样。不同物镜的长短不同,一般是越短的放大率越低,越长的放大率越高。物镜标有160/0.17,160表示目镜至物镜转换器平面的距离不能小于160mm,0.17表示盖玻片厚度不得超过0.17mm,如盖玻片厚度超过0.17mm,超过物镜的焦距调节范围,就无法看清楚标本。另外,不同物镜上还分别有0.25、0.65、1.25等数字,表示镜口率(NA),数值越大,表示其分辨能力越大。

显微镜放大倍数=目镜放大率×物镜放大率。例如所使用的目镜是10×,物镜是40×,则放大倍数为400倍。

3. 照明部分

（1）内置电光源：现代光学显微镜多在镜座上安装内置电光源，并设置有电源开光和光强度调节旋钮，可通过调节电流的大小调节光线的强弱。

（2）聚光镜：由几组透镜和升降螺旋组成，装于载物台的通光孔下方，其作用是汇聚从光源射来的光线，集合成光束，去增强视野的亮度，然后经过标本射入物镜中。旋动聚光镜升降螺旋可升降聚光镜，聚光镜上升时视野光线增强，下降时光线减弱。

（3）光圈：位于聚光镜底部，由多片半圆形的薄金属片叠合成的圆环结构。在圆环外缘有一突起的把手，移动把手能使金属薄片分开或合拢，光圈孔径开大或缩小，从而调节显微镜的通光量，使物象更清晰。圆孔开大则光线较强，适于观察深色物体；圆孔关小则光线较弱，适于观察浅色或无色物体。

（二）显微镜的使用方法

显微镜从显微镜柜或镜箱内拿出时，要用右手紧握镜臂，左手托住镜座，平稳地将显微镜搬放在身前实验台上，略偏左，镜臂对着胸前，使镜筒向前方。镜座与桌边距离约 6.66cm（2 寸），坐于适当高度的实验凳上进行操作。检查显微镜各个部分是否完整和正常。

1. 低倍镜的使用

（1）对光：转动粗调焦器，下降载物台；转动物镜转换器，使低倍镜对准通光孔，即能听到“咔”的叩碰声，同时手也感到阻力，说明物镜与镜筒已经成一直线。

（2）调光：将内置电光源显微镜的电源插上，打开显微镜上的电源开关，通过光强度调节旋钮来调节光的强度；打开光圈，旋转聚光镜升降螺旋，使聚光镜上升到与载物台平齐的位置，使视野当中的光线均匀明亮。

（3）放片：将标本片正面（有盖玻片的一面）朝上置于载物台上，玻片两端以弹簧夹固定，然后调节推片器旋钮，将所要观察的部位调到通光孔的正中。

（4）调焦：两眼从侧面注视低倍镜，同时转动粗调焦器，使载物台上升，直至低倍镜头距玻片标本约 0.5cm 时，两眼注视目镜同时观察，同时缓慢转动粗调焦器，使载物台下降，直至视野出现清晰的物像为止。再调节细调焦器，使物像更清晰。如物象不在视野正中央，可调节标本推进器移动玻片标本的位置，注意玻片移动方向与物像移动方向恰好相反。

2. 高倍镜的使用

使用高倍镜须依照上述步骤，在低倍物镜观察的基础上转换高倍物镜。先在低倍镜下找到物像后，然后把要进一步观察的部分移到视野中央，调节到最清晰的程度后，然后进行以下操作：

（1）在转换高倍镜时要从侧面观察，速度缓慢，避免镜头与玻片相撞。转动旋转盘，使高倍镜转到工作状态，如碰到玻片表明低倍镜的焦距没有调好，应重新调节。

（2）调焦：从目镜观察，这时物象可能不清楚，可调节光圈，使视野的明亮度适宜。将细调焦器缓慢向上或向下转动（切勿用粗调焦器），一般只需向上或向下转动一圈，就能清晰地看到物像。

（三）低倍镜和高倍镜使用练习

1. 字母装片　取一张字母装片，进行低倍镜使用练习。观察玻片前后左右移动时，物像与玻片移动方向的关系。玻片上的字母是正像还是反像？为什么？

2. 头发交叉装片　取一张头发交叉装片，先用低倍镜观察，找到两根头发后，再将头发交叉点移到视野中央，然后换高倍镜观察，再微微调节细调焦器，判定哪根头发在上方，哪根位于下方。

3. 玻璃纤维交叉装片 取一张玻璃纤维交叉装片，先用低倍镜观察，找到两根玻璃纤维后，将玻璃纤维交叉点移到视野中央，然后换高倍镜观察，再调节细调焦器，判定哪根玻璃纤维在上方，哪根位于下方。

四、注意事项

(1) 持取显微镜时应右手握牢镜臂，左手托住镜座，不能单手提拿，以防止目镜和其他部件滑落。

(2) 镜检任何标本都从低倍镜开始，因为低倍镜视野较大，易于发现目标和确定检查的位置。

(3) 转换物镜时，要通过旋转物镜转换器转换，切忌用手直接拨转物镜，以免破坏物镜与目镜的光轴合轴。

(4) 观察时要两眼齐睁，养成两眼能够轮换观察的习惯，以免眼睛疲劳，并且能够用左眼从目镜中寻找物像，仔细观察，用右眼看纸绘图。

(5) 不要随意取出目镜或物镜，以防灰尘落入。不准擅自拆卸显微镜的任何部件，以免损坏。

(6) 显微镜的各部件应保持清洁。物镜、目镜和聚光镜等部分只能用专用的擦镜纸，沿顺时针方向顺序擦拭，而不能用布或其它纸擦拭，以免产生划痕。

(7) 显微镜使用完后应及时复原。转动粗调焦器使载物台下降，取下玻片，并转动物镜转换器，使物镜转离通光孔，上升载物台使物镜与载物台相接近，下降聚光镜，关小光圈，再装入箱内。

五、思考题

(1) 怎样区分低倍镜、高倍镜和油镜？镜检标本时，为什么先用低倍镜观察，而不是直接用高倍镜或油镜观察？

(2) 在显微镜下看到的物像方向位置与载物台上标本的实际方向位置是否相同？为什么？

(3) 如在高倍镜下未找到你所要看的物象，可能的原因有哪些？

（李　丽）

实习二　细胞的基本形态与结构

一、目 的 要 求

（1）掌握普通光学显微镜下动物细胞的基本形态结构，理解细胞形态、结构与其功能的关系；

（2）掌握临时装片的制作方法，掌握生物显微绘图的基本方法；

（3）进一步掌握普通光学显微镜的规范使用方法。

二、实 验 用 品

（一）实验器材

普通光学显微镜、载玻片、盖玻片、镊子、胶头滴管、消毒牙签、擦镜纸、吸水纸等。

（二）实验试剂

生理盐水、0.25% 亚甲基蓝染液。

（三）实验材料

人口腔上皮细胞（用牙签自取）、小鼠小肠上皮切片、牛脊髓神经标本、平滑肌纵切片、蛙血涂片、肝组织切片。

三、实 验 内 容

细胞的形态结构与功能之间普遍存在相关性。例如：具有收缩功能的肌细胞为细长的梭形；成熟精子的头部结构单一并具备顶体和鞭毛，这与后期的精卵互作密切相关；神经细胞多具备树枝状突起呈星形，便于感受刺激和传导冲动；人的血细胞为双凹扁圆形，体积小而表面积大，便于细胞的游走与气体交换。这种细胞形态结构与其功能间的合理性关联在生物界普遍存在，是生物进化的结果。

（一）扁平细胞——人口腔上皮制片

在洁净的载玻片中央滴加适量生理盐水，取一根消毒牙签，用钝端在口腔内颊面轻刮几下，将带有细胞的牙签钝端在载玻片上的生理盐水中搅动几下，使细胞悬浮其中。滴一滴 0.25% 亚甲基蓝染液于生理盐水中，左右轻轻晃动玻片使染液混匀，染色 1～2 分钟，然后用镊子夹取一片盖玻片，使其一侧边缘与载玻片上的液体接触，慢慢放下，以免产生气泡。将制好的玻片标本置于普通光学显微镜下观察。低倍镜下可见口腔上皮成群或分散存在，有些细胞因质膜折叠而呈现多层结构。所有细胞均被染成蓝色，细胞核深染而细胞质浅染。在低倍镜视野中选取一个质膜未发生折叠、呈铺展状的口腔上皮细胞，将其移至视野中央，转换至高倍镜仔细观察（图 1-2-1）。

（二）柱状细胞——小鼠肠上皮切片

从标本盒中取出小鼠肠上皮切片，先低倍镜后高倍镜依次观察。显微镜下显示小鼠肠腔内壁有许多向肠腔面突起的皱褶，即小肠绒毛，其存在的意义是增加小肠的吸收面积，而每一根小肠绒毛的表面都是由一层栅栏状整齐排列的长柱状细胞构成(图 1-2-2)。

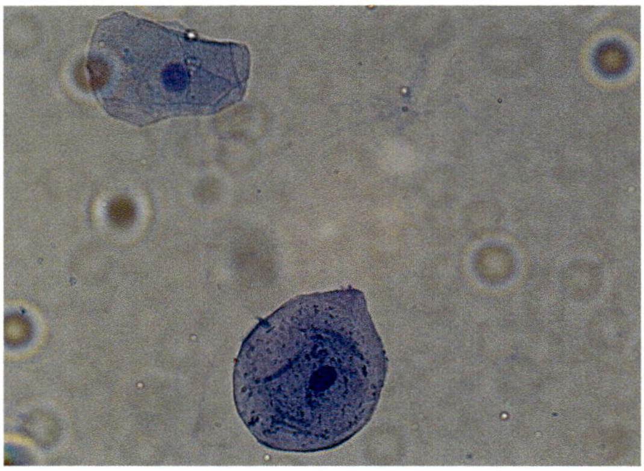

图 1-2-1　人口腔上皮细胞

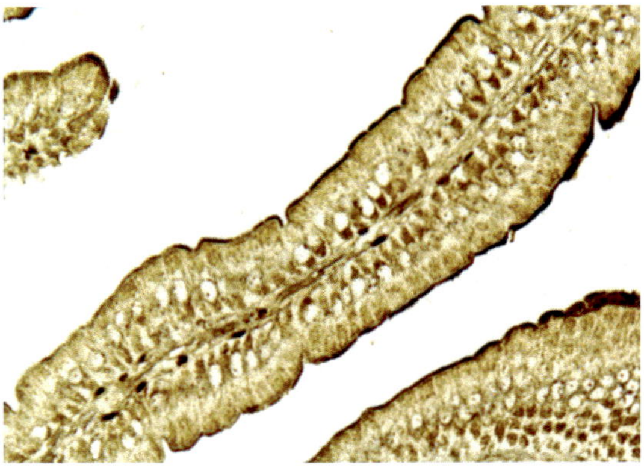

图 1-2-2　小鼠肠上皮细胞

（三）星状细胞——牛脊髓神经细胞

在牛脊髓神经细胞标本中有许多被染成蓝色或紫色的，呈不规则三角形或菱形的细胞，此为神经细胞，在神经细胞的细胞体周围有长短不等的星芒状或放射状突起，此为神经细胞的树突与轴突，但二者不易分辨（图 1-2-3）。

（四）梭形细胞——平滑肌切片

显微镜下可见平滑肌细胞呈纤维状或长梭形，彼此成束或交错排列，细胞核呈细长的棒状或长椭圆形，常位于肌细胞的中央(图 1-2-4)。

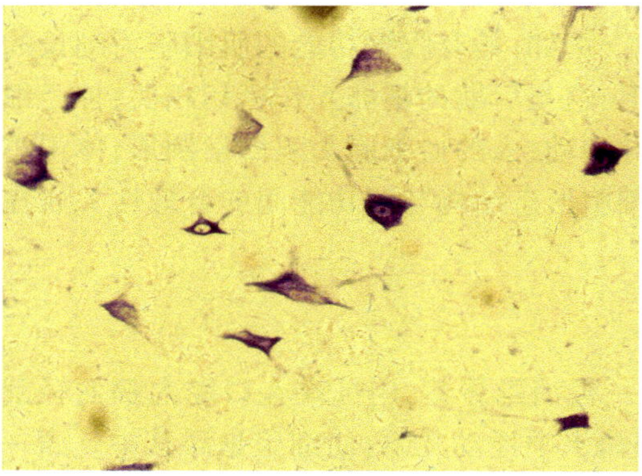

图 1-2-3　牛脊髓神经细胞

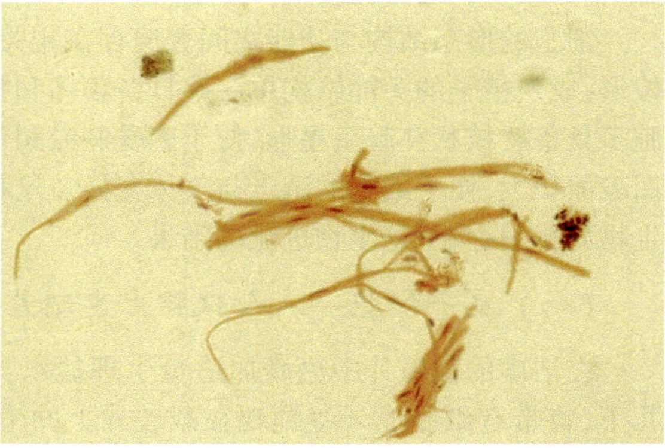

图 1-2-4　蛙平滑肌细胞

（五）圆形细胞——蛙血涂片(图 1-2-5)

（六）小鼠肝细胞切片的观察

先在低倍镜下观察小鼠肝细胞切片，可见许多呈不规则多边形的肝细胞群落。与上皮细胞、神经细胞或肌细胞相比,肝细胞的核质比(即细胞核体积与细胞质体积的比例)明显较大,说明肝细胞具备较为旺盛的代谢活力(图 1-2-6)。

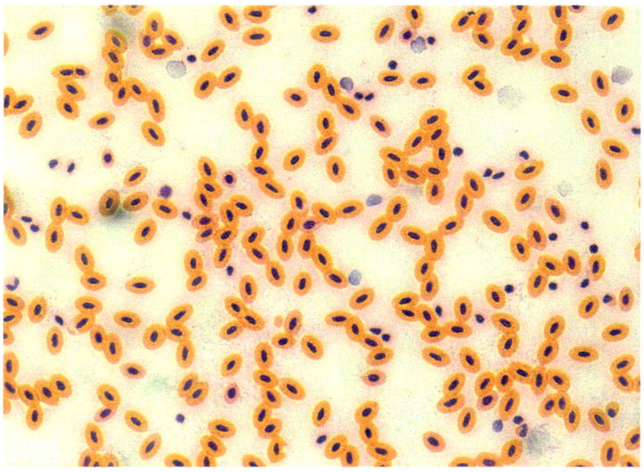

图 1-2-5 蛙红细胞

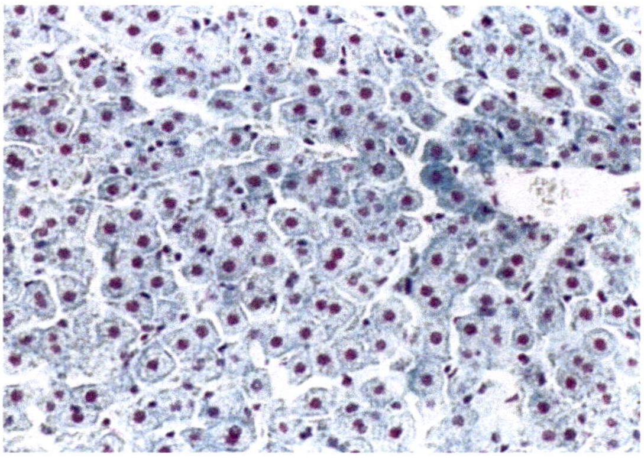

图 1-2-6 小鼠肝细胞

思 考 题

绘制人口腔上皮细胞图,并注明各部分结构的名称。

(陈 凌)

第二篇　组织学与胚胎学实习内容

绪　论

组织学与胚胎学课程由理论课和实习课两个部分组成，本课程的实习部分目的在于：通过自己在实习过程中的操作和观察，以达到理论联系实际。在实习课中同学们不但可以验证与巩固所学的知识，而且还会加深和扩大对所学内容的理解。同时，通过显微镜观察各种组织切片的过程，也会培养同学们观察、比较、分析以及综合等各种思维方法和独立思考能力。

此外，通过实际操作培养爱科学、爱劳动、爱护公共财产的品德与科学作风。

一、实习课的准备工作和规则

实习课是以同学们掌握好本课程基本理论为前提，以独立操作的原则来进行。教师只是在具体内容方面进行必要的指导，为此对参加本课程实习的同学有如下的要求：

（1）必须复习好理论课，熟悉与每次实习相关的理论内容，以期在上课过程中收到良好的效果。

（2）在实习课开始前，必须认真仔细地检查实习用具，包括显微镜、电脑、组织切片、实习指导、绘图用纸、铅笔等，做好课前准备。

（3）按时上下课，不得迟到早退。进实验室要仪容整洁，不得穿拖鞋进实验室。

（4）实验室内要经常保持整洁和肃静，不得谈笑喧哗，不得随意抛弃纸屑秽物。

（5）在实习操作过程中必须集中注意力，按实习指导内容进行观察，态度严肃认真，不得进行与实习无关的活动。

（6）有疑问时可与邻近同学小声研究或举手请教教师。

（7）观察示教片时，应轮流进行，不得拥挤，同时不能随意移动切片，以免影响其他同学的观察。

（8）爱护公物，显微镜要轻拿轻放，未经允许不得擅自移换或拆卸，出现问题应及时报告教师，用毕应该恢复原状，放回原处。正确使用电脑，不看与实习课无关的内容。

（9）要爱护切片、标本和模型，防止损坏。每次课前认真清点检查组织切片数量及质量，若发现少片或损坏应立即报告教师。实习课结束时，应按片号顺序整理清楚，将切片盒放回原处。

（10）每次上课结束后应安排值日生。值日生应清洁桌面、地面以及黑板，将椅子摆放整齐，最后关好水电门窗，请实验室负责人检查完方可离去。

二、切片标本的一般制作方法

组织学与胚胎学的研究方法和技术有很多种，本绪论以石蜡包埋法、HE 染色为基础，简单介绍组织切片制作的一般过程以及基本原理。

（一）常用器材

1. 金属器材类　解剖刀、解剖剪、镊子、切片机、切片刀等。

2. 玻璃器材类　标本瓶、烧杯、载玻片、盖玻片、染色缸、量筒、漏斗、玻璃棒等。

3. 固定液及染料　如福尔马林、70%～100%不同浓度乙醇溶液、二甲苯、石蜡、盐酸乙醇、伊红（E）、苏木精（H）等。

4. 其他　染色架、熔蜡箱、盛片盒、滤纸、纱布、毛笔等。

（二）原理

从人体或动物身上切取小块新鲜组织后，为保持组织的形态学结构，先用一定的固定剂迅速使蛋白质凝固。因其含有水分的柔软组织，不易被切成薄片，必须进行加固。加固的方法可直接进行冰冻，也可用包埋剂包埋，常用的包埋剂有石蜡、火棉胶等。应用石蜡包埋时，原则是使石蜡透入组织，但因组织中水分不能与石蜡混合，需先用梯度乙醇脱水，二甲苯透明置换，才能使蜡液充分透入组织。将新鲜组织制作成石蜡包埋块后，切成薄片，染色保存观察。

（三）步骤

1. 取材和固定　切取材料越新鲜越好，修成合适大小后迅速放入固定液中。常用的固定液为10%福尔马林，浸泡时间为24小时左右。

2. 脱水　将组织块充分清洗后，经过70%、80%、90%、95%、100%梯度乙醇溶液脱水一定时间，时间因各器官组织而异。

3. 浸蜡　脱水后，组织浸入二甲苯至透明，以置换出组织内的乙醇溶液，由此再入温热的液态石蜡渗透数小时。将温热的石蜡从温箱取出，使组织凝固其中（包埋面向下），具有一定的硬度，宜于切片。

4. 切片和粘片　用切片机将组织块切成5～8μm厚的薄片，然后放在45℃温水中展开，之后铺在涂有黏附剂的载玻片上，置恒温箱中烘干。

5. 染色　切片染色顺序如下：二甲苯两次10分钟——100%乙醇两次10分钟——95%乙醇溶液两次10分钟——80%乙醇溶液5分钟——70%乙醇溶液5分钟——蒸馏水5分钟——苏木精水溶液数分钟——盐酸乙醇分色数秒钟——流水洗1小时以去除多余酸——蒸馏水片刻——入70%和80%乙醇溶液各10分钟——95%乙醇伊红染液约2～3分钟——95%乙醇溶液分色至无红色自组织上脱下——100%乙醇两次10分钟——二甲苯两次10分钟。

6. 封藏　从二甲苯取出后，滴一滴中性树胶，然后盖上盖玻片，待干后即可观察并长期保存。

（四）总结

（1）制片是连续、复杂而细致的操作过程，其中任何一步操作不规范，都会影响整个制片过程以致于影响标本质量，因此必须具备慎重、细心、严格、实事求是的科学作风。

（2）每张标本制作都花费了很多的人力及物力，是辛苦劳动的结晶，它为我们的学习和研究创造了有利条件。因此，每位同学应该在学习中深刻体会到这一点，保护好每一张切片，在实习过程中培养我们爱科学、爱劳动、爱护公共财产的高尚情操。

三、观察切片和实习作业应注意的几个问题

（一）理论与实际的结合问题

显微镜下直接观察到的形态结构，有时会和理论上的理解不一致，要解决这个问题必

须从以下几个问题来考虑。

1. 与机体生活时的功能状态有关 例如，乳腺细胞一般为立方形或低柱状，但在充满所合成的大量分泌物时，细胞则变成柱状；当分泌物完全排出时，则又可变成立方形或低柱状，个别甚至变成扁平形。

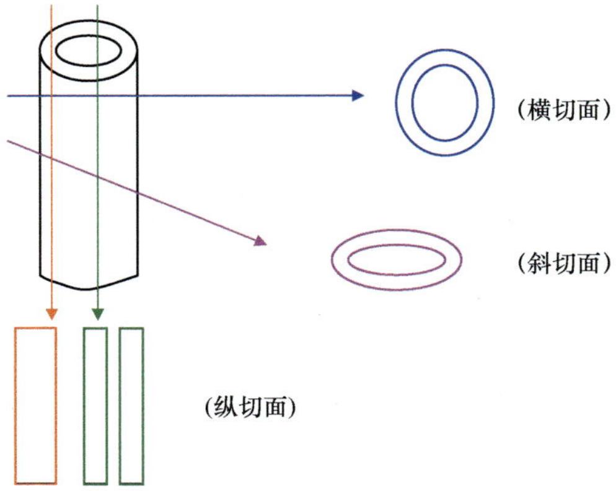

图 2-0-1 管腔形器官的不同切面

2. 立体与平面、整体与局部的关系 在理论课讲述时，一般都是以整体和立体的观点予以介绍。而在组织切片观察中，由于切面的不同，我们所看到的组织细胞存在不一致的现象，这个时候就需要我们利用空间想象构建思维，从平面的局部的图像过渡到立体的整体的构成，才能真正理解组织的光镜结构。例如，我们可以从一个煮熟的鸡蛋上加以联想，从鸡蛋的不同角度切开，我们将看到不同的切面：圆形切面、椭圆形切面、有蛋黄的切面、没有蛋黄只有蛋白的切面。而对于管腔形的器官，不同的切面同样会有不同结果（图 2-0-1）。

（二）实习时的作业要求与内容

本课程实习课的主要任务是观察理论课所学过的组织结构，以显微镜观察切片标本为主。在进行切片标本观察时，可以有几种不同的方式：

1. 示教切片 用实验指导对照示教切片观察辨认各种结构。

2. 观察切片 对照实验指导，独立应用盒内的切片进行仔细观察。观察的过程中可以自己绘制一些草图，以加深对重要结构的理解。

3. 观察和绘图 为加深记忆并训练绘图技巧，特选择某些切片在观察的基础上绘图，完成实习作业。

4. 显微数码互动系统观察 在有此条件的实验室，可利用电脑实时成像，亲自拍摄显微镜下图像，随时与同学、教师进行彩信交流、提问，也可在电脑上保存标注图像，利于期末复习。

同学们必须根据教学进度表对实习相关的内容提前预习，在上课期间根据教师所指定的要求完成各项任务。

（三）绘图要求

1. 工具 红色铅笔、蓝铅笔、黑色铅笔、实验报告纸、橡皮、直尺和圆规等。

2. 方法 首先找出足以表示该组织或器官的特征性结构，根据圆形视野用圆规勾描出一大小适当的画面。在此画面上，用红、蓝铅笔对观察内容的光镜结构按大小数目比例与形状位置绘出图像。然后应标明图的名称（一般标在图的正上方）、染色方法、放大倍数（一般标在图的正下方）以及具体结构的名称（一般用横线标在图的右方）。

3. 注意事项 画面应该整洁，结构清晰。应如实按观察到的结构特征进行绘图。在完成观察切片的任务之后再行绘图，不可因绘图而影响正常的观察要求。具体绘图细节应该听从教师的具体要求而定。

（刘　卉）

实习一 上皮组织

一、目的要求

掌握各种上皮的形态与结构特点，熟悉其与功能的关系。

二、组织切片观察

1. 单层扁平上皮（simple squamous epithelium）**表面观**（图2-1-1）

取材：肠系膜（肠系膜由双层腹膜折叠而成，其中的单层扁平上皮为腹膜上的间皮），铺片。

低倍镜观察：因为是铺片标本，它的厚度不易均匀，部分区域有重叠现象。选择标本最薄的地方（其处染成淡黄色）观察，可见多边形的细胞，密集排列，边缘相互嵌合。细胞间隙很窄，银颗粒沉淀其中，使其呈黑色线条状。如标本经苏木精复染，则可见蓝色的细胞核，圆形，位于细胞中央。

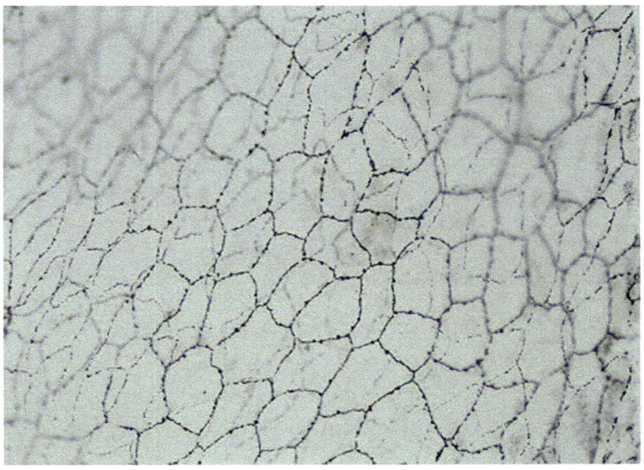

图2-1-1 单层扁平上皮表面观（镀银染色，400×）

高倍镜观察：若稍稍调节显微镜细准焦螺旋，在不同的平面上还可见到与前面叙述完全相同的另一层单层扁平上皮，这是因为肠系膜是由两层腹膜构成的。

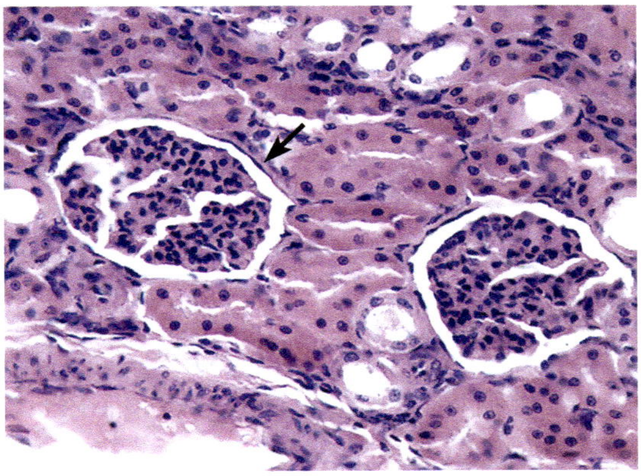

图2-1-2 单层扁平上皮侧面观（HE染色，400×）
↑：肾小囊壁层的单层扁平上皮

2. 单层扁平上皮侧面观（图2-1-2）

取材：肾。

肉眼观察：标本染色较深的部位为肾皮质，较浅部位为肾髓质。

低倍镜观察：肾皮质内有染色较深的球形结构，此为肾小体。肾小体中央的细胞团为血管球，周边空白区域是肾小囊腔。肾小囊腔外侧可见肾小囊壁层上皮即单层扁平上皮。

高倍镜观察：可见细胞有核的部分较厚，无核的细胞质部分较薄。细胞核呈扁椭圆形，染成蓝色，核周围有少量细胞质染成粉红色，细胞界线不清楚。

3. 单层立方上皮（simple cuboidal epithelium）（图2-1-3）

取材：甲状腺。

高倍镜观察：标本中可见大小不同的椭圆形结构，中心为红色均质状胶体，此即甲状腺滤泡。甲状腺滤泡由单层立方上皮组成。选择比较典型的上皮进行观察，细胞呈正方形，核圆形，位于中央。

4. 单层柱状上皮(simple columnar epithelium)(图 2-1-4)

取材：十二指肠。

肉眼观察：起伏明显的一侧为十二指肠腔面。

低倍镜观察：可见并行排列的手指状的绒毛。其表面覆盖一层柱状上皮，顶端的上皮容易受损脱落，应选择绒毛侧面的单层柱状上皮进行观察。

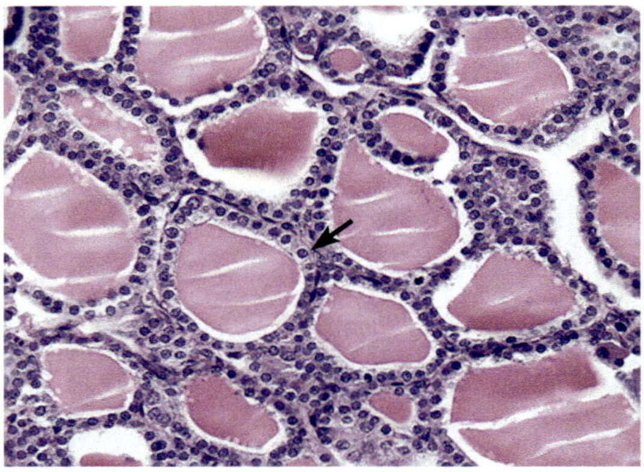

图 2-1-3　单层立方上皮(HE 染色，400×)

↑：甲状腺滤泡壁的单层立方上皮

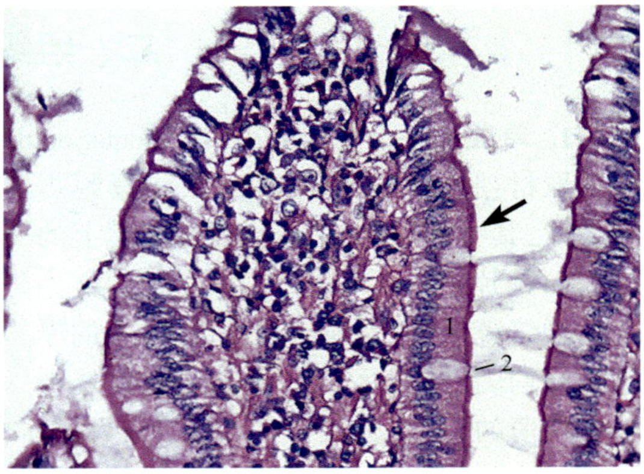

图 2-1-4　单层柱状上皮(HE 染色，400×)

1. 柱状细胞；2. 杯状细胞；↑：纹状缘

高倍镜观察：可见细胞紧密，每个柱状上皮高度大于宽度，细胞核呈长椭圆形，接近细胞基底部，上皮细胞的游离面可见细纹状染色较红的一层，此即纹状缘，是由许多微细整齐的突起(微绒毛)聚集而成，与消化吸收有关。此外，在柱状上皮细胞之间，尚可见散在的杯状细胞，此细胞上端膨大，下端缩窄，细胞体内因积有大量未着色的黏液，故呈空泡状，细胞核被推向基底，有的被挤成三角形或半圆形，在杯状细胞的垂直切面上可见其顶端无纹状缘，但大部分杯状细胞由于斜切看不到其顶端或基部，只见一个个椭圆形或圆形的空泡。

5. 假复层柱状纤毛上皮(ciliated pseudostratified columnar epithelium)(图 2-1-5)

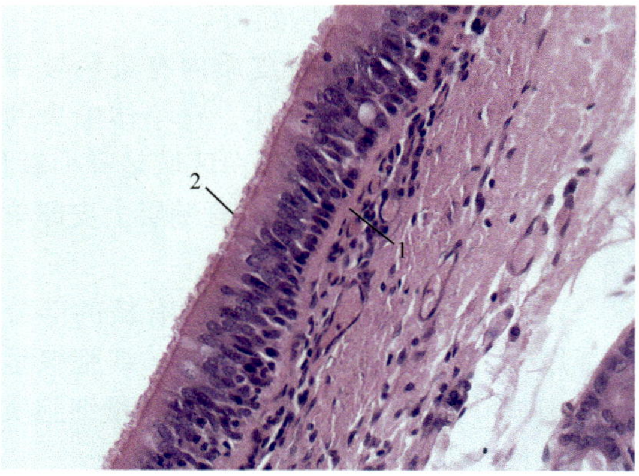

图 2-1-5　假复层柱状纤毛上皮(HE 染色，400×)

1. 基膜；2. 纤毛

取材：气管(横切)。

肉眼及低倍镜观察：整个气管呈环形，色呈浅蓝的部分为软骨。假复层柱状纤毛上皮位于腔面。

高倍镜观察：细胞核排列成几层，看似复层上皮，这是由于光镜分辨率不够、细胞界限不清造成的。实际上，它是单层上皮，因为所有细胞的下端都固定在一层发亮的基膜上。细胞核排列成数层，是因为组成上皮的细胞有不同大小和形状，柱状细胞最高，核最靠近腔面；梭形细胞核位于中间；基底细胞核则最靠近基底部。观察上皮的游离面,可见有排列紧密的纤毛覆盖,生活状态时能够颤动,帮助分泌物的输送。在柱状上皮细胞之间,有时也可见夹有杯状细胞。

6. 未角化复层扁平上皮(stratified squamous nonkeratinized epithelium)(图 2-1-6)

取材:食管(横切)。

肉眼观察:器官的切面呈圆形,管腔呈不规则的狭缝,腔面为蓝紫色的上皮。

低倍镜观察:食管上皮由多层细胞所组成,上皮基底部凹凸不平,其下方的结缔组织形成圆锥形的乳头,突向上皮,有的乳头被斜切,则在上皮内可见到一圈圈染成深色或浅色的结构。

高倍镜观察:基底层细胞为低柱状,细胞较小,胞质染成蓝色,细胞核为长椭圆形,位于细胞基部,细胞界线不清楚;此层以上的中间层细胞移行为多边形,细胞界线逐渐清楚,胞质逐渐染成红色,核圆形,位于中央。表层的细胞逐渐变成扁平,细胞核也相应变扁。

7. 变移上皮(transitional epithelium)(图 2-1-7)

取材:膀胱。

肉眼及低倍镜观察:表面起伏的一侧为膀胱腔面,覆盖变移上皮。

高倍镜观察:变移上皮是复层上皮的一种,与复层扁平上皮一样分为表层、中间层和基底层三种细胞。表层细胞大,胞质丰富,常见双核,细胞呈大立方形。该层细胞的浅部胞质往往浓缩,嗜酸性较强,形成一深色的壳层。这层细胞又称盖细胞。中间层细胞为多角形,一般体积较小。基层细胞矮,呈锥体形或立方形。

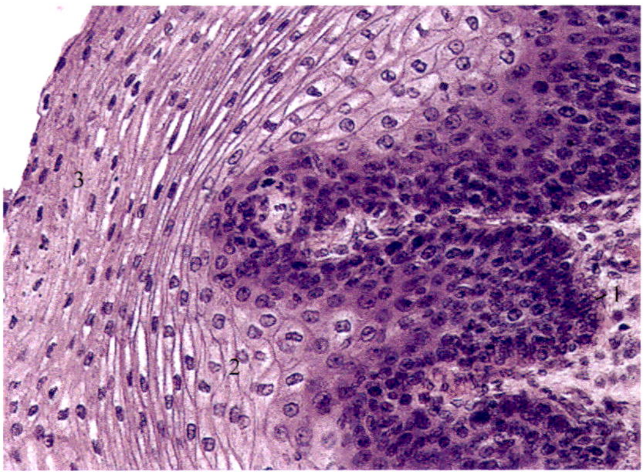

图 2-1-6　未角化复层扁平上皮(HE 染色,400×)
1. 基底层;2. 中间层;3. 表层

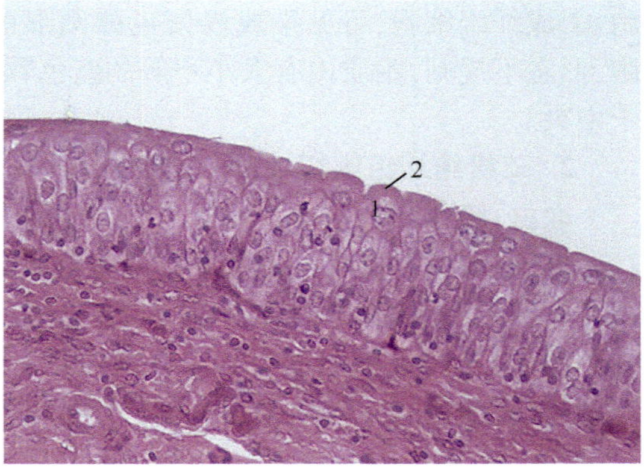

图 2-1-7　变移上皮(HE 染色,400×)
1. 盖细胞;2. 壳层

思　考　题

复层扁平上皮与变移上皮的区别是什么?

(林芸秀)

实习二　结缔组织

一、目的要求

(1) 掌握疏松结缔组织的结构特点,比较其与其他结缔组织的区别。

(2) 掌握透明软骨组织的结构特点,比较其与弹性软骨、纤维软骨的区别。

(3) 掌握长骨中骨板的类型及骨单位的结构。

(4) 观察比较血液中各种血细胞的形态特点,熟练辨别各种血细胞。

二、组织切片观察

1. 疏松结缔组织(loose connective tissue)铺片(图 2-2-1)

取材:兔的皮下组织(取材前台盼蓝悬液活体注射,铺片)。

肉眼及低倍镜观察:选择标本较薄处。

高倍镜观察:可见胶原纤维数量甚多,为红色粗细不等的索条状结构,交叉排列,较直。细的弹性纤维混杂其间呈波浪状,蓝黑色,可见其有分支,彼此交叉。纤维间可见两种细胞:①成纤维细胞,可见染成浅紫色卵圆形的细胞核,隐约可见胞质,轮廓不清;②巨噬细胞,形态不规则,胞质内有大小不等的蓝色颗粒,此即被吞噬的台盼蓝颗粒,胞核卵圆形,位于中央。

2. 疏松结缔组织切片(图 2-2-2)

取材:膀胱。

低倍镜观察:变移上皮的下方即为疏松结缔组织。

高倍镜观察:胶原纤维染成淡红色,不规则分布的弹性纤维(稍亮)混杂其间,与胶原纤维不易区分,在纤维之间有大量染成紫蓝色长椭圆形的核,多为成纤维细胞的核。与上皮组织相比,细胞间质较多,细胞排列不规则,无极性。

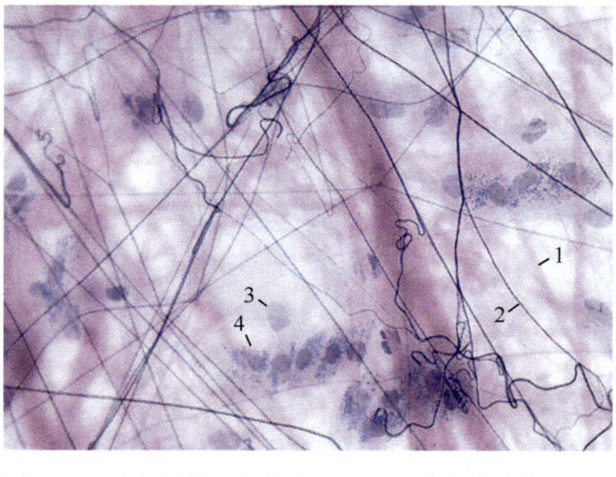

图 2-2-1　疏松结缔组织铺片(Weigert+苏木素染色,400×)

1. 胶原纤维;2. 弹性纤维;3. 成纤维细胞;4. 巨噬细胞

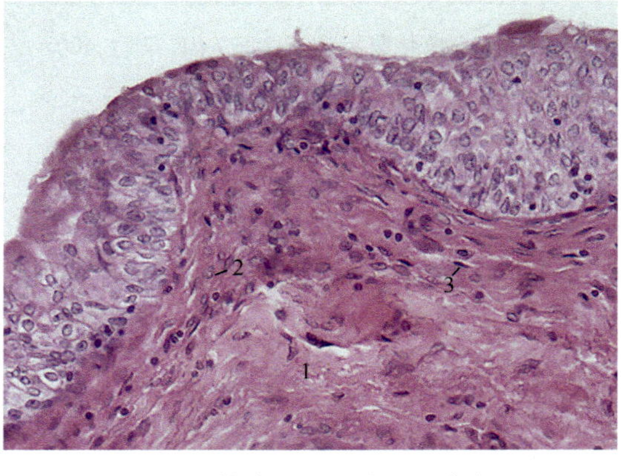

图 2-2-2　疏松结缔组织切片(HE 染色,400×)

1. 胶原纤维;2. 成纤维细胞的核;3. 纤维细胞的核

3. 致密结缔组织(dense connective tissue)(图 2-2-3)

取材:手指皮肤。

肉眼及低倍镜观察:位于角化的复层扁平上皮下方。

高倍镜观察:主要成分为排列紧密的胶原纤维束,交织成网(可见胶原纤维束的纵、横断面交错排列),细胞数量较少。

4. 网状纤维(reticular fiber)(图 2-2-4)

取材:淋巴结。

低倍镜观察:选择比较疏松的地方进行观察。网状纤维被染成灰黑色,粗细不等,分支交叉成网。在网眼中可见许多圆形染成棕黄色的淋巴细胞的核。

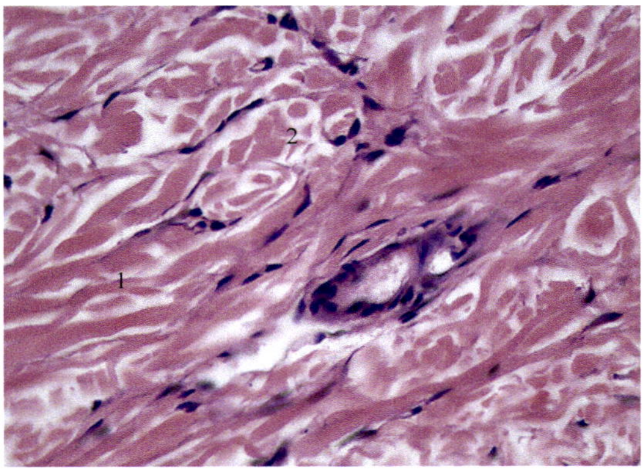

图 2-2-3 致密结缔组织(HE 染色,400×)

1. 胶原纤维束纵切面;2. 胶原纤维束横切面

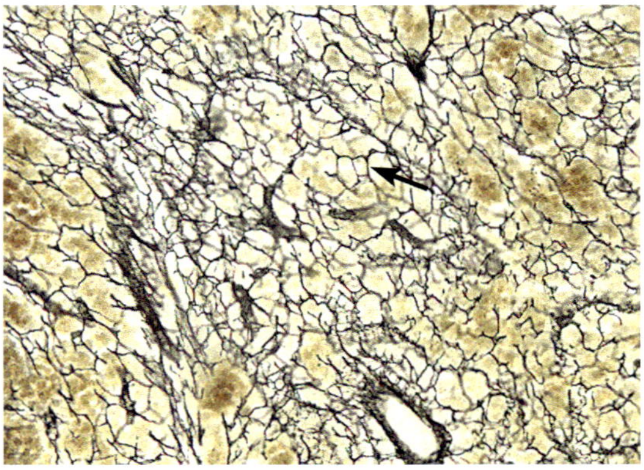

图 2-2-4 网状纤维(镀银染色,400×)

↑:网状纤维

5. 脂肪细胞(adipose cell)(图 2-2-5)

取材:淋巴结。

观察:低倍镜下沿标本的边缘寻找脂肪细胞,可见脂肪细胞体积较大,圆形或多边形,细胞体呈空泡状,此乃制片过程中脂滴被溶解造成。其周围的薄层胞质及细胞核均被挤到细胞一侧,胞核呈新月形。

6. 透明软骨(hyaline cartilage)(图 2-2-6、图 2-2-7)

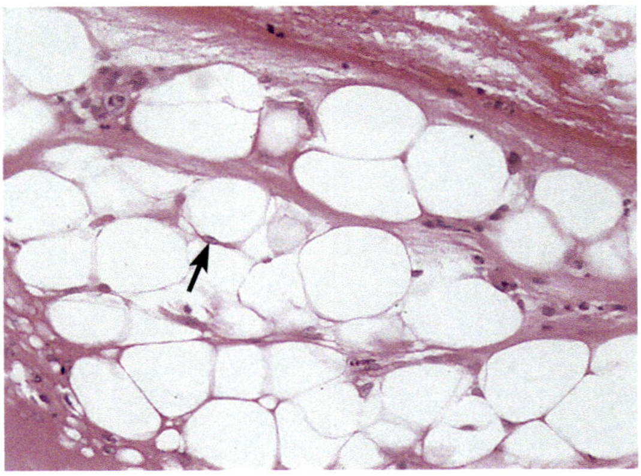

图 2-2-5 脂肪细胞(HE 染色,400×)

↑:脂肪细胞的核

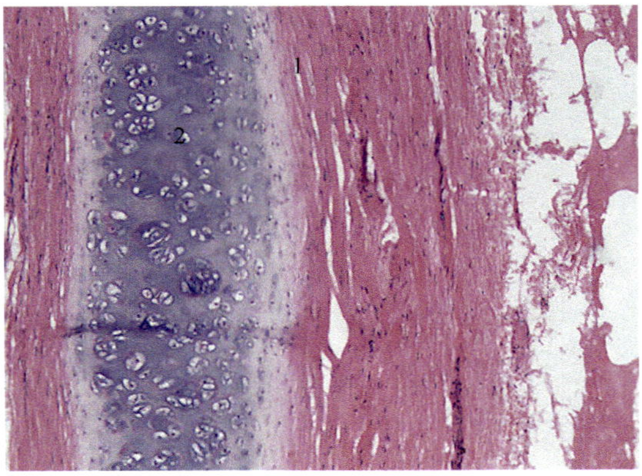

图 2-2-6 透明软骨(HE 染色,100×)

1. 软骨膜;2. 透明软骨组织

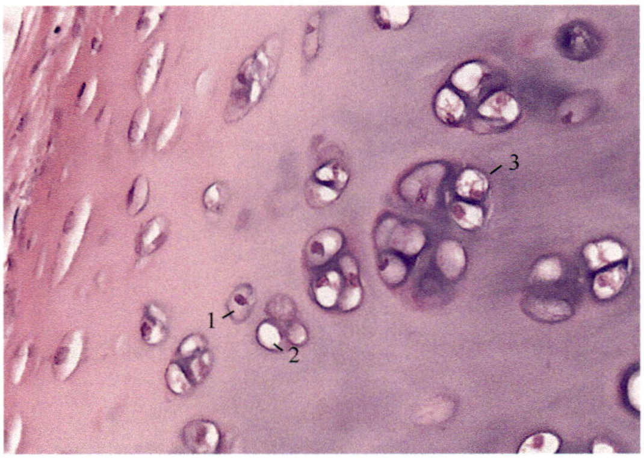

图 2-2-7 透明软骨(HE 染色,400×)

1. 软骨细胞;2. 软骨陷窝;3. 同源细胞群

取材:气管。

肉眼观察:标本中呈蓝紫色的部分为透明软骨。

低倍镜及高倍镜观察:从软骨周围向中央观察,可见下列结构。

(1) 软骨膜:在软骨的表面,为一层浅红色的致密结缔组织,和周围的结缔组织分界不清。

(2) 软骨细胞:软骨细胞包埋在软骨基质中的腔隙(软骨陷窝)。其大小、形状和分布有一定的规律。在周边部分为幼稚的软骨细胞,较小,呈扁圆形,常单个分布。越靠近软骨中央,细胞越成熟,体积逐渐变大,变成圆形或椭圆形,多为 2 ~ 8 个细胞聚集在一起,由一个软骨细胞分裂而来,称同源细胞群。软骨细胞在生活时富含水分,标本固定后细胞收缩,细胞周围所见的亮隙是人工假象,是软骨陷窝的一部分。

(3) 基质:呈凝胶状。在软骨陷窝周围染色较深,呈嗜碱性,称为软骨囊,这是因为其中含有较多的硫酸软骨素。基质内含有胶原原纤维,因其折光率与基质相近,光镜下不能分辨。软骨内无血管。

7. 弹性软骨(elastic cartilage)(图 2-2-8)

取材:耳郭。

肉眼观察:见标本中轴有一条染成紫蓝色部分即为弹性软骨。

低倍镜观察:软骨细胞的分布特点与透明软骨相似。

高倍镜观察:基质中有大量的弹性纤维,染成紫蓝色,粗细不等,交织成网,在软骨细胞周围特别致密。在软骨中央纤维粗而多,边缘部分细而少,并直接和软骨膜的弹性纤维相连续。

8. 骨(bone)**磨片**(图 2-2-9、图 2-2-10)

取材:长骨(磨片)。

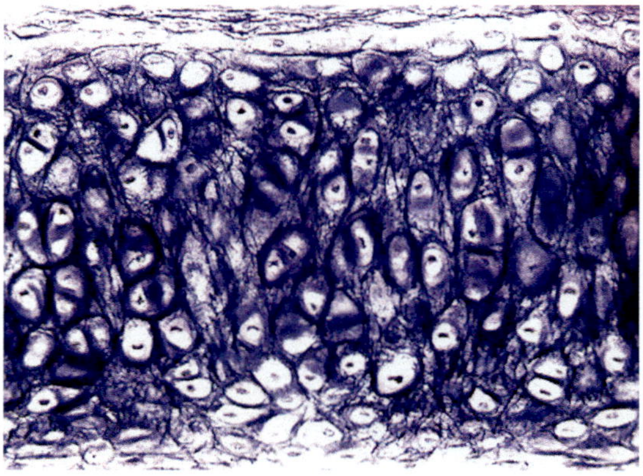

图 2-2-8 弹性软骨(霍夫染色+伊红复染,400×)

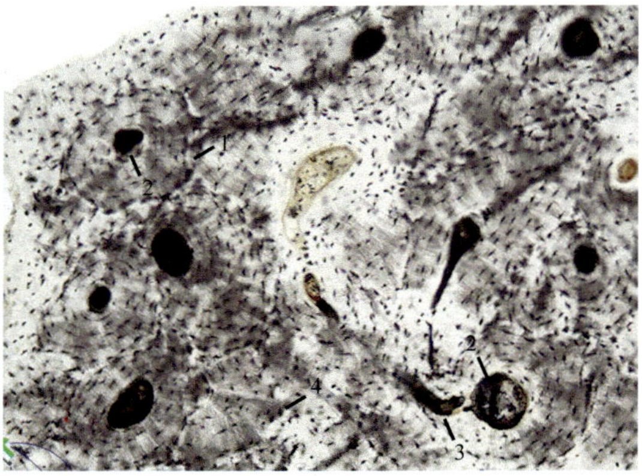

图 2-2-9 骨磨片(100×)

1. 骨单位;2. 中央管;3. 穿通管;4. 间骨板

肉眼及低倍镜观察：根据骨板排列方式不同分为以下三个部分。

（1）环骨板：环绕骨干内、外表面排列的骨板，分别称为内环骨板和外环骨板。内环骨板薄，位于骨髓腔周围，层次少且不及外环骨板完整，有时可能在制片过程中已损坏。外环骨板厚，较整齐地环绕骨干排列。

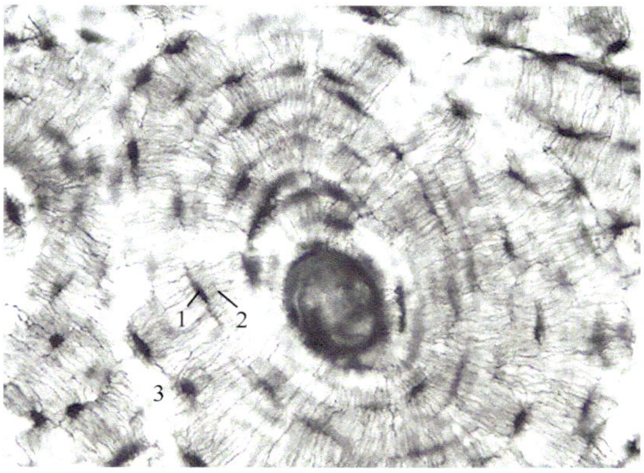

图 2-2-10　骨磨片（400×）

1. 骨陷窝；2. 骨小管；3. 黏合线

（2）哈弗斯系统（骨单位）：在内外环骨板之间见许多呈同心圆排列的结构，称为哈弗斯系统。由几层或十几层同心圆排列的哈弗斯骨板围绕中央管构成。骨干中有横向穿行管道，称穿通管。穿通管与哈弗斯系统的中央管相通，穿通管内的血管、神经和结缔组织进入中央管。相邻骨板的胶原纤维互相垂直，同一骨板内的纤维相互平行，故相邻骨板明暗交替排列。

（3）间骨板：位于骨单位之间或骨单位与环骨板之间，数量不等，形状不规则，无中央管。

高倍镜观察：骨细胞分散于骨板内或骨板之间。胞体所在的腔隙称骨陷窝。从胞体向四周发出许多黑色线状突起，这些突起所在的腔隙称骨小管。相邻骨陷窝的骨小管是彼此相通的。

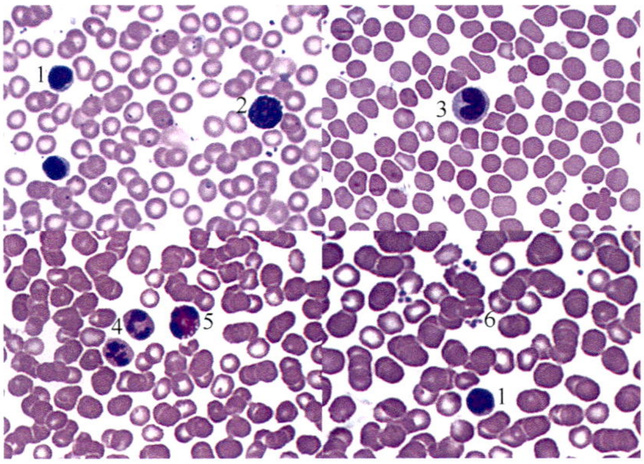

图 2-2-11　血涂片（瑞氏染色，400×）

1. 淋巴细胞；2. 嗜碱粒细胞；3. 单核细胞；4. 中性粒细胞；5. 嗜酸粒细胞；6. 血小板

9. 血液（blood）涂片（图 2-2-11）

取材：外周血。

肉眼观察：血涂片呈淡红色，选取左上角视野，按从左到右，从上到下的顺序移动视野依次观察，避免重复和遗漏。

血细胞分为红细胞、白细胞和血小板三类。白细胞又根据胞质中有无特殊颗粒，分为有粒白细胞和无粒白细胞。

低倍镜观察：视野内大部分是无细胞核的红细胞，白细胞散在分布，核染成蓝色。

高倍镜观察：如图 2-2-11 所示。

（1）红细胞（erythrocyte），圆形，无细胞核。由于胞质中含有血红蛋白，呈嗜酸性，被染成红色，中央着色较浅，因为红细胞立体形态为双凹圆盘状，周缘厚，中央薄。

（2）有粒白细胞，包括中性粒细胞、嗜酸粒细胞、嗜碱粒细胞。

注意：区分三种有粒白细胞的关键是依据特殊颗粒的大小、染色、分布特点。

1）中性粒细胞（neutrophilic granulocyte）：数量较多，比红细胞稍大，胞质内有许多细小、淡紫红色、分布均匀的中性颗粒，并可见少量紫红色的嗜天青颗粒。细胞核呈弯曲杆状或分叶状，一般为 2～5 叶，常见 2～3 叶，叶间有纤细的缩窄部相连。

2）嗜酸粒细胞（eosinophilic granulocyte）：数量较少，较难找到。比中性粒细胞稍大，胞质内充满粗大、橘红色、分布均匀的嗜酸颗粒，核多为两叶。

3）嗜碱粒细胞（basophilic granulocyte）：数量很少，很难找到。大小与中性粒细胞相近。胞质内有大小不等、分布不均、蓝紫色的嗜碱颗粒，核染色较浅，可分叶或呈“S”形或不规则。有时细胞核被嗜碱颗粒覆盖，轮廓不清。

（3）无粒白细胞

1）淋巴细胞（lymphocyte）：数量较多，分为小、中、大淋巴细胞，外周血中的淋巴细胞大部分为小淋巴细胞，小部分为中淋巴细胞。小淋巴细胞核圆，着色深，一侧常有浅凹；细胞质很少，天蓝色，在核周围成薄薄一圈或月牙形。中淋巴细胞胞质较多。淋巴细胞胞质内有时可见少量紫红色的嗜天青颗粒。

2）单核细胞（monocyte）：是血液中最大的细胞，胞质丰富，呈灰蓝色。细胞核呈肾形、马蹄形或扭曲折叠为不规则形，染色较浅。

（4）血小板（blood platelet）：为不规则的胞质小块，体积很小，常聚集成群。周边为透明区，染成浅蓝色，中央为颗粒区，有小的蓝紫色颗粒。

三、示　教　片

1. 浆细胞（plasma cell）（图 2-2-12）

取材：鼻黏膜。

高倍镜观察：可见浆细胞体积较大，呈圆形或椭圆形，胞质呈紫蓝色，细胞核偏居细胞一侧，紫蓝色的染色质块多靠近核膜，呈辐射状分布，使胞核呈车轮状，近核部分的胞质染色较浅。

2. 肥大细胞（mast cell）（图 2-2-13）

取材：皮下结缔组织。

高倍镜观察：可见染成紫蓝色成群分布的肥大细胞，细胞体积较大，圆形或椭圆形，胞质内充满粗大的紫蓝色颗粒，细胞核位于中央，圆形，染色较浅。

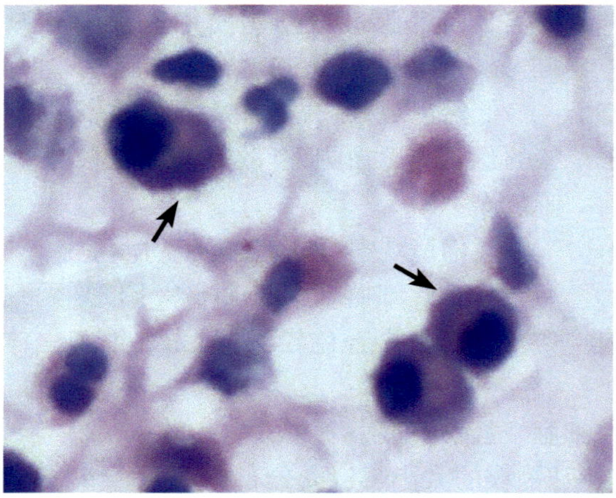

图 2-2-12　浆细胞（HE 染色，400×）

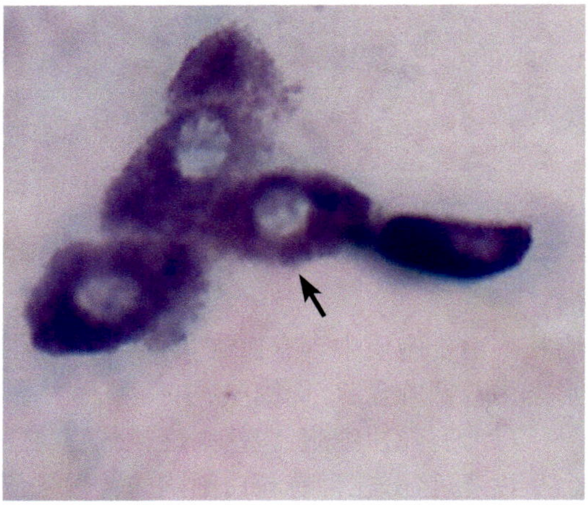

图 2-2-13　肥大细胞（甲苯胺蓝染色，400×）

3. 纤维软骨(fibrocartilage)(图 2-2-14)

取材:椎间盘。

低倍镜观察:基质中有大量粉红色平行排列的胶原纤维束,在纤维束之间有散在的紫蓝色软骨细胞。

高倍镜观察:软骨细胞较其他两种软骨细胞小,数量少,细胞多在纤维束之间成行排列,同源细胞群少。

4. 网织红细胞(reticulocyte)(图 2-2-15)

取材:外周血。

高倍镜观察:经煌焦油蓝染色可见部分红细胞胞质中含蓝色细网状或颗粒状的结构,此即胞质内残留的核糖体。这些细胞即网织红细胞,是未完全成熟的红细胞。

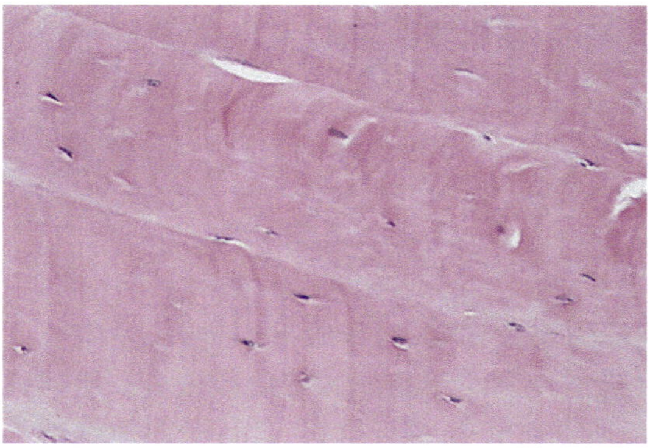

图 2-2-14　纤维软骨(HE 染色,400×)

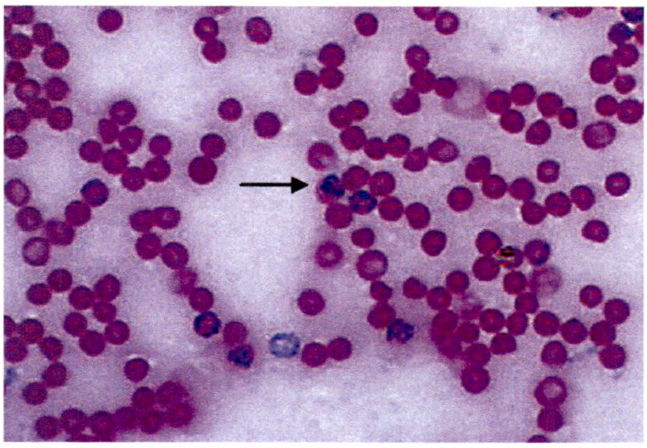

图 2-2-15　网织红细胞(煌焦油蓝染色,400×)
↑:网织红细胞

思　考　题

(1) 骨细胞如何获得营养供给?

(2) 光镜下如何区分三种有粒白细胞?

(3) 淋巴细胞与单核细胞在形态上有何不同?

(林芸秀　魏玉珍)

实习三　肌　组　织

一、目的要求

通过纵切面、横切面观察，比较并掌握三种肌组织光镜下的形态特点。

二、组织切片观察

在观察三种肌组织时应注意从肌纤维外形、横纹、细胞核数量，以及位置、肌纤维排列方式等方面进行比较。

1. 骨骼肌(skeletal muscle)

取材：舌尖。

肉眼观察：标本中红色部分为骨骼肌。

低倍镜观察：可见纵切面和横切面交错排列。

高倍镜观察：①纵切面，选取肌纤维较直且长的部分观察，肌纤维平行排列，呈细长圆柱状，在肌纤维边缘，有许多扁椭圆形细胞核，注意与周围结缔组织的细胞核区分。胞质内可见明暗相间的横纹，这是因为大量肌原纤维沿肌纤维长轴平行排列，且每条肌原纤维上染色深的暗带及染色浅的明带准确排列在同一平面。在染色较佳的肌纤维上尚可见明带内的 Z 线(图 2-3-1)。②横切面，呈圆形或不规则形，胞质中可见许多红色小点，为肌原纤维的横断面。周边可见一至数个蓝点即细胞核(图 2-3-2)。

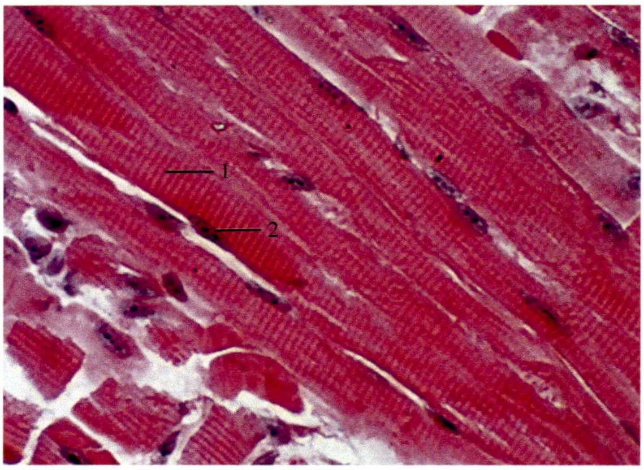

图 2-3-1　骨骼肌纵切(HE 染色，400×)
1. 横纹；2. 骨骼肌细胞核

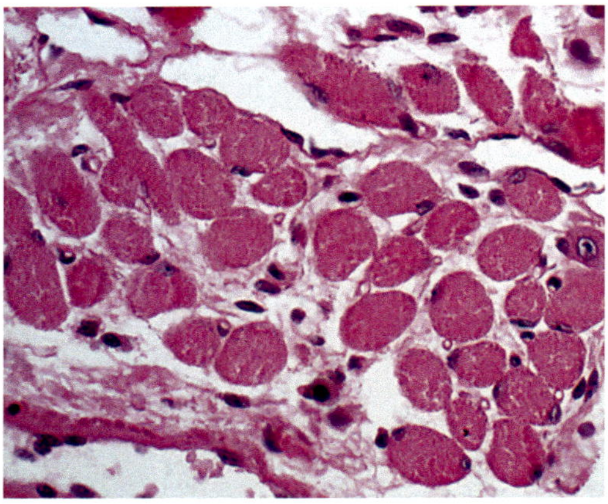

图 2-3-2　骨骼肌横切(HE 染色，400×)

2. 心肌(cardiac muscle)

取材：心脏。

肉眼观察：标本中间绝大部分为红色的心肌组织。

低倍镜观察：可见纵切面和横切面交错排列。

高倍镜观察(图 2-3-3):①纵切面,选取肌纤维较直且长的部分观察,心肌纤维呈短柱状有分支,彼此吻合成网。胞核卵圆形,常见一个,位于中央。心肌纤维也有横纹,但不如骨骼肌明显。在肌纤维连接处可见染色较深的横线或成阶梯状,此为闰盘,是心肌特有的结构。肌纤维之间有结缔组织及血管。铁苏木素染色的切片中心肌染成蓝紫色,可见较明显的横纹及闰盘。②横切面,肌纤维为不规则的圆形,核位于中央,胞质中有许多红色小点,为肌丝束的断面。肌丝在周边排列较密,中央部分较稀疏,因此核周染色较浅。

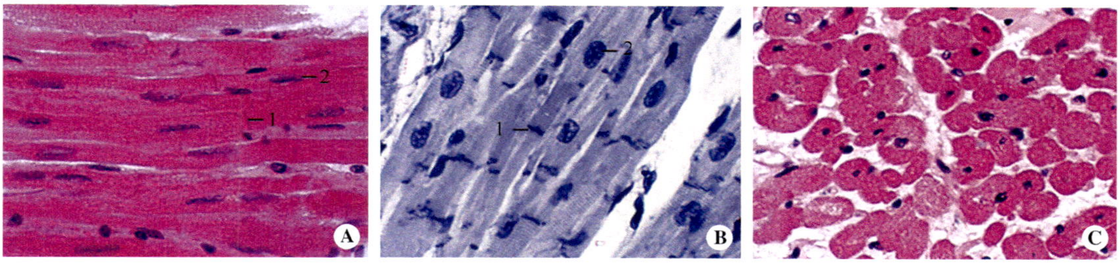

图 2-3-3　心肌(400×)

A. 纵切(HE 染色)1. 闰盘;2. 心肌细胞核;B. 纵切(铁苏木素染色)1. 闰盘;2. 心肌细胞核;C. 横切(HE 染色)

3. 平滑肌(smooth muscle)

取材:胃。

肉眼观察:标本一侧比较平坦,为胃的外膜的结缔组织,其内侧可见红色的部分为平滑肌。

低倍镜观察:可见纵切面和横切面分层排列。

高倍镜观察(图 2-3-4):①纵切面,肌纤维分层交错排列,呈长梭形,胞质嗜酸性,无横纹。细胞中央可见一个杆状或椭圆形细胞核。肌纤维间有结缔组织。②横切面(图 2-3-4),呈圆形或多边形,大小不一,较大的断面可见染成蓝色圆形的细胞核,其周围可见较小的断面,仅有粉红色细胞质,此为没有切到胞核的肌细胞。

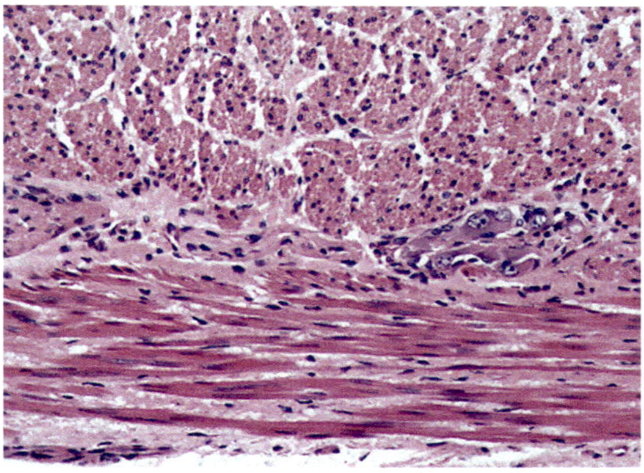

图 2-3-4　平滑肌(HE 染色,400×)

平滑肌在外观上易和结缔组织及无髓神经纤维相混,应注意区别。

思　考　题

光镜下如何区分三种肌组织?

实习四　神经组织

一、目的要求

（1）掌握神经元的光镜结构，熟悉突触的光镜结构。掌握有髓神经纤维的结构特点，比较其与无髓神经纤维的异同。

（2）熟悉触觉小体、环层小体、运动终板的光镜结构。了解星形胶质细胞的形态特点。

二、组织切片观察

1. 神经元（neuron）

取材：脊髓横切。

肉眼观察：脊髓横切面呈椭圆形，中央深染的蝴蝶形部分为灰质，其一端较粗大为腹灰柱，另一端较细为背灰柱，灰质以外较浅的部分为白质。

低倍镜观察：在镜下先找到腹灰柱，可见其中有许多深蓝色有突起的细胞为运动神经元。

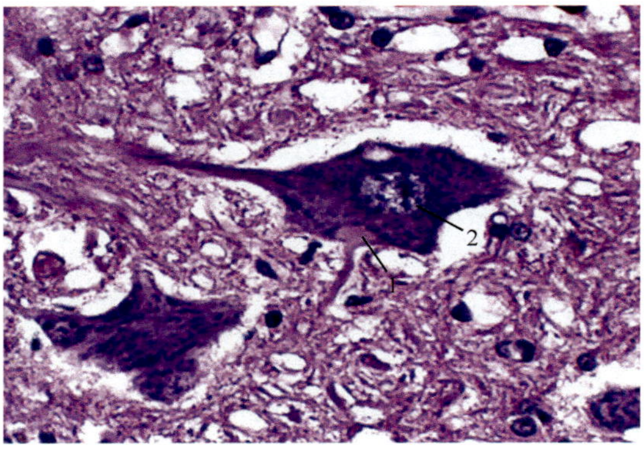

图 2-4-1　神经元（HE 染色，400×）

1. 轴丘；2. 细胞核

高倍镜观察（图 2-4-1）：选择一个突起较多且切到核的神经元进行观察，可见胞核位于细胞中央，大而圆，染色浅，呈空泡状，核仁明显。胞质内有许多蓝色斑块状、颗粒状结构，即尼氏体（Nissl body）。

从胞体周围发出多个含有尼氏体的突起，为树突（dendrite）；同时还发出一个不含尼氏体的突起，为轴突（axon）。轴突起始部亦不含尼氏体，呈一圆锥形较透亮的区域，称轴丘。因为每个神经元只有一个轴突，所以并非所有神经元都能切到轴突。在神经元的周围，有许多小的圆形或椭圆形神经胶质细胞的核，其中呈杆状或逗点状，多为小胶质细胞的核。

2. 突触（synapse）**与神经原纤维**（neurofibril）

取材：脊髓横切。

肉眼观察：同前一张切片。

低倍镜观察：找到腹灰柱，可见其中有许多棕黄色有突起的细胞为运动神经元。

高倍镜观察（图 2-4-2）：在腹灰柱内找到一个有突起并有细胞核的细胞，可见在胞体与所有突起（包括树突和轴突）内均含有棕褐色细丝状的结构，即神经原纤维，它们在胞体内排列成网状，而在突起内则平行排列。在神经元胞体或树突上有许多黑色的小逗点状结构，为神经元轴突终末呈杵状膨大，即突触小体，贴附于另一神经元的胞体或树突表面，形成突触。

3. 有髓神经纤维（myelinated nerve fiber）

取材：坐骨神经。

肉眼观察：圆形的部分为横切面，较长且平行排列的部分为纵切面。

低倍镜观察：①横切面，在整个坐骨神经外面包以结缔组织，此为神经外膜，神经外膜的结缔组织深入内部将其分成许多神经束，包在每个神经束外面的结缔组织称为神经束膜。每条神经纤维外面包有少量结缔组织，即神经内膜。②纵切面，神经纤维平行排列。

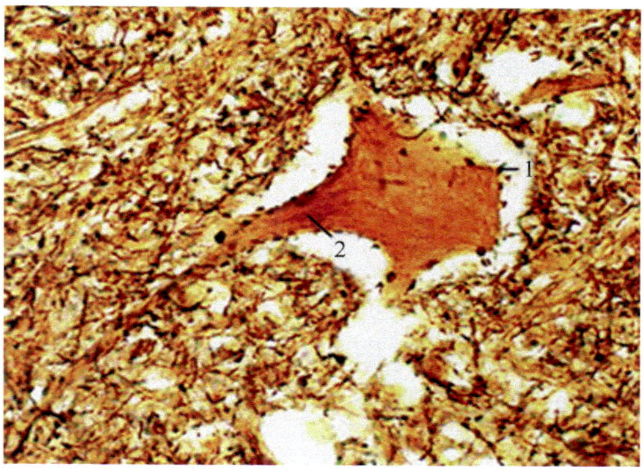

图 2-4-2　突触与神经原纤维（镀银染色，400×）
1. 突触；2. 神经原纤维

高倍镜观察（图 2-4-3）：①横切面，神经纤维呈圆形，纤维中央的紫红色圆点为轴突，外围以白色的髓鞘，髓鞘外有时可见紫蓝色的神经膜细胞即施万细胞（Schwann cell）的核。②纵切面，神经纤维排列比较紧密，选择一条比较规则的神经纤维进行观察，在神经纤维的中央，有一条紫蓝色的线状结构即为轴突，轴突外有染色较浅的髓鞘，髓磷脂在制片过程中被酒精溶解，仅剩下淡红色网状结构。在髓鞘边缘可见梭形的施万细胞核。神经纤维在每隔一定距离处，由于髓鞘中断而使神经膜细胞的细胞膜直接与轴突相贴即为郎飞结。

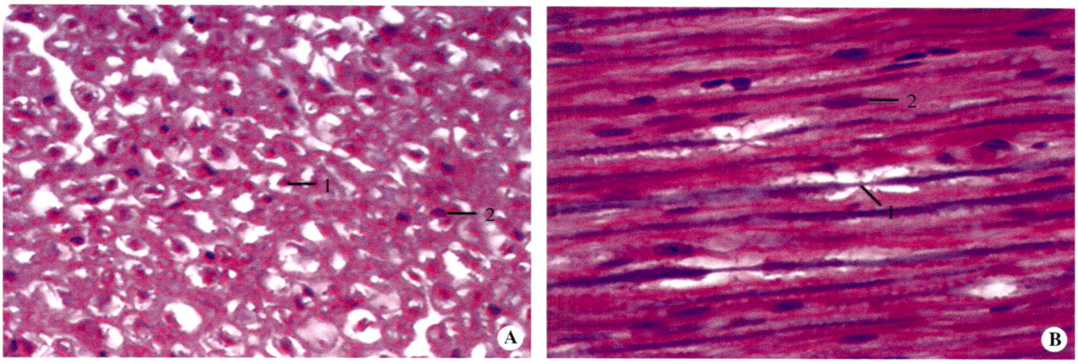

图 2-4-3　有髓神经纤维（HE 染色，400×）
A. 横切，1. 轴突；2. 施万细胞核；B. 纵切，1. 郎飞结；2. 施万细胞核

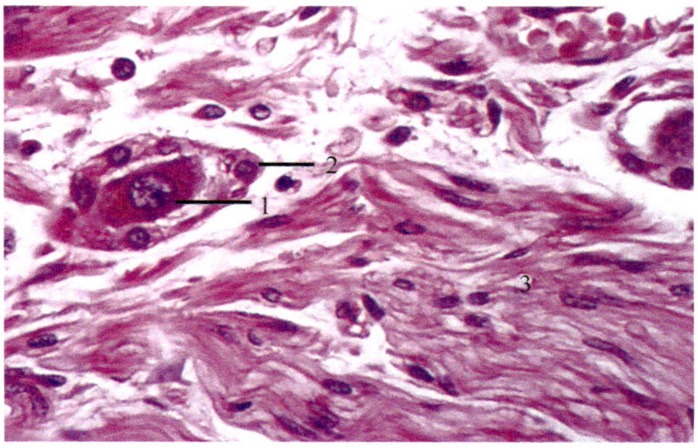

图 2-4-4　无髓神经纤维（HE 染色，400×）
1. 交感神经节细胞；2. 卫星细胞；3. 无髓神经纤维

4. 无髓神经纤维（unmyelinated nerve fiber）

取材：交感神经节。

低倍镜观察：交感神经节外面是结缔组织被膜，被膜深入神经节内，在神经节内可见散在分布着较大的细胞，即交感神经节细胞，并可见纤维状结构。

高倍镜观察（图 2-4-4）：交感神经节细胞体积较大，胞质内尼氏体较少，其周围有一层较小的扁平细胞包绕，即卫星细胞。

神经节内还可见许多染成粉红色平行排列成束的无髓神经纤维，排列较紧密，没有髓鞘。

5. 神经末梢(nerve ending)**与神经纤维束**(nerve fiber bundle)

取材：皮肤。

肉眼观察：标本一侧染色较深，为皮肤表皮，其下为粉红色的真皮，再下方为染色更浅的皮下组织。

(1) 触觉小体：①低倍镜观察，在标本一侧，可见复层扁平上皮与结缔组织的交界面凹凸不平，结缔组织向上皮凸入形成真皮乳头。在一些乳头内可见椭圆形的结构即触觉小体。②高倍镜观察(图2-4-5)，触觉小体外包薄层的结缔组织被膜，中间有几个横列的扁平细胞，神经纤维不易见到。在银染标本中为棕黄色椭圆形结构，中间有黑色的神经纤维分支盘绕在扁平细胞间。

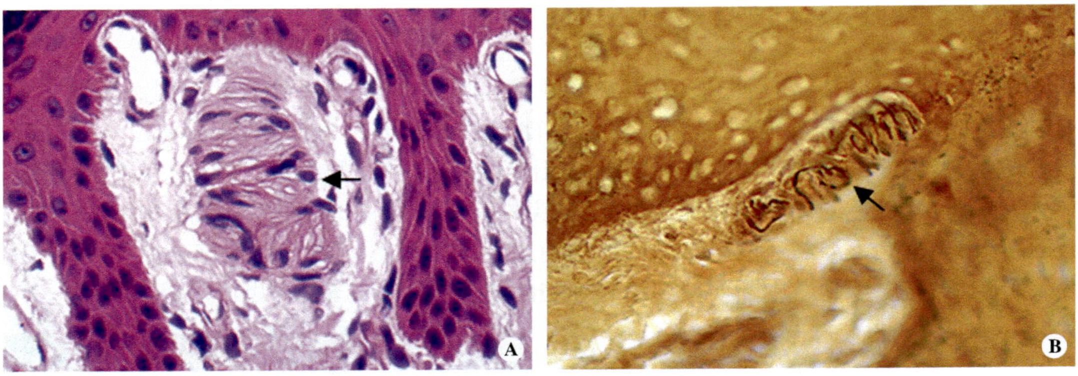

图2-4-5 触觉小体(400×)

A.(HE染色)：↑：触觉小体；B.(镀银染色)：↑：触觉小体

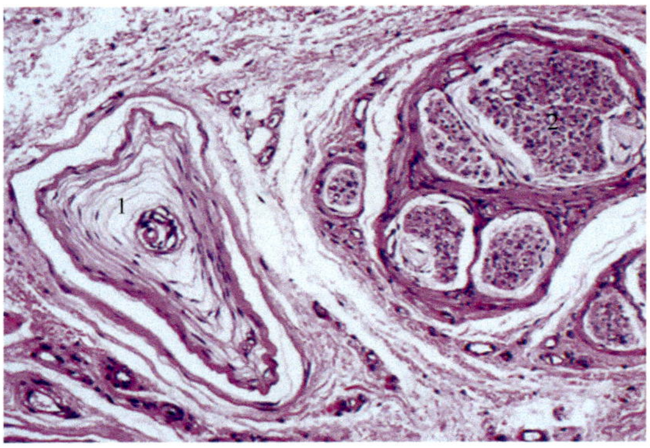

图2-4-6 环层小体与神经纤维束(HE染色，100×)

1. 环层小体；2. 神经纤维束

(2) 环层小体：低倍镜观察(图2-4-6)在结缔组织深层，可见呈同心圆排列的结构，即环层小体，一般以横断面较多。环层小体的中心，有一红色的小点，是神经纤维轴突的横断面，周围包以十几层或几十层呈同心圆排列的扁平细胞形成被囊。

(3) 神经纤维束：低倍镜观察(图2-4-6)在皮肤深层可见许多大小不等的神经纤维束的横断面。其外围包绕一薄层结缔组织被膜，中间为神经纤维的横断面(红色点状)或斜切面(红色波纹状)。注意横断面与小静脉的区别。若干小的神经纤维束可聚集成较大的神经纤维束，外包结缔组织被膜。

6. 运动终板(motor end plate)

取材：肋间肌。

肉眼观察：浅紫色平行排列的条索状结构为骨骼肌。

低倍镜观察：镀金法染色可见骨骼肌被染成淡紫色，而神经纤维被染成深紫蓝色。

高倍镜观察(图2-4-7):神经纤维沿途发出许多分支。找出一根神经纤维,追踪到它的末段,可见形成爪状或葡萄状分支,附着于骨骼肌的表面,所形成的结构即为运动终板。运动终板的爪状分支末端常呈纽扣状膨大,此处肌浆较多,向表面稍有隆起。

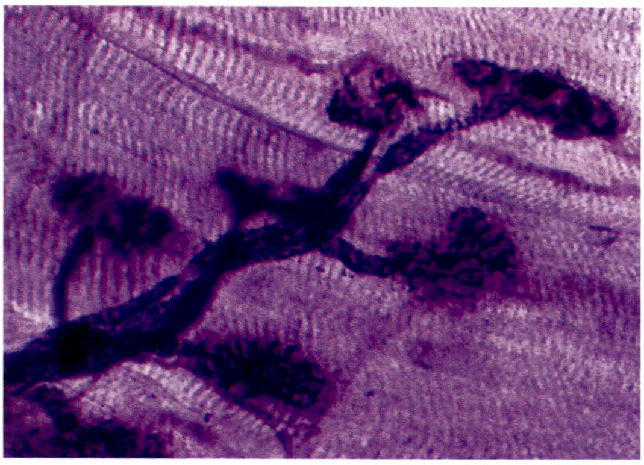
图2-4-7　运动终板(镀金染色,400×)

7. 星形胶质细胞(astrocyte)

取材:大脑。

肉眼观察:标本呈棕黄色,用达马胶封片,因此表面凹凸不平,选较薄处在低倍镜下观察。

低倍镜观察(图2-4-8):银染标本中可见有许多突起的星形胶质细胞,呈棕黑色不规则形,其中有的细胞突起细长,分枝少,表面较光滑,为纤维性星形胶质细胞,数量较多,多位于白质部分。突起末端往往可以附着于血管壁上,形成脚板。血管在标本内为许多不规则的黑色树枝状结构。另一种细胞突起很多,一般较粗短,分支较多,表面粗糙,为原浆性星形胶质细胞,数量较少,多位于灰质部分。此外,还可见胞体呈三角形而分支更少的锥体细胞,注意与星形胶质细胞区别。

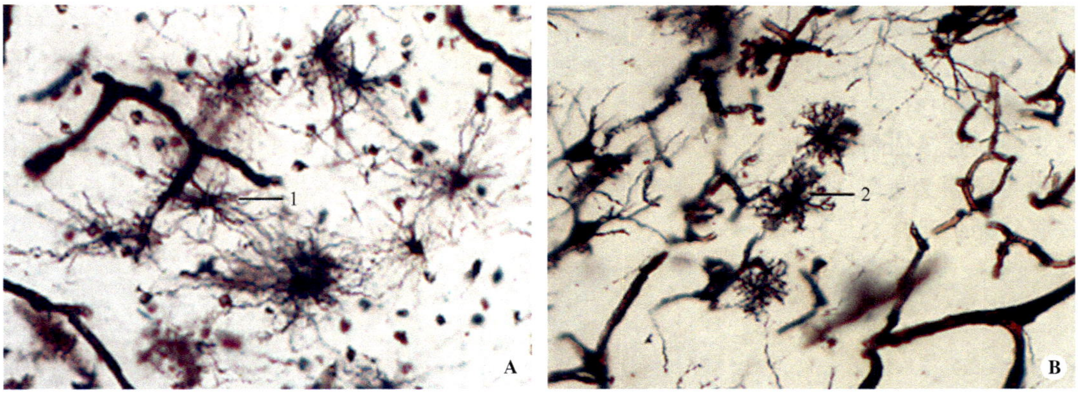

图2-4-8　星形胶质细胞(镀银染色,100×)

1. 纤维性星形胶质细胞;2. 原浆性星形胶质细胞

思　考　题

(1) 光镜下如何区分轴突与树突?

(2) 有髓神经纤维与无髓神经纤维结构上有何不同?

(3) 神经纤维束与小静脉的横断面如何区分?

(魏玉珍)

实习五 循环系统

一、目的要求

(1) 掌握中动脉、大动脉的结构特点,比较中动脉和大动脉的结构异同点。

(2) 掌握小动脉、小静脉和毛细血管的结构特点,比较小动脉和小静脉的结构异同点。

(3) 掌握心脏壁的结构特点。

二、组织切片观察

1. 中动脉(median artery)

取材:中动脉(横切)。

肉眼观察:中动脉管腔较小,较圆,管壁较厚。

低倍镜观察(图 2-5-1):①内膜(tunica intima),很薄,贴近管腔,内弹性膜(internal elastic membrane)明显。②中膜(tunica media),较厚,呈深红色,主要由环行平滑肌组成。③外膜(tunica adventitia),与中膜厚度相仿,染色较浅,主要由疏松结缔组织构成。

高倍镜观察(图 2-5-2):①内膜,内皮细胞轮廓不明显,一般只见到扁平的细胞核,有的标本中内皮有时脱落不见。内皮外为内弹性膜,有的标本在内皮和内弹性膜之间有较薄的内皮下层,内有结缔组织纤维及细胞;有的则没有明显的内皮下层,以致波浪状起伏的内弹性膜像是直接依附于内皮下。②中膜,最厚,主要由 10~40 层环行平滑肌组成。③外膜,在外膜与中膜交界处,有的中动脉有密集的弹性纤维,有的则有较明显的外弹性膜。外膜中含有营养小血管及神经等。

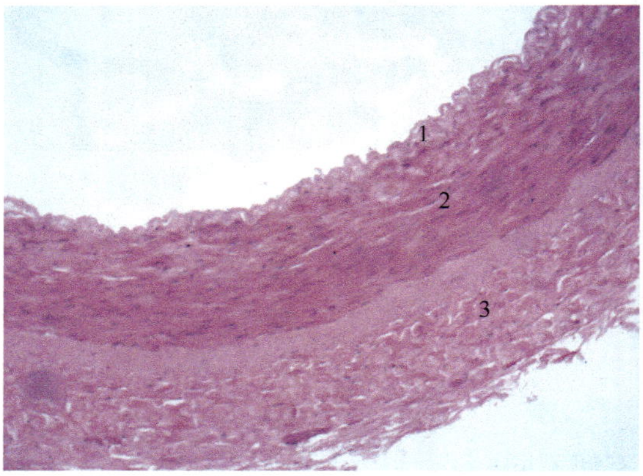

图 2-5-1 中动脉(HE 染色,100×)

1. 内膜;2. 中膜;3. 外膜

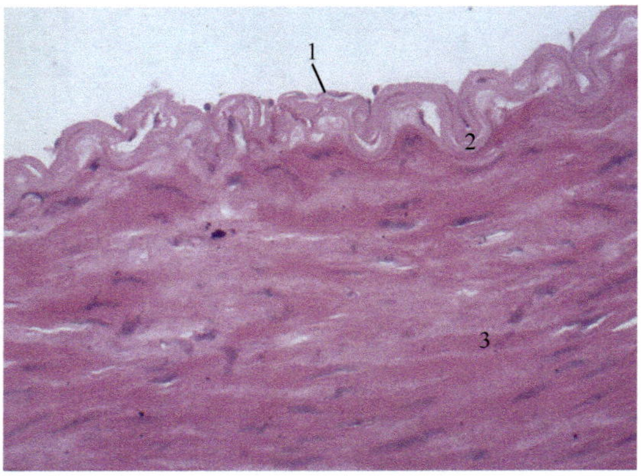

图 2-5-2 中动脉(HE 染色,400×)

1. 内皮细胞核;2. 内弹性膜;3. 平滑肌

2. 大动脉(large artery)

取材:颈总动脉横切面。

肉眼观察:与中动脉相似。

低倍镜观察（图 2-5-3）：大动脉管壁也由三层膜组成，内膜较薄，中膜最厚（约占全厚的 2/3），由数十层弹性膜构成。外膜层较内膜略厚，由疏松结缔组织构成。

高倍镜观察（图 2-5-4）：紧贴腔面为一层内皮细胞，内皮细胞有时脱落使内皮层不完整，内皮下方为结缔组织构成的内皮下层。该层结缔组织较致密，比中动脉的内皮下层略厚。中膜由数十层染成粉红色，波浪状的弹性膜及少许平滑肌组成。内、外弹性膜与中膜层的弹性膜结构相同，因而分界不清。外膜层较内膜略厚，由疏松结缔组织构成，内含脂肪细胞、营养血管、淋巴及神经纤维。

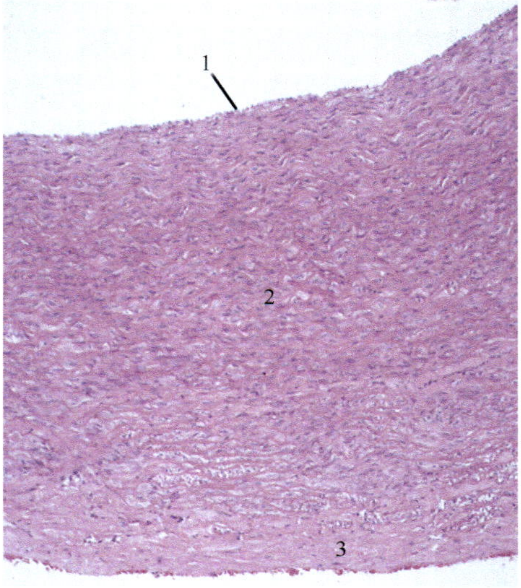

图 2-5-3　大动脉（HE 染色，100×）
1. 内膜；2. 中膜；3. 外膜

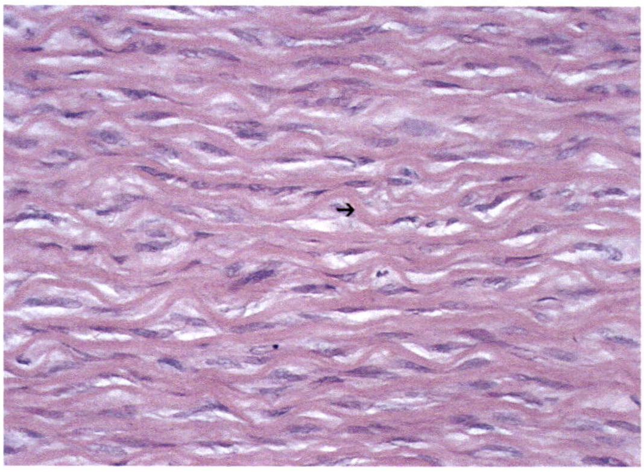

图 2-5-4　大动脉（HE 染色，400×）
↑：弹性膜

3. 小动脉、小静脉和毛细血管（small artery, small vein and capillary）

取材：人的指尖皮肤横断面。

肉眼观察：标本一侧染色较深，为皮肤表皮，其下为粉红色的真皮，再下方为染色更浅的皮下组织。

高倍镜观察（图 2-5-5）：在真皮深部的结缔组织中分布有许多大小不同的小动脉、小静脉。切片中可见有横、纵、斜等不同断面。小动脉管壁较厚，管腔较规则，内皮细胞核因制片收缩的关系常呈圆形突入管腔。小动脉中膜有 3～9 层平滑肌，较大的小动脉内弹性膜明显。小静脉管腔较大，形状不规则，管壁更薄，内皮外为一至数层疏松排列的平滑肌和结缔组织。

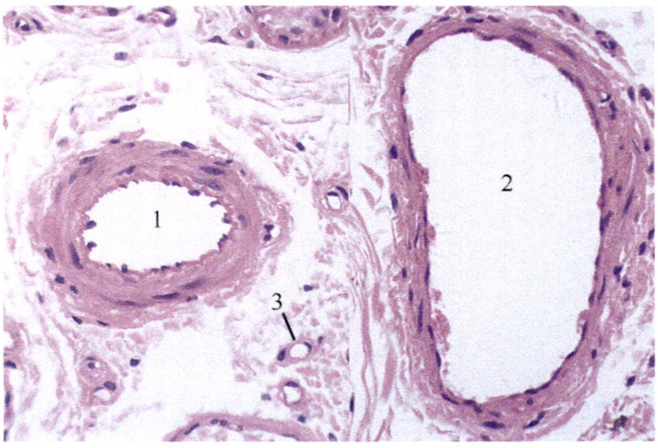

图 2-5-5　小动脉、小静脉和毛细血管（HE 染色，400×）
1. 小动脉；2. 小静脉；3. 毛细血管

在真皮乳头或真皮深层可见极小的单层扁平上皮封裱的管道，即毛细血管。毛细血管的断面管壁多由 2～3 个内皮细胞围成，有时只有一个内皮细胞形成指环状。内皮细胞核因收缩关系常突入管腔，腔内有时可见到红细胞或白细胞（在切片中比血液涂片中的血细胞

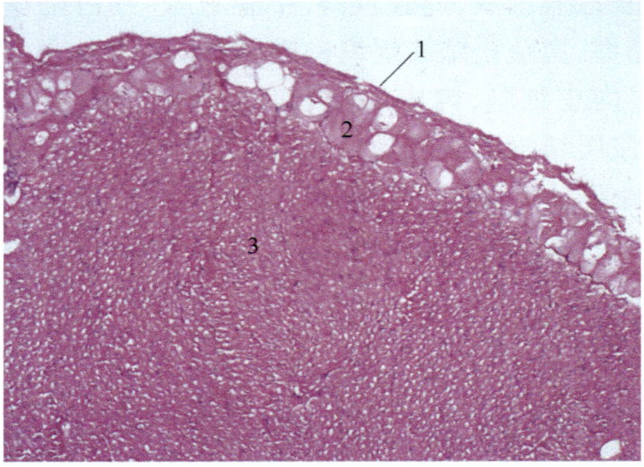

图 2-5-6 心室壁(HE 染色,100×)

1. 内皮;2. 浦肯野纤维;3. 心肌膜

体积要小得多)。

4. 心脏(heart)

取材:左心室壁。

肉眼观察:标本凹凸不平的一面是心内膜。

低倍镜观察(图 2-5-6):注意从层次的厚薄,组织疏松和致密度,以及浦肯野纤维的存在与否来区分心内膜和心外膜。

心内膜(endocardium):较薄。腔面为内皮,内皮深部为内皮下层,为一薄层结缔组织。内皮下层深面即心内膜下层。

心肌膜(myocardium):最厚,呈深红色,占心脏壁的绝大部分,主要由心肌构成,有纵、横、斜等不同断面的心肌纤维,心肌间有丰富的血管和少量结缔组织。

心外膜(epicardium):较心内膜稍厚,由疏松结缔组织与间皮组成。

高倍镜观察(图 2-5-7):①心内膜,腔面光滑,衬有一层扁平的内皮细胞;内皮下层由较为细密的结缔组织构成;心内膜下层除结缔组织外可有脂肪细胞,可见心脏传导系统分支——浦肯野纤维(或称束细胞)的断面,其直径较一般心肌纤维粗,染色较浅淡,向外与心肌层相延续。②心肌膜,复习心肌纤维不同断面的形态特点,并将心肌纤维与浦肯野纤维的形态进行对比。③心外膜,内有血管、神经与脂肪细胞。

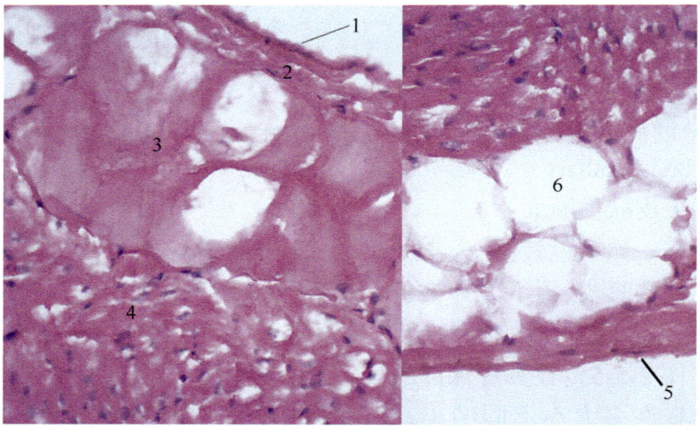

图 2-5-7 心室壁(左图示心内膜,右图示心外膜,HE 染色,400×)

1. 内皮;2. 内皮下层;3. 浦肯野纤维;4. 心肌;5. 间皮;6. 脂肪细胞

思 考 题

(1) 描述心脏壁的光镜结构。

(2) 比较大、中、小动脉的结构和功能特点。

实习六 免疫系统

一、目的要求

（1）掌握胸腺皮质与髓质的光镜结构。

（2）熟悉淋巴结的一般结构，掌握浅层皮质、副皮质区、皮质淋巴窦、髓索和髓窦的光镜结构。

（3）熟悉脾的一般结构，掌握动脉周围淋巴鞘、淋巴小结、边缘区、脾索和脾血窦的光镜结构。

（4）了解腭扁桃体的光镜结构。

二、组织切片观察

1. 胸腺（thymus）

取材：胸腺。

肉眼观察：表面有薄层粉红色被膜（capsule），内部有许多大小不等的小叶，小叶周边是染色深的皮质（cortex），中央是染色浅的髓质（medulla）。

低倍镜观察（图 2-6-1）：胸腺表面的被膜由薄层结缔组织构成，伸入胸腺实质形成小叶间隔，把胸腺分成许多不完全分隔的小叶。小叶中央的髓质内可见一个或多个粉红色的胸腺小体（thymic corpuscle）。相邻小叶的髓质相互沟通。

高倍镜观察（图 2-6-2）：皮质内有大量的胸腺细胞和较少的胸腺上皮细胞（又称为上皮性网状细胞）。胸腺细胞是淋巴细胞，核深染，胞质很少。胸腺上皮细胞的核椭圆形，染色较浅，细胞质略带粉红色。髓质内有大量的胸腺上皮细胞，但胸腺细胞的数目少，排列较分散，故胸腺上皮细胞轮廓较清楚。胸腺小体是胸腺的特征性结构，大小不一，周围有多层扁平的上皮性网状细胞围绕，外层细胞较幼稚，核较清楚；近中心的上皮细胞较成熟，核渐退化，细胞崩解成嗜酸性碎片。

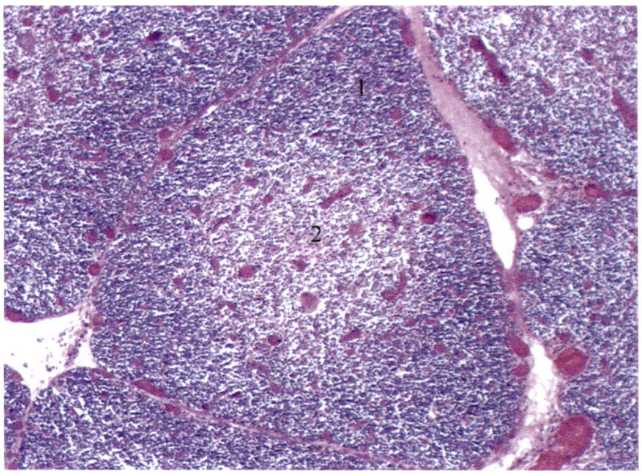

图 2-6-1　胸腺（HE 染色，100×）

1. 皮质；2. 髓质

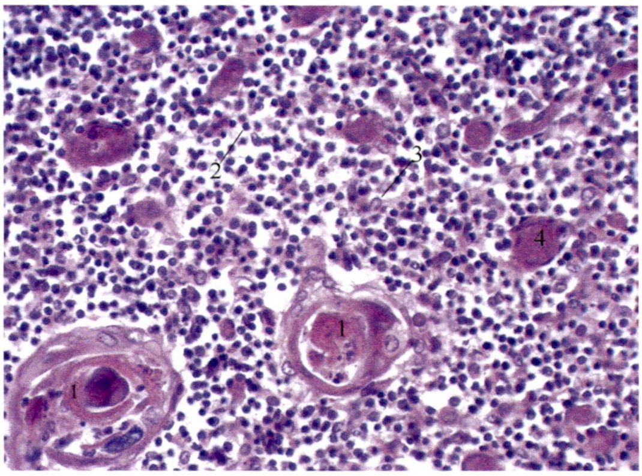

图 2-6-2　胸腺髓质（HE 染色，400×）

1. 胸腺小体；2. 胸腺细胞；3. 胸腺上皮细胞；4. 血管

2. 淋巴结(lymph node)

取材:淋巴结。

肉眼观察:淋巴结一侧凹陷为门部。淋巴结外周着色较深的部分为皮质,中间色浅的为髓质。皮质的淋巴小结为蓝色椭圆形小体,排列在淋巴结外周。髓质内无淋巴小结。

低倍镜观察:如图 2-6-3 ~ 图 2-6-5 所示。

(1) 被膜与小梁(图 2-6-3),表面是被膜,由薄层结缔组织组成,其中有脂肪细胞和输入淋巴管。淋巴结门部有血管和输出淋巴管。淋巴管腔面覆盖内皮,腔中可见淋巴细胞,有时可见瓣膜。被膜和门部的结缔组织伸入淋巴结实质内,形成小梁,在切片上小梁不相连续。

(2) 皮质,被膜下方为皮质,着深紫蓝色,由浅层皮质、副皮质区和皮质淋巴窦组成。

1) 浅层皮质(superficial cortex):含淋巴小结和小结之间的弥散淋巴组织。淋巴小结(图 2-6-4)呈 2 ~ 3 行排列,由小结帽和生发中心构成。生发中心又分为明区和暗区。明区较大,色浅,位于淋巴小结中心,由中等大 B 淋巴细胞组成。暗区较小,位于淋巴小结一端,朝向髓质,由较大而幼稚的 B 淋巴细胞组成。小结帽和暗区相对应,朝向被膜,由一层密集的小 B 淋巴细胞组成。

2) 副皮质区(paracortical zone):又称胸腺依赖区,位于皮质深层,为较大片的弥散淋巴组织,其淋巴细胞主要是 T 淋巴细胞。可见高内皮(呈立方形)的毛细血管后微静脉(图 2-6-4)。

3) 皮质淋巴窦(cortical sinus):包括被膜下方和与其通连的小梁周围的淋巴窦,分别称为被膜下窦和小梁周窦(图 2-6-3)。淋巴窦壁由扁平的内皮细胞衬里,内皮外有薄层基质及一层扁平的网状细胞。淋巴窦内有星状的内皮细胞支撑窦腔,腔内可见巨噬细胞和淋巴细胞。

(3) 髓质(图 2-6-5):位于淋巴结中央,由髓索和髓窦组成,可见小梁伸入。①髓索(medullary cord):是相互连接的索条状淋巴组织,着深紫蓝色。②髓窦(medullary sinus):位于髓索之间,较髓索染色浅,结构与皮质淋巴窦相似,但较宽大,腔内的巨噬细胞较多。

高倍镜观察:被膜下淋巴窦内的星状内皮细胞和巨噬细胞。

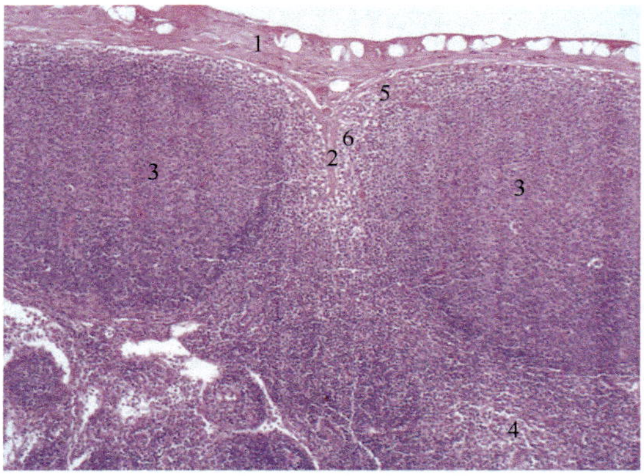

图 2-6-3　淋巴结(HE 染色,100×)

1. 被膜;2. 小梁;3. 淋巴小结;4. 副皮质区;5. 被膜下窦;6. 小梁周窦

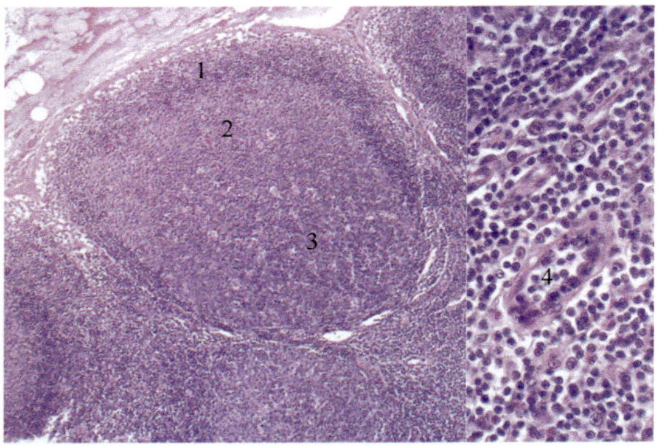

图 2-6-4　淋巴结(HE 染色,左图 100×,右图 400×)

1. 小结帽;2. 明区;3. 暗区 4. 毛细血管后微静脉

3. 脾(spleen)

取材:脾。

肉眼观察:标本一侧覆有粉红色的被膜,被膜下方为实质,内有许多散在的蓝色小点即白髓,其他染成红色的则为红髓。

低倍镜观察:如图 2-6-6 所示。

(1) 被膜与小梁:由致密结缔组织组成的被膜较厚,富含弹性纤维和平滑肌,表面覆有间皮。被膜发出许多小梁伸入脾实质,呈块状或索状分散分布。小梁中有小梁动脉和小梁静脉。

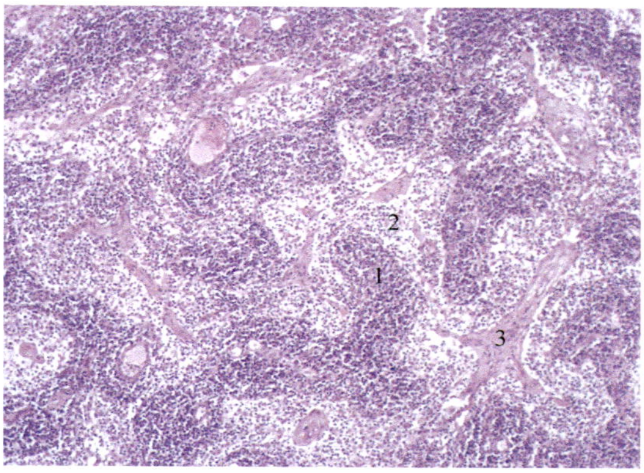

图 2-6-5　髓质(HE 染色,100×)

1. 髓索;2. 髓窦;3. 小梁

(2) 白髓(white pulp):相当于淋巴结的皮质,分散在实质中,由动脉周围淋巴鞘、淋巴小结和边缘区组成。动脉周围淋巴鞘(periarterial lymphatic sheath)由密集的淋巴细胞组成,其中有中央动脉的断面。淋巴小结(lymphoid nodule)内可有中央动脉分支的断面。边缘区(marginal zone)位于白髓和红髓之间的狭窄区域。

(3) 红髓(red pulp):分布在被膜下、小梁周围及白髓边缘区外侧的广大区域,富含血细胞,故着色较红。红髓分为脾索和脾血窦。脾索(splenic cord)呈不规则的条索状,染色深,互连成网。脾血窦(splenic sinusoid)是红髓内许多不规则的裂隙,染色较浅,须先在低倍镜下找空隙明显的脾血窦,再转高倍镜观察。

高倍镜观察:侧重观察红髓(图 2-6-7)的结构,脾血窦的内皮为长杆状,切片上呈圆形,核向腔中突出,窦腔中有大量红细胞及各种白细胞。窦壁内外附有许多巨噬细胞。脾索是富含血细胞的淋巴组织,内含有许多巨噬细胞。

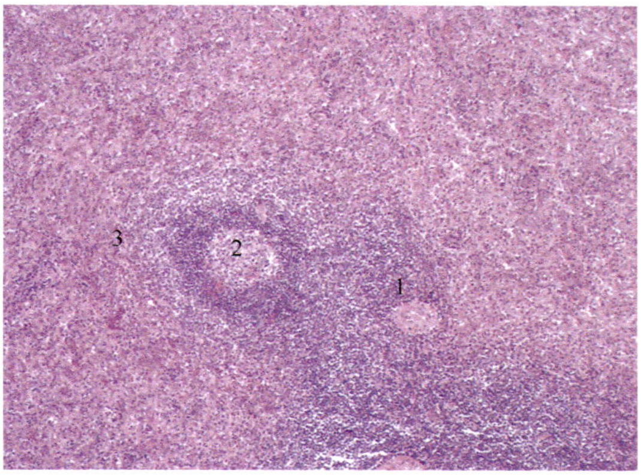

图 2-6-6　脾(HE 染色,100×)

1. 动脉周围淋巴鞘;2. 淋巴小结;3. 边缘区

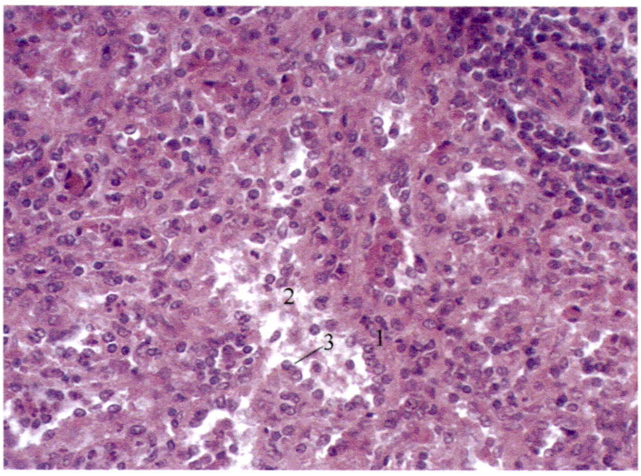

图 2-6-7　脾红髓(HE 染色,400×)

1. 脾索;2. 脾血窦;3. 长杆状内皮

4. 扁桃体(tonsil)

取材:人的腭扁桃体。

肉眼观察:呈紫蓝色的一面为上皮面,表面不平整,向深部形成许多凹陷称为隐窝。有的隐窝被切断,不与外界相通。深部显红色的为结缔组织形成的被膜。

低倍镜观察(图 2-6-8):由上皮和固有层组成。上皮是复层扁平上皮,上皮向固有层下陷形成隐窝,隐窝周围的固有层内有大量的淋巴小结和弥散淋巴组织。扁桃体深部有结缔组织被膜,并向实质内伸入形成小梁。

高倍镜观察:隐窝复层扁平上皮内,某些局部的上皮细胞之间填充较多的淋巴细胞、一些巨噬细胞和浆细胞,这样的上皮称为淋巴上皮组织(lymphoepithelial tissue)。

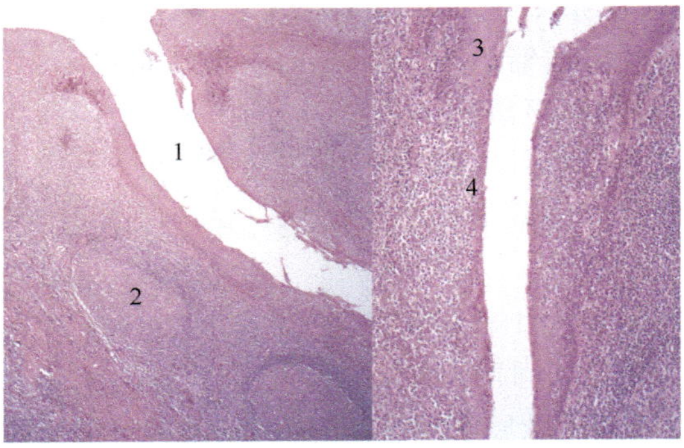

图 2-6-8　腭扁桃体(HE 染色,左图 40×,右图 100×)

1. 隐窝;2. 淋巴小结;3. 复层扁平上皮;4. 淋巴上皮组织

思　考　题

(1) 描述胸腺的光镜结构特征和功能。

(2) 比较淋巴结与脾在光镜结构和功能方面的异同点。

(魏建恩)

实习七　内分泌系统

一、目 的 要 求

（1）掌握脑垂体远侧部和神经部的光镜结构。
（2）掌握甲状腺和肾上腺的光镜结构。
（3）了解甲状旁腺的光镜结构。

二、组织切片观察

1. 垂体(hypophysis)

取材:垂体。

肉眼观察:深染的大部分为腺垂体的远侧部(pars distalis),淡染部分为神经部(pars nervosa),介于两者之间为中间部(pars intermedia)。

低倍及高倍镜观察:腺垂体主要含远侧部和中间部。远侧部(图 2-7-1)的细胞呈索状或团状排列,细胞间有丰富的窦状毛细血管。根据胞质染色的不同,可以分辨三种类型细胞:①嗜酸细胞(acidophil),细胞体积较大,胞质呈深红色。②嗜碱细胞(basophil),细胞体积较大,胞质呈蓝紫色。③嫌色细胞(chromophobe cell),数量较多,体积小,胞质着色浅淡者为嫌色细胞,有的染成很浅的紫蓝色,有的染成很浅的红色,有的则明亮不着色,细胞界限不清。

中间部(图 2-7-2)含一些嗜碱细胞,并有大小不同的滤泡,滤泡壁为单层立方上皮,滤泡腔中常有红色的胶质。

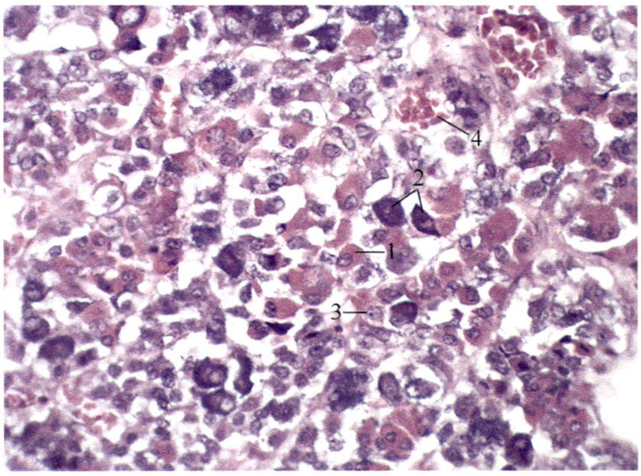

图 2-7-1　脑垂体远侧部(HE 染色,400×)
1. 嗜酸细胞;2. 嗜碱细胞;3. 嫌色细胞;
4. 窦状毛细血管

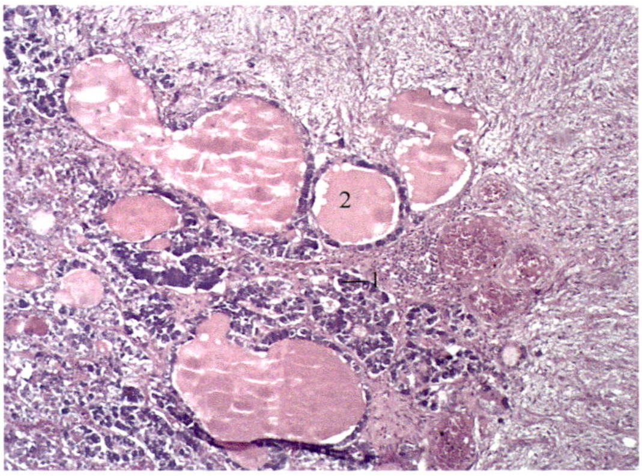

图 2-7-2　垂体中间部(HE 染色,100×)
1. 嗜碱细胞;2. 滤泡

神经垂体主要是神经部。神经部(图 2-7-3)由大量无髓神经纤维和神经胶质细胞组成。无髓神经纤维呈红色波纹状。神经胶质细胞又称垂体细胞(pituicyte),其胞核常呈椭

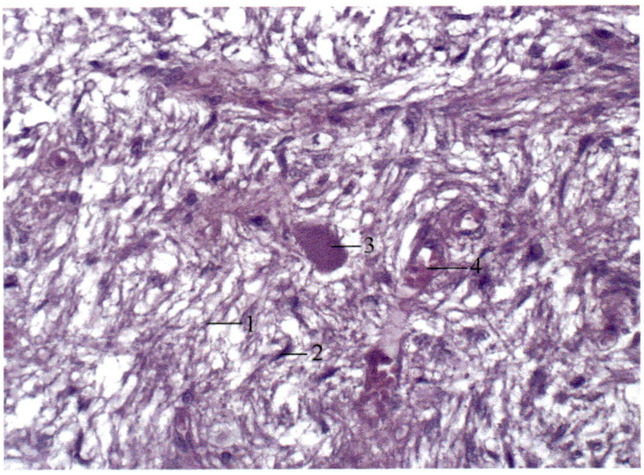

图 2-7-3　垂体神经部(HE 染色,400×)
1. 无髓神经纤维;2. 神经胶质细胞;3. 赫令体;4. 毛细血管

圆形,核染色质少,胞质及其突起不清楚,有的垂体细胞含褐色色素。此外还有一些染成粉红色均质状的嗜酸性团块即赫令体(herring body)。

2. 甲状腺(thyroid)**和甲状旁腺**(parathyroid gland)

取材:甲状腺和甲状旁腺。

肉眼观察:在红色甲状腺切面的一边,有一米粒大小、呈蓝紫的着色区,此乃甲状旁腺。

低倍镜观察(图 2-7-4):甲状腺外包结缔组织被膜,其实质中充满着大小不等圆形的甲状腺滤泡(thyroid follicle)。高倍镜观察(图 2-7-5):甲状腺滤泡为由单层立方上皮围成滤泡状结构,上皮细胞界限较为清楚,核呈圆形。滤泡上皮细胞(follicular epithelial cell)因功能状态不同而有高低不同之形态,滤泡腔中充满粉红色胶质,是碘化的甲状腺球蛋白。甲状腺滤泡之间为疏松结缔组织,内含丰富的有孔毛细血管。滤泡旁细胞(parafollicular cell)呈卵圆形,体积较大而染色较浅,位于滤泡之间或滤泡上皮细胞之间。

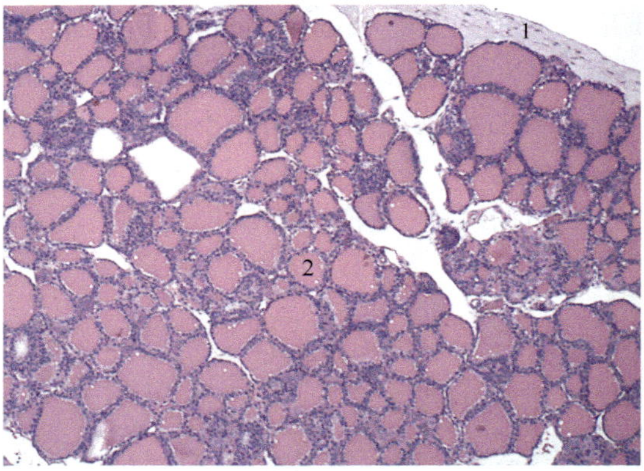

图 2-7-4　甲状腺(HE 染色,100×)
1. 被膜;2. 甲状腺滤泡

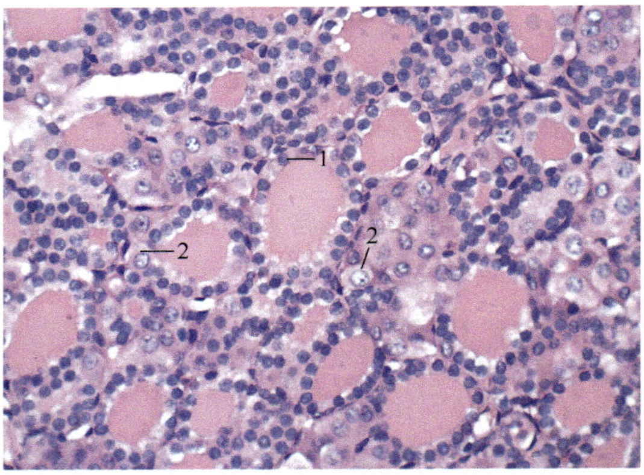

图 2-7-5　甲状腺(HE 染色,400×)
1. 滤泡上皮细胞;2. 滤泡旁细胞

甲状旁腺低倍镜观察(图 2-7-6):甲状旁腺外包结缔组织被膜,其腺细胞排列成索状或团状。高倍镜观察(图 2-7-6):腺细胞分两类,主细胞(chief cell)占大多数,胞质染色较浅,细胞界限清楚,呈多边形,核圆,染色质细密;另一种是嗜酸细胞(oxyphil cell),细胞较大,胞质呈嗜酸性,散在于腺实质中。

3. 肾上腺(adrenal gland)

取材:肾上腺。

肉眼观察:肾上腺切面呈三角锥形,外面一圈红色结构为皮质,中间淡紫色为髓质。

低倍镜观察(图 2-7-7):由外而内,最外一层为被膜,由结缔组织和脂肪细胞组成。被膜下方为皮质,皮质由浅到深分为以下三条带(即球状带、束状带和网状带),在皮质下方为

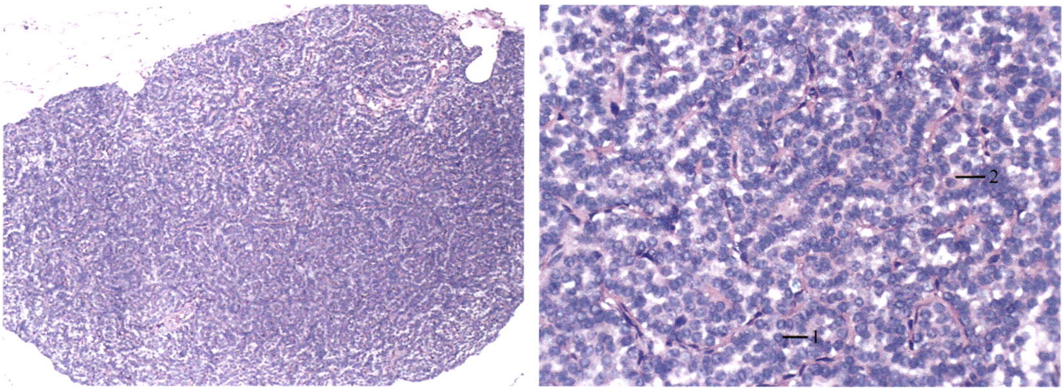

图 2-7-6　甲状旁腺(HE 染色,左图 100×,右图 400×)
1. 主细胞;2. 嗜酸细胞

髓质。高倍镜下观察(图 2-7-8):①球状带(zona glomerulosa),球状带薄,紧靠被膜,由较少锥形细胞排列成球状团块,胞质略呈嗜酸性,其中含少量脂滴。②束状带(zona fasciculata),球状带的内方是束状带,由多边形细胞排列成单行或双行的细胞索,与被膜的方向垂直,胞质内含有许多脂滴,呈泡沫样。③网状带(zona reticularis),网状带在束状带的内方,紧靠髓质,细胞索交织吻合成网状。髓质:髓质细胞较大,呈多边形,胞质弱嗜碱性,排列成网或索并互相连接成网。髓质中有较大的血管,并可见少量交感神经节细胞。交感神经节细胞胞体较大,具有大而圆的细胞核及明显的核仁,散在分布于髓质内。

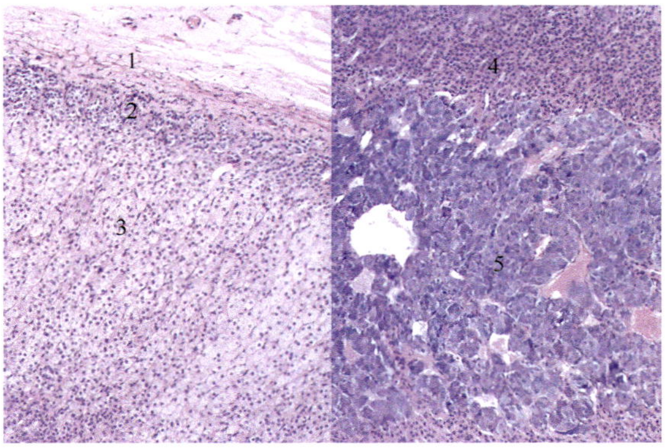

图 2-7-7　肾上腺(HE 染色,100×)
1. 被膜;2. 球状带;3. 束状带;4. 网状带;5. 髓质

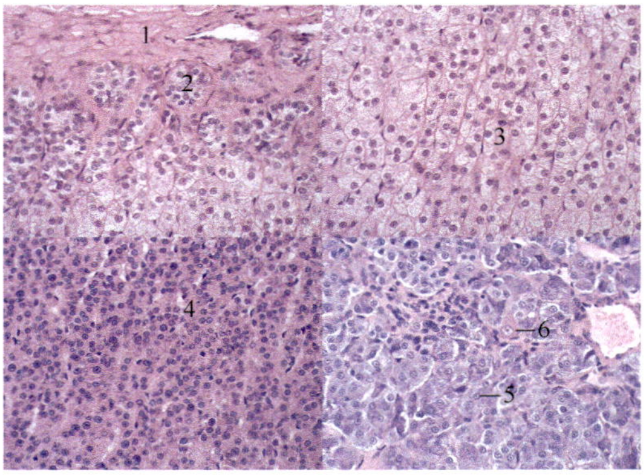

图 2-7-8　肾上腺(HE 染色,400×)
1. 被膜;2. 球状带;3. 束状带;4. 网状带;
5. 髓质细胞;6. 交感神经节细胞

三、示　教　片

滤泡旁细胞

取材:甲状腺。

染色:镀银染色。

高倍镜观察(图 2-7-9):可见滤泡旁细胞的胞质被染成黑色,散在分布于滤泡上皮细胞或滤泡之间。

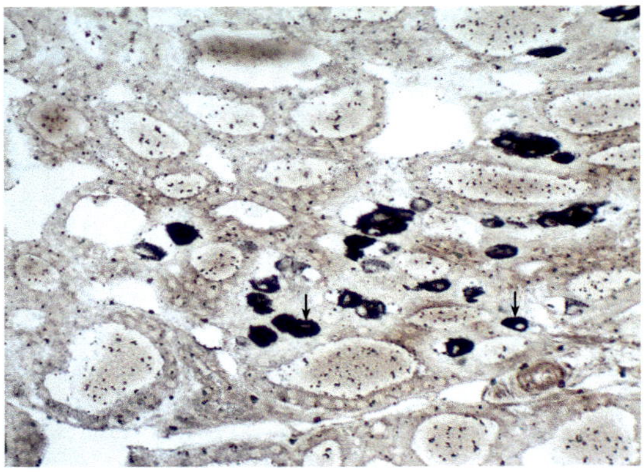

图 2-7-9　甲状腺(镀银染色,400×)
↑:滤泡旁细胞

思　考　题

(1) 光镜下如何区分垂体远侧部的三种细胞?
(2) 垂体神经部的赫令体与毛细血管在光镜下结构有何区别?
(3) 甲状腺滤泡上皮细胞与滤泡旁细胞光镜下的结构有何不同?
(4) 肾上腺皮质的三条带在细胞结构、排列方式上有何区别?

实习八　皮　　肤

一、目的要求

（1）掌握指皮的五层光镜结构。

（2）掌握汗腺和皮脂腺的光镜结构。

（3）掌握毛发的光镜结构。

二、组织切片观察

1. 指皮（finger skin）

取材：指皮断面。

肉眼观察：区别表面染色较深的表皮（epidermis）、粉红色的真皮（dermis）和疏松皮下组织。

低倍镜观察（图 2-8-1）：表皮是角化的复层扁平上皮，其基部与真皮交界处呈凹凸不平的乳头状。表皮下方为真皮乳头层和真皮网织层。

高倍镜观察：从基底面到表面，表皮由以下五层细胞组成（图 2-8-2）。

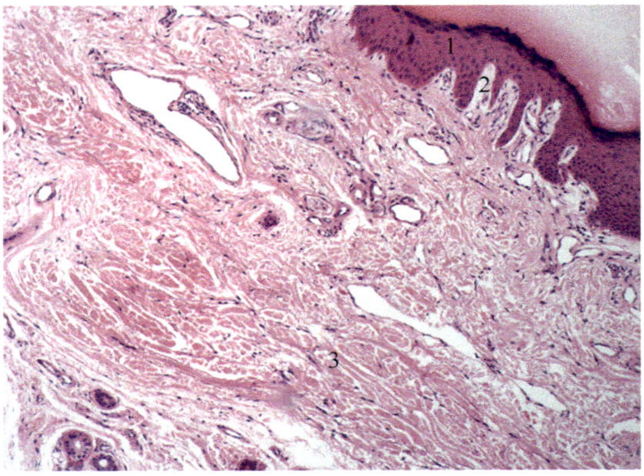

图 2-8-1　指皮（HE 染色，100×）
1. 表皮；2. 乳头层；3. 网织层

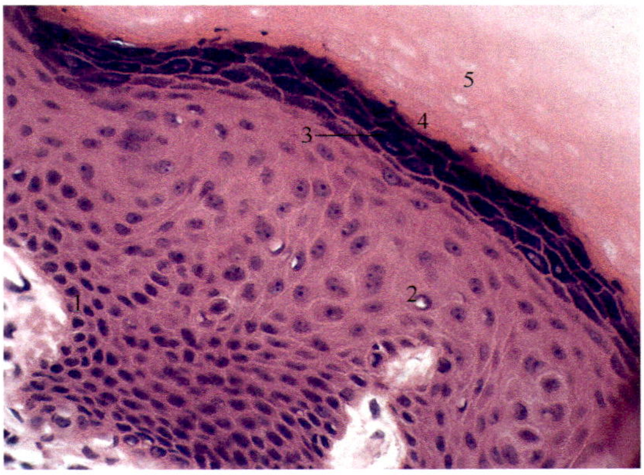

图 2-8-2　表皮（HE 染色，400×）
1. 基底层；2. 棘层；3. 颗粒层；4. 透明层；5. 角质层

（1）基底层（stratum basale）：表皮的最底层为基底层，紧贴基膜，为一层矮柱状的基底细胞组成，胞质呈嗜碱性。

（2）棘层（stratum spinosum）：基底层上方是棘层，是由 4 ~ 10 层体积大的多边形棘细胞组成，表面有短小的棘状突起，胞质弱嗜碱性。

（3）颗粒层（stratum granulosum）：棘层上方是由 3 ~ 5 层较扁的梭形细胞组成的颗粒层，细胞核已退化，胞质内有强嗜碱性的透明角质颗粒。

（4）透明层（stratum lucidum）：透明层位于颗粒层上方，是由 2 ~ 3 层扁平细胞组成，细胞核消失，呈强嗜酸性，折光度高。

（5）角质层（stratum corneum）：表面最浅层是由多层扁平角质细胞组成的角质层，细胞完全角化，光镜下呈嗜酸性的均质状。

真皮分浅部的乳头层（papillary layer）和深部的网织层（reticular layer）。乳头层是靠表皮的

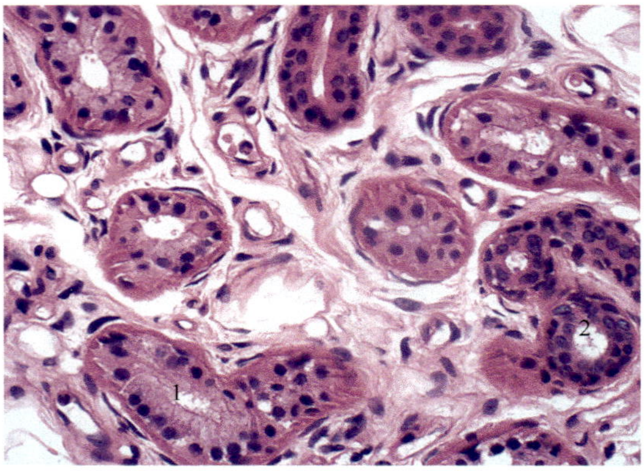

图 2-8-3　指皮汗腺(HE 染色,400×)
1. 汗腺分泌部;2. 汗腺导管

疏松结缔组织,内含毛细血管和游离的神经末梢及触觉小体。网织层是在乳头层下方的致密结缔组织,内含血管、神经、淋巴管、环层小体及汗腺。汗腺(sweat gland)(图 2-8-3)是单曲管状腺,由分泌部和导管构成。分泌部的腺细胞为一层淡染的锥形或立方形细胞;导管是由两层较小立方形细胞组成,胞质弱嗜碱性,染色较分泌部深。

2. 头皮(scalp)

取材:头皮(矢状断面)。

肉眼观察:真皮及皮下组织内有许多毛囊,有的毛发被切断而不露于表皮之外。

低倍镜观察:表皮的角化层与颗粒层较薄,透明层不明显。基底层细胞内含有黄褐色的色素。真皮较厚,内有毛根、立毛肌、皮脂腺及汗腺等(见图 2-8-4)。

高倍镜观察:毛发,毛发是由数层富于色素的角化细胞构成,毛发露在外面的为毛干,长在皮肤内的为毛根。毛囊(hair follicle)(图 2-8-5),毛根的外面包绕毛囊,毛囊的内层是与表皮相连续的上皮性鞘,外层是与真皮相连的结缔组织性鞘。毛根与毛囊的下端形成膨大的毛球,毛球底部的结缔组织伸入其中形成毛乳头。立毛肌,在毛根与表皮所形成的钝角侧,有红色斜行的平滑肌,即立毛肌,其一端连于毛囊的结缔组织性鞘上,另一端终止于真皮浅部。皮脂腺(sebaceous gland),皮脂腺位于毛囊与立毛肌之间,为一团染色较淡的细胞团,腺体分支呈泡状,分泌部由实心的上皮细胞团所组成,周边一层细胞较小且染色较深,越近腺泡中央细胞体积越大,染色较浅,细胞质内含大量的脂滴,核亦渐趋退化分解。

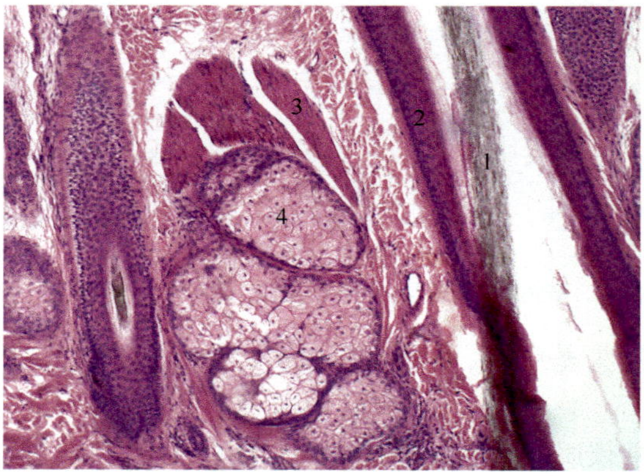

图 2-8-4　头皮(HE 染色,100×)
1. 毛根;2. 毛囊;3. 立毛肌;4. 皮脂腺

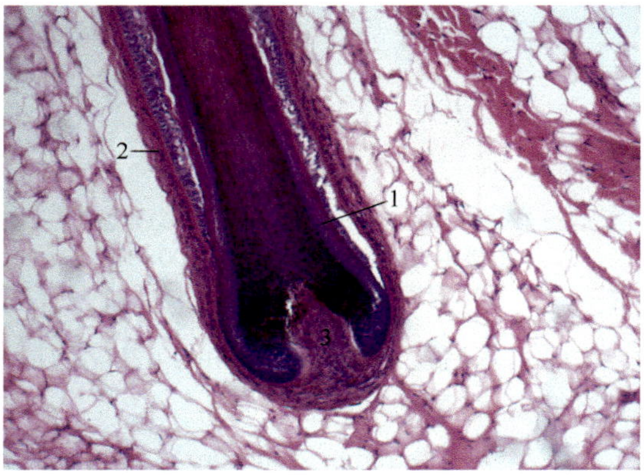

图 2-8-5　头皮(HE 染色,400×)
1. 毛囊上皮性鞘;2. 毛囊结缔组织性鞘;3. 毛乳头

思　考　题

(1) 表皮的五层结构在光镜下如何区分?

(2) 皮肤内的汗腺分泌部、汗腺导管与小动脉有何区别?

(陈　勇)

实习九　消化系统

一、目的要求

（1）掌握消化管的基本结构及各段的结构特点，浆液性腺细胞与黏液性腺细胞的结构特点，肝小叶及门管区、胰腺外分泌部和胰岛的结构。

（2）熟悉三大唾液腺的结构。

（3）了解消化管内分泌细胞的分布与主要类型。

二、组织切片观察

1. 食管（esophagus）（图 2-9-1、图 2-9-2）

取材：食管（横断面）。

肉眼观察：管腔呈不规则的裂隙，腔面边缘部分呈紫蓝色，即上皮组织，上皮以下浅红色的部分主要为黏膜下层，再下面有两层染色较红的肌层，最外面有一层浅红色的部分为外膜。

低倍及高倍镜观察：从腔面逐渐向外，边看边移动。

黏膜层：上皮是未角化的复层扁平上皮，固有层是细密结缔组织，黏膜肌层是纵行平滑肌束。

黏膜下层：结缔组织中含黏液性的食管腺，其导管壁呈蓝色，腔面平滑，在部分导管周围可见密集的淋巴细胞，甚至形成淋巴小结。

肌层：内环行与外纵行，在食管的上 1/3 段为骨骼肌，下 1/3 段为平滑肌，中 1/3 段兼有骨骼肌和平滑肌。

外膜：结缔组织构成的纤维膜。

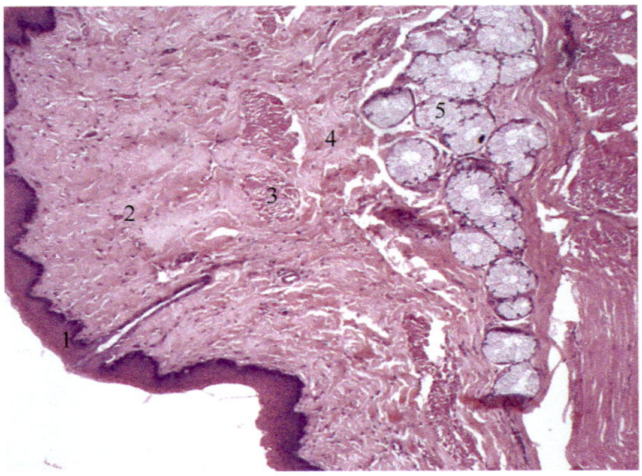

图 2-9-1　食管（HE 染色，100×）

1. 上皮；2. 固有层；3. 黏膜肌层；4. 黏膜下层；5. 食管腺

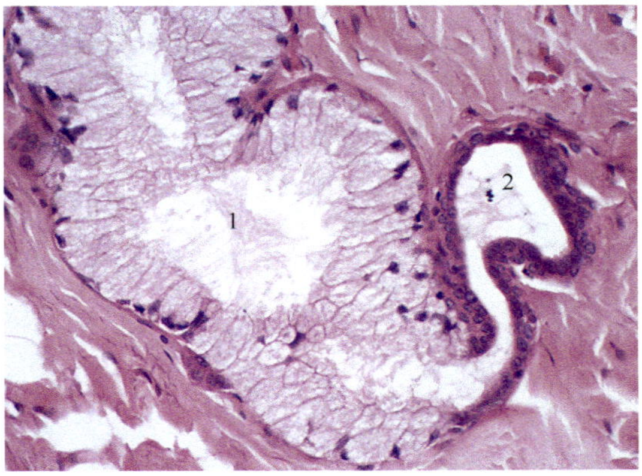

图 2-9-2　食管腺（HE 染色，400×）

1. 腺泡；2. 导管

2. 胃(stomach)(图 2-9-3、图 2-9-4)

取材:胃底(横断面)。

肉眼观察:紫蓝色为黏膜层,深部为黏膜下层和肌层,外膜薄,不明显。

低倍及高倍镜观察:由腔面向外逐渐观察。

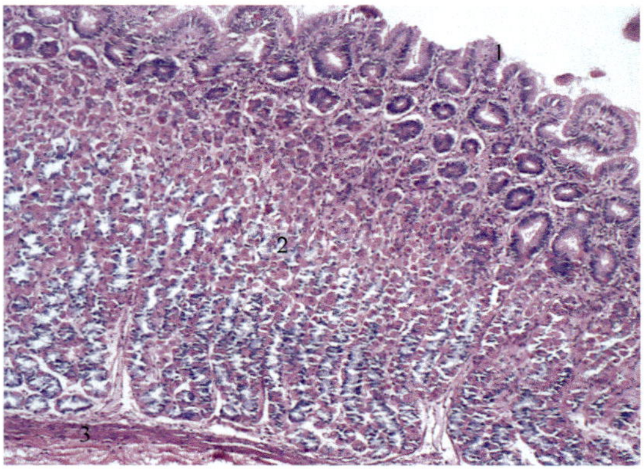

图 2-9-3 胃(HE 染色,100×)
1. 上皮;2. 固有层;3. 黏膜肌层

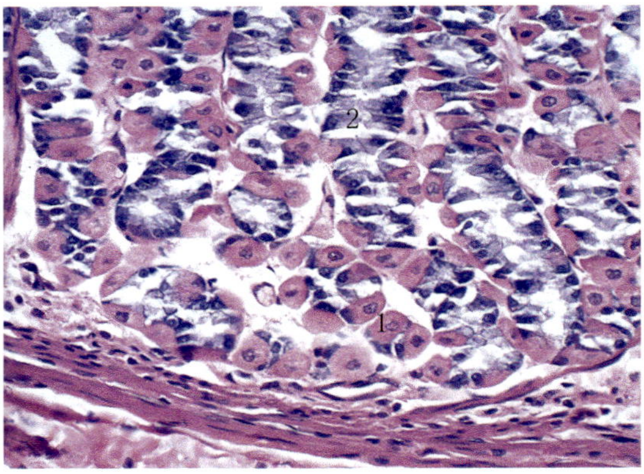

图 2-9-4 胃(HE 染色,400×)
1. 壁细胞;2. 主细胞

(1) 黏膜层:上皮为单层柱状上皮,由表面黏液细胞组成,无杯状细胞,细胞顶部为排列整齐的透明区,细胞界限很清楚,上皮向固有层凹陷形成胃小凹,在胃底和胃体的固有层内主要结构是胃底腺,有的呈管状,有的呈不规则形或圆形,可区分出其中的主要两种细胞:①主细胞,位于腺底部,细胞呈柱状,核圆位于基部,胞质基部呈强嗜碱性,顶部胞质充满嗜酸性的酶原颗粒。②壁细胞,主要分布在靠近胃小凹区域,细胞体积大,多呈圆锥形,核圆而深染并居中,胞质呈强嗜酸性。黏膜肌层是由内环行和外纵行的两层平滑肌构成。

(2) 黏膜下层:为较致密的结缔组织,内含血管、淋巴管和神经。

(3) 肌层:由内斜、中环和外纵三层平滑肌构成。

(4) 外膜:为浆膜。

3. 空肠(jejunum)(图 2-9-5、图 2-9-6)

取材:空肠(纵断面)。

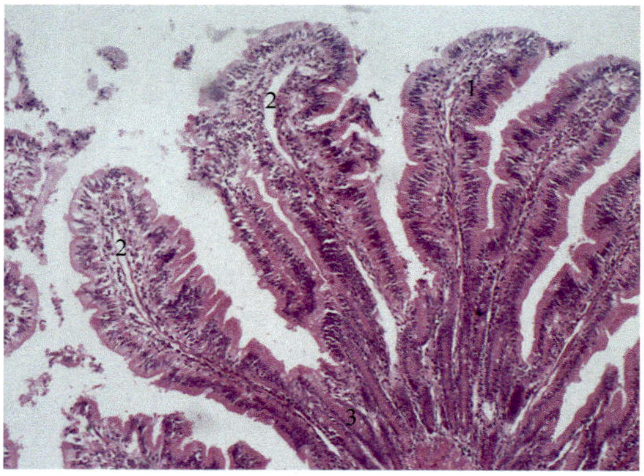

图 2-9-5 空肠(HE 染色,100×)
1. 小肠绒毛;2. 中央乳糜管;3. 小肠腺

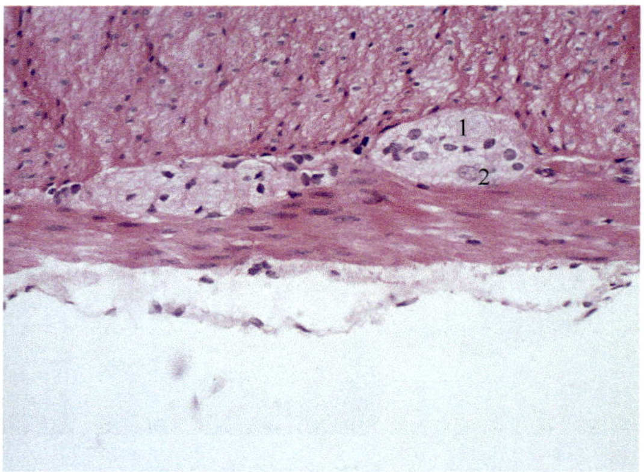

图 2-9-6 空肠(HE 染色,400×)
1. 肌间神经丛;2. 神经元

低倍及高倍镜观察：管壁同样分四层，黏膜和部分黏膜下层共同向管腔内突起形成粗大的皱襞，在皱襞上有许多不规则的细小指状突起，即为小肠绒毛，含上皮和部分固有层。

（1）黏膜层：绒毛表面为单层柱状上皮，大部分为吸收细胞，呈高柱状，核椭圆形位于基部，吸收细胞的游离面可见纹状缘。在吸收细胞之间夹着杯状细胞；绒毛的轴心为固有层，有时可见中央乳糜管，管壁由单层扁平上皮组成，常纵行于绒毛的中央，其周围有丰富的毛细血管分布，固有层内尚有散在的平滑肌细胞，其长轴与绒毛长轴一致，还含有小肠腺，在小肠腺内有潘氏细胞，常三五成群位于小肠腺的底部，细胞呈锥体形，顶部胞质充满粗大嗜酸性的分泌颗粒，黏膜肌层是内环和外纵的两薄层平滑肌。

（2）黏膜下层：为疏松结缔组织。

（3）肌层：内环行和外纵行的平滑肌，两层平滑肌交界处，有肌间神经丛，呈圆形或卵圆形、色浅、界清，神经丛由神经纤维和神经细胞组成，根据神经细胞具有大而空泡状的细胞核及明显的核仁的特点来辨认，神经丛也可分布在黏膜下层，为黏膜下神经丛。

（4）外膜：浆膜为一层薄的结缔组织，外有间皮覆盖。

4. 十二指肠（duodenum）（图 2-9-7）

取材：十二指肠（横断面）。

低倍及高倍镜观察：十二指肠的结构与空肠基本相似，其特征为：①在黏膜下层中含有大量的染色浅的黏液性腺泡，构成十二指肠腺。②外膜为结缔组织的纤维膜或浆膜。

5. 回肠（ileum）（图 2-9-8）

取材：回肠横断面。

低倍及高倍镜观察：管壁结构与空肠相似，其特征为：在回肠壁一侧的黏膜和黏膜下层中，有多个淋巴小结聚集，组成集合淋巴小结，与空肠相比，上皮内杯状细胞较多，管壁较薄。

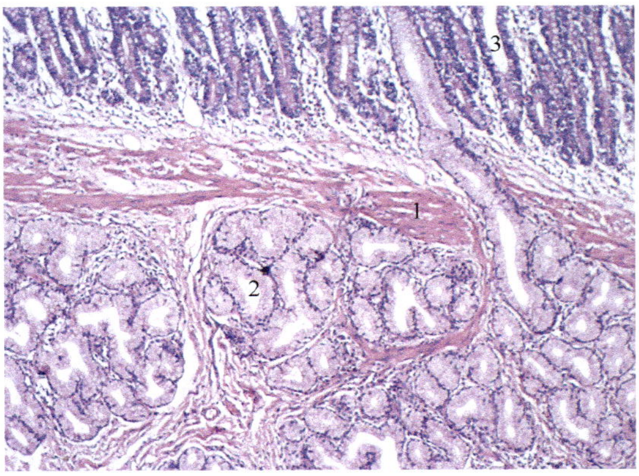

图 2-9-7　十二指肠（HE 染色，100×）
1. 黏膜肌层；2. 十二指肠腺；3. 小肠腺

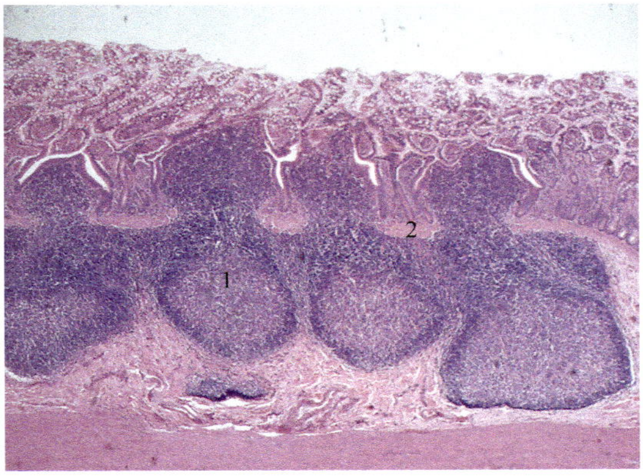

图 2-9-8　回肠（HE 染色，40×）
1. 集合淋巴小结；2. 黏膜肌层

6. 结肠（colon）（图 2-9-9、图 2-9-10）

取材：结肠横断面。

低倍及高倍镜观察：管壁结构与小肠相似，其特点是：结肠只有皱襞，无绒毛，所以肠腔内表面较平滑，上皮的游离面比较整齐，分布于固有层的大肠腺很发达，腺上皮内杯状细胞特别多。

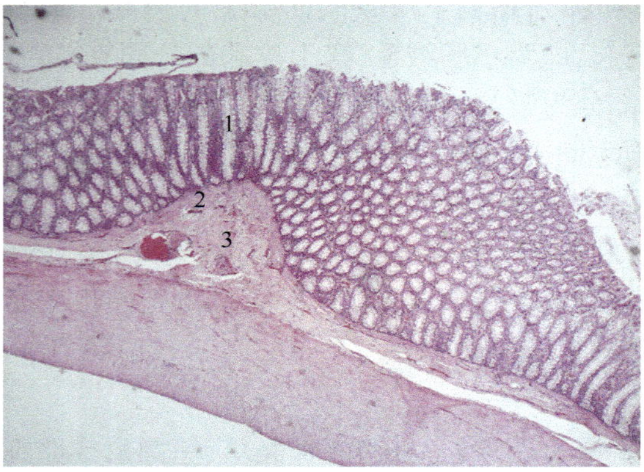

图 2-9-9　结肠（HE 染色，40×）
1. 固有层；2. 黏膜肌层；3. 黏膜下层

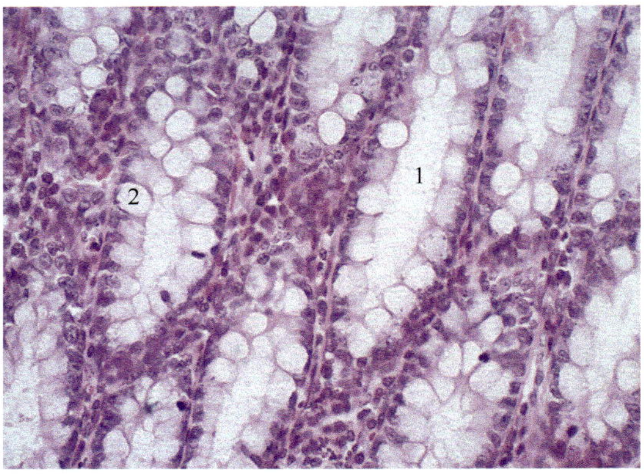

图 2-9-10　结肠（HE 染色，400×）
1. 结肠腺；2. 杯状细胞

7. 阑尾（appendix）（图 2-9-11）

取材：阑尾横断面。

低倍及高倍镜观察：阑尾的管腔很小，基本结构与结肠相似，但大肠腺不很发达，固有层和黏膜下层内含有丰富的淋巴组织，黏膜肌层被淋巴组织贯穿而不完整，因此固有层与黏膜下层分界不清。

8. 舌下腺（Sublingual gland）（图 2-9-12）

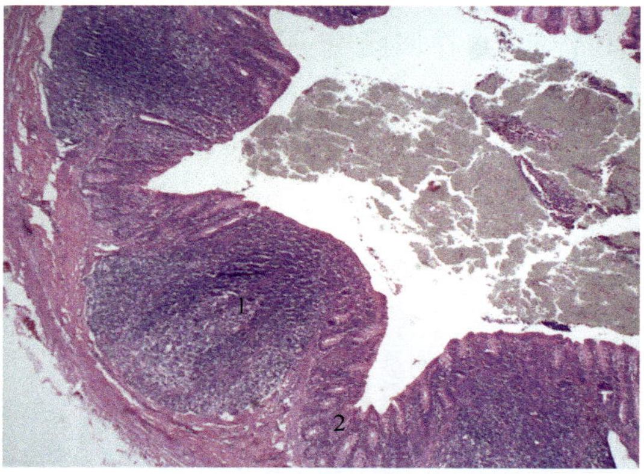

图 2-9-11　阑尾（HE 染色，40×）
1. 淋巴组织；2. 大肠腺

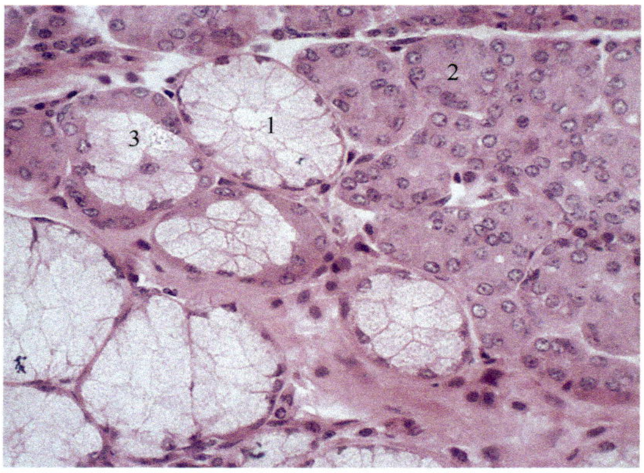

图 2-9-12　舌下腺（HE 染色，400×）
1. 黏液性腺泡；2. 浆液性腺泡；3. 混合性腺泡

取材：舌下腺。

肉眼观察：可见着色较深的腺组织，被染色较浅的结缔组织分为若干叶和许多小叶。

低倍镜观察：在小叶内为混合性的腺体，但多数为黏液性腺泡及混合性腺泡。腺泡间导管主要为单层矮柱状的小叶内导管，染色较浅。分泌管较少见到，无闰管。

高倍镜观察：各腺泡的结构如下。

（1）浆液性腺泡：着色深、体积小，腺细胞呈锥体形，胞质着色较深，核位于基部，呈椭圆形。

（2）黏液性腺泡：着色浅、体积大，腺细胞呈锥体形，胞质着色较浅，核位于底部，呈扁平形。

（3）混合性腺泡：由浆液性腺细胞和黏液性细胞共同组成。黏液性细胞位于腺泡与导管相连接的部位，浆液性细胞位于腺泡末端呈半月形排列，称为浆半月。

9. 下颌下腺(submandibular gland)(图 2-9-13)

取材:下颌下腺。

肉眼观察:表面有薄层浅染被膜,内部紫蓝色的区域为小叶。

低倍镜观察:在小叶内可见浆液性腺泡、黏液性腺泡、混合性腺泡,但浆液性腺泡多见。闰管短而不明显,纹状管发达。小叶间可见小叶间导管,管壁单层柱状或假复层柱状上皮。

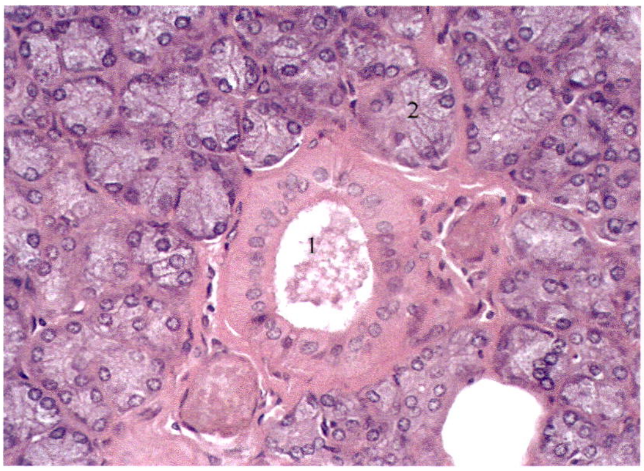

图 2-9-13 下颌下腺(HE 染色,400×)

1. 纹状管;2. 浆液性腺泡

高倍镜观察:①观察各种腺泡的结构,同舌下腺;②观察纹状管的结构,由单层高柱状上皮围成,细胞核位于偏上部,细胞质嗜酸性,基部胞质可见纵纹,为质膜内褶间含有丰富线粒体。

注:本片的观察重点是三种腺泡和纹状管的结构。

10. 肝(liver)(图 2-9-14 ~ 图 2-9-16)

取材:肝。

低倍镜观察:标本的一侧为肝纤维膜或浆膜。其余为肝实质,由于人肝小叶之间结缔组织很少,故小叶分隔不清楚,实质中的肝细胞索似乎连成一片,观察时,应先找到中央静脉,它有横断面为大小不等的不规则腔隙,管壁薄,有内皮封裱,其他成分少,腔中有时含有血细胞。肝细胞索以中央静脉为中心向四周呈放射状排列。肝小叶周围部分肝细胞索排列紊乱而不连续。肝细胞索之间的空隙即肝血窦,门管区在数个肝小叶之间,此处结缔组织较多,内含有三种并行管道即小叶间动脉、小叶间静脉及小叶间胆管。

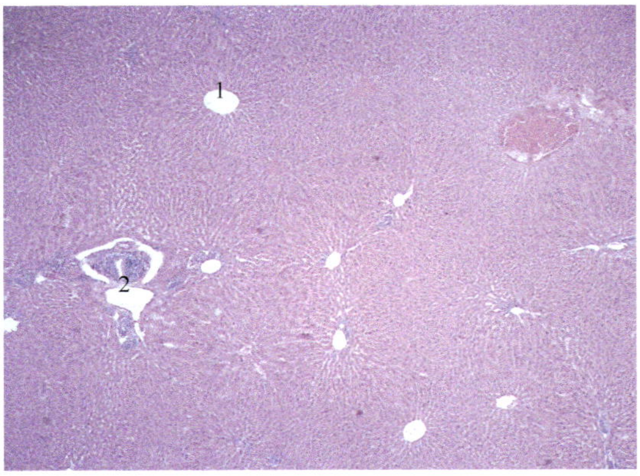

图 2-9-14 肝(HE 染色,40×)

1. 肝小叶;2. 门管区

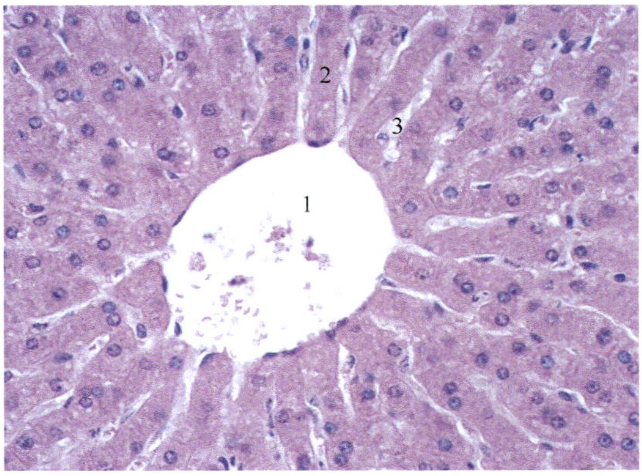

图 2-9-15 肝小叶(HE 染色,400×)

1. 中央静脉;2. 肝索;3. 肝血窦

高倍镜观察:①仔细观察肝细胞的形态(肝细胞呈多边形,胞质嗜酸性,含散在的嗜碱性团块,胞核大而圆并居中,有一至数个核仁,可见双核)。在血窦的窦壁上可见到扁平的内皮细胞紧贴肝细胞索,以及从窦壁游离到窦腔中的库普弗细胞,该细胞体积较大,形态不规则,核大,胞质丰富呈强嗜酸性。②门管区的小叶间动脉和小叶间静脉分别符合小动脉

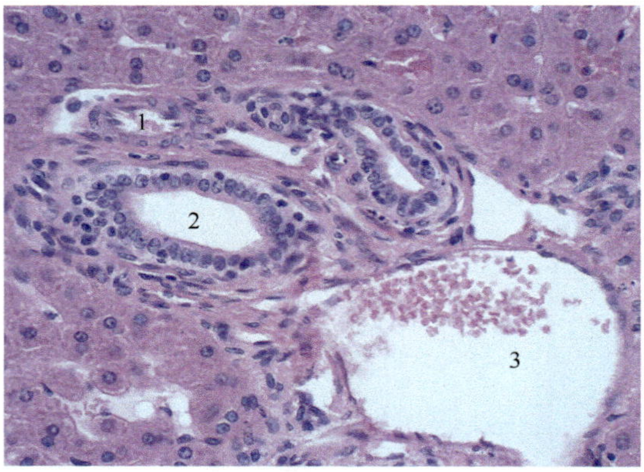

图 2-9-16　肝门管区(HE 染色,400×)
1. 小叶间动脉;2. 小叶间胆管;3. 小叶间静脉

和小静脉的特点。小叶间胆管的管壁为单层立方上皮,核圆,胞质为嗜碱性。

11. 胰腺(pancreas)(图 2-9-17、图 2-9-18)

取材:胰腺。

肉眼观察:着色较深的腺组织被染色较浅的结缔组织分为若干叶和许多小叶。

低倍镜观察:腺组织被结缔组织分隔成若干小叶,小叶间结缔组织中有血管及导管。小叶中大都为染色较深的浆液性腺泡,腺泡之间染色浅淡大小不一、界限清楚的细胞团即胰岛。

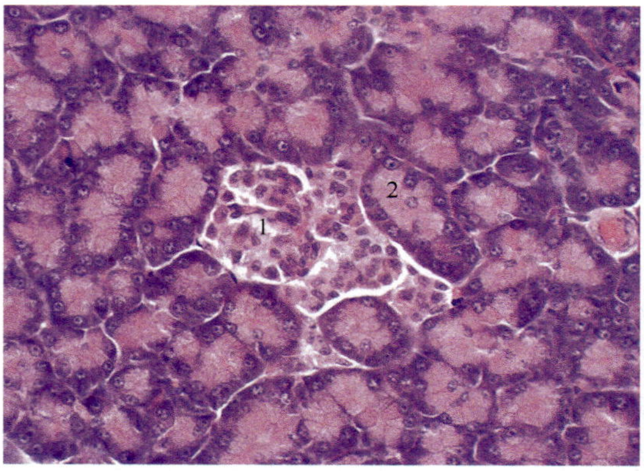

图 2-9-17　胰腺(HE 染色,400×)
1. 胰岛;2. 浆液性腺泡

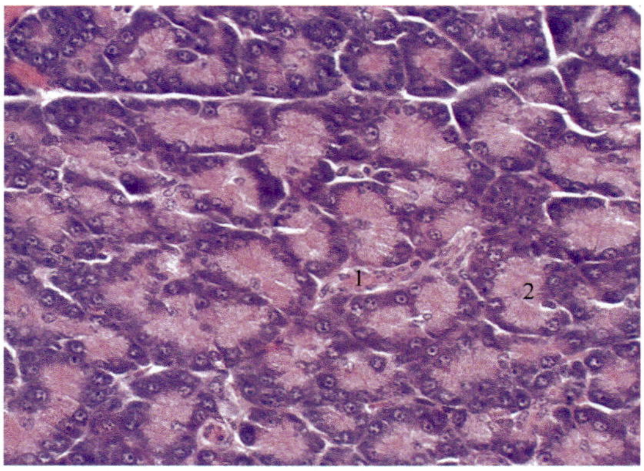

图 2-9-18　胰腺(HE 染色,400×)
1. 闰管;2. 泡心细胞

高倍镜观察:腺泡由单层锥体状细胞组成,核位于基底部,基部胞质呈嗜碱性,顶部胞质中含有嗜酸性的酶原颗粒。腺泡腔中可见有数个椭圆形的细胞核,其细胞质不清楚,即泡心细胞。腺泡之间有单层立方或扁平上皮所组成的闰管。胰岛由排列成索或团状的细胞组成,其中还有染色较深,扁平或菱形的成纤维细胞夹杂其间,胰岛中有丰富的毛细血管。

三、示　教　片

1. 嗜银细胞

取材:空肠。染色:镀银法。

高倍镜观察:可见嗜银细胞位于空肠上皮内,胞质顶部含深黑色颗粒,颗粒多时核被掩盖而未能显出。

2. 胰岛的四种内分泌细胞

取材:胰岛。染色:Mallory Azan 法。

高倍镜观察:可见 A 细胞多位于胰岛的周围部,细胞呈三角形,胞质内含许多粗大的鲜红色颗粒,核圆较大,呈空泡状,偏于细胞的一侧。B 细胞多居于胰岛的中央,数量最多,细胞界限较不清,胞质内含有细小的橘黄色颗粒,细胞核较小。D 细胞数量最少,胞质内含有一些染成蓝色的颗粒，此外还有一种胞质无颗粒的细胞称为 PP 细胞。

思　考　题

（1）比较壁细胞与主细胞的结构、功能有何不同。

（2）比较各段小肠组织结构异同点。

（3）肝小叶的结构及功能是什么？

（4）胰腺的组织结构特点是什么？

（高学勇）

实习十 呼吸系统

一、目的要求

（1）掌握气管的结构特点。

（2）掌握肺的一般结构；熟悉细支气管、终末细支气管、呼吸性细支气管、肺泡管、肺泡囊、肺泡及Ⅰ型、Ⅱ型肺泡细胞的结构；了解肺泡隔、肺巨噬细胞的结构。

二、组织切片观察

1. 气管（trachea）

取材：气管横切面。

肉眼观察：整个气管呈环形，浅蓝色的部分为软骨。缺口处为膜部。

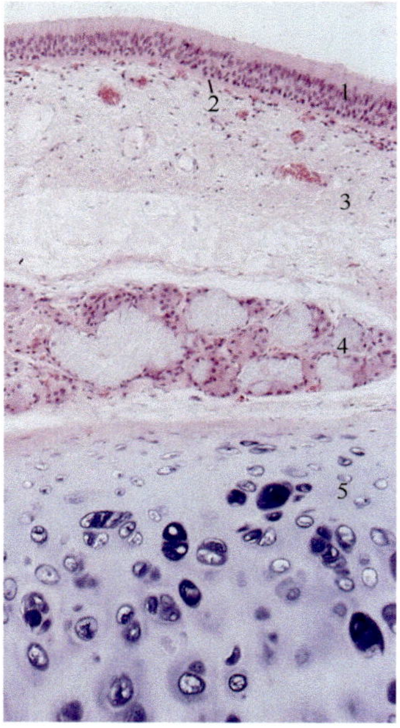

图 2-10-1 气管（HE 染色，100×）
1. 假复层纤毛柱状上皮；2. 基膜；3. 固有层；4. 混合腺；5. 透明软骨

低倍镜观察：由管腔面依次向外进行，分辨软骨部和膜部的三层结构，即黏膜层、黏膜下层和外膜（图 2-10-1）。

高倍镜观察：①软骨部，黏膜层上皮为假复层柱状类型，上皮内夹有大量的杯状细胞。上皮基部有较为明显的基膜。固有层为细密结缔组织。内含丰富的弹性纤维，呈红色亮点状，并含有腺体的导管、血管及淋巴组织。黏膜下层为疏松结缔组织，有大量混合腺及管腔比较大的血管。与固有层无明显的界限（图 2-10-1）。②膜部，黏膜层与软骨部相似。黏膜下层内有少量混合腺、导管与淋巴组织等。外膜层有内环外纵的平滑肌束，其外方为结缔组织，内含大量的混合腺、脂肪细胞、血管和神经纤维等。

2. 肺（lung）

取材：肺。

肉眼观察：组织疏松，其中有许多大小不等的空隙，形似网状结构。

低倍镜观察：切片一侧有时有胸膜覆盖，但有的切片缺如。

（1）肺泡（pulmonary alveolus）：肺实质中可见许多大小不等、形状不规则的空泡状结构。其中单个小的空腔是肺泡的断面（图 2-10-2），肺泡之间为肺泡隔。

（2）肺泡囊（alveolar sac）：是由几个肺泡所围成的较大空腔（图 2-10-2）。

（3）肺泡管（alveolar duct）：也是由肺泡所围成，在肺泡与肺泡之间有平滑肌存在，形成结节状膨大（根据此结构可区别肺泡管和肺泡囊），腔面有单层扁平上皮或单层立方上皮封裱（图 2-10-2）。

（4）呼吸性细支气管（respiratory bronchiole）：管壁直接与肺泡或肺泡管相连，因此缺乏完整的管壁，只在一侧衬有排列紧密的单层立方上皮细胞（图 2-10-2）。

（5）终末细支气管（terminal bronchiole）：断面上管腔收缩呈星状，腔面有一层完整的单层柱状纤毛上皮，纤毛或有或消失，腺体、软骨与杯状细胞已不存在，外面围有一薄层完整的环行平滑肌（图 2-10-2）。

（6）细支气管（bronchiole）：管径较大，腔面上皮由假复层柱状纤毛上皮渐变为单层纤毛柱状，固有层中可见小块软骨和少量腺体，平滑肌也明显增加。有肺动脉或支气管动脉的分支伴行（图 2-10-3）。

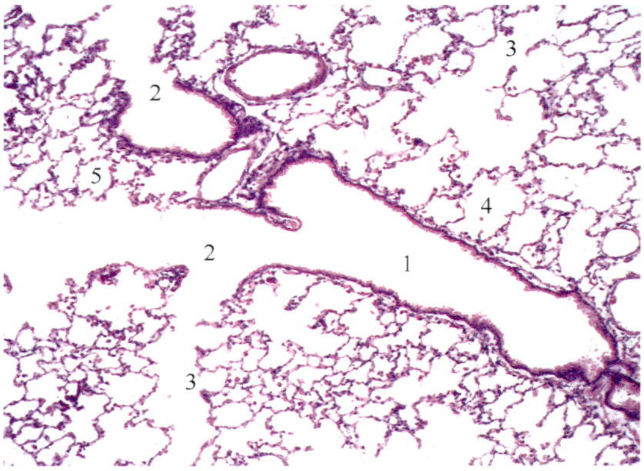

图 2-10-2　肺（HE 染色，100×）
1. 终末细支气管；2. 呼吸性细支气管；3. 肺泡管；4. 肺泡囊；5. 肺泡

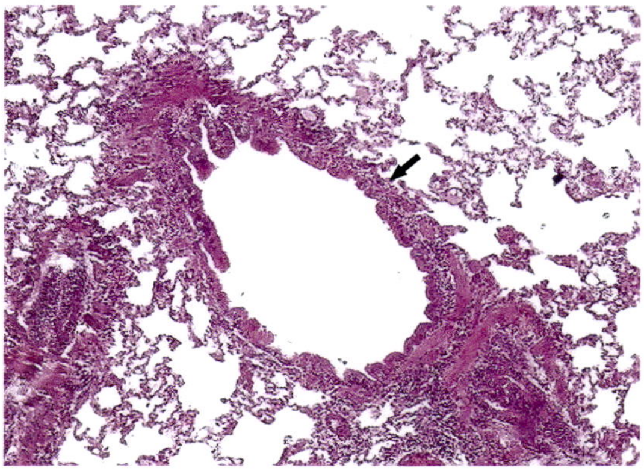

图 2-10-3　细支气管（HE 染色，100×）
↑：细支气管

高倍镜观察：①肺泡，肺泡上皮由单层扁平的Ⅰ型肺泡细胞（type Ⅰ alveolar cell）及立方形或圆形的Ⅱ型肺泡细胞（type Ⅱ alveolar cell）所组成。上皮分界不清（图 2-10-4）。②肺泡隔（alveolar septum），由结缔组织组成，有丰富的弹性纤维和密集的毛细血管网。在肺泡隔内还可见体积较大的肺巨噬细胞（pulmonary macrophage），其细胞质染色较淡，核圆形，位于中央。有时也可见它们游走于肺泡腔中，在吞噬灰尘后，则称为尘细胞（图 2-10-4），细胞质内有黑色炭末颗粒。③呼吸性细支气管，管壁一侧上皮为单层立方，肺泡开口处单层立方上皮移行为单层扁平上皮。上皮的外方有结缔组织和少量平滑肌环绕，另一侧直接与肺泡和肺泡管相连（图 2-10-5）。

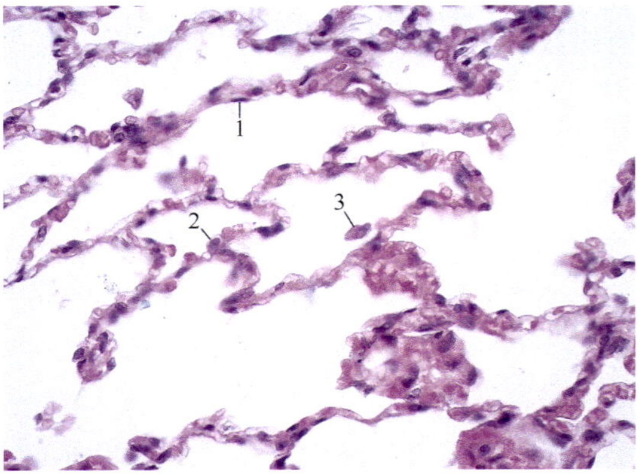

图 2-10-4　肺泡及肺泡隔（HE 染色，400×）
1. Ⅰ型肺泡细胞；2. Ⅱ型肺泡细胞；3. 肺巨噬细胞

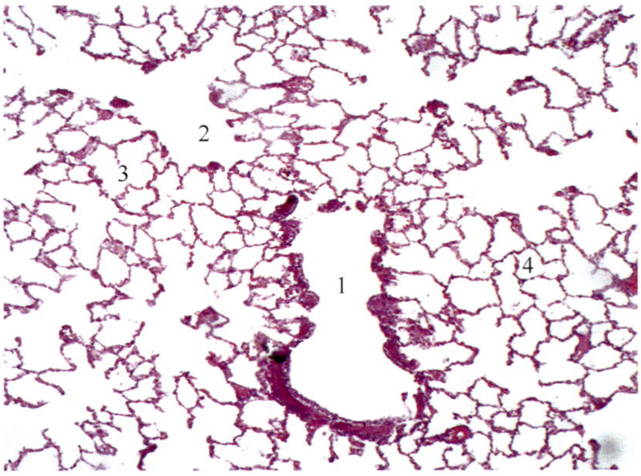

图 2-10-5　呼吸性细支气管（HE 染色，100×）
1. 呼吸性细支气管；2. 肺泡管；3. 肺泡囊；4. 肺泡

思　考　题

（1）总结肺内导气部的管壁结构变化规律。

（2）比较呼吸性细支气管、肺泡管、肺泡囊及肺泡的管壁结构特点。

（3）比较肺泡上皮的两种细胞的形态结构及功能。

（陈国华）

实习十一　泌尿系统

一、目的要求

（1）熟悉肾的一般结构。掌握肾小体的结构，比较近曲小管和远曲小管的异同。熟悉集合小管的形态特点、球旁复合体的组成与结构。

（2）熟悉输尿管和膀胱的一般结构。

二、组织切片观察

1. 肾（kidney）

取材：肾。

肉眼观察：表面覆盖被膜，实质分为染色较深的皮质和染色较浅的髓质。

低倍镜观察：皮质染色较深，位于表层；髓质着色较浅，位于深面。在皮质内可见纵形的管道束，此即髓放线（medullary ray），在髓放线之间的皮质部分为皮质迷路（图 2-11-1）。

高倍镜观察：①肾小体，位于皮质迷路，由肾小囊和血管球构成，前者又分为脏层和壁层，脏层由足细胞（podocyte）构成，紧贴血管球，不易区分；壁层由单层扁平上皮构成，两层间为肾小囊腔（图 2-11-2）。有的肾小体可见血管极处有微动脉进出，有的肾小体可见尿极处有近端小管相连。②近端小管曲部，在肾小体周围，管径较粗，管腔小而不规则，上皮为单层立方或锥形，细胞界限不清，胞质强嗜酸性，染色深红，胞核圆，较大，数量少而分散。细胞游离面有刷状缘（brush border），基底部常有纵纹（图 2-11-2）。③远端小管曲部，也在肾小体附近，管径较小，管腔较大，上皮细胞立方形，较矮，细胞界限不很清楚。胞质弱嗜酸性，染色较浅，胞核较多而密集。游离面无刷状缘，基底部可见纵纹（图 2-11-2）。近端小管直部和远端小管直部的结构分别与各自的曲部相似，常伴细段与集合管分布于髓放线及髓

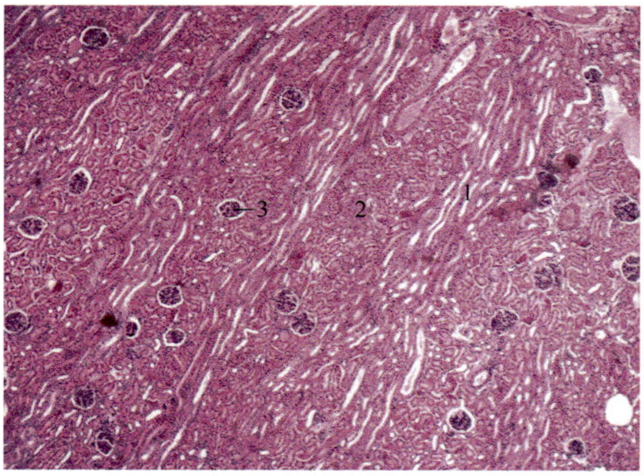

图 2-11-1　肾皮质（HE 染色，40×）

1. 髓放线；2. 皮质迷路；3. 肾小体

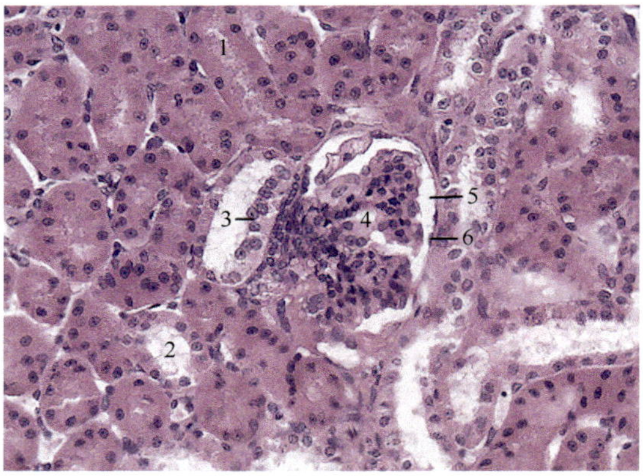

图 2-11-2　肾皮质迷路（HE 染色，400×）

1. 近曲小管；2. 远曲小管；3. 致密斑；4. 血管球；5. 肾小囊腔；6. 肾小囊壁层上皮

质内。④集合管，位于髓放线及髓质内，管腔规则，上皮为立方或柱状，细胞界限清晰，胞质染色浅（图 2-11-3）。⑤细段，位于髓放线及髓质内，管径细，管壁由单层扁平细胞构成，胞核凸向管腔，胞质染色浅，游离面无刷状缘（图 2-11-3）。注意与毛细血管区别，毛细血管的内皮细胞更扁平，且管腔内常可见血细胞。

2. 输尿管（ureter）

取材：输尿管。

低倍及高倍镜观察：管壁分三层：黏膜、肌层和外膜（图 2-11-4）。黏膜层形成许多纵形皱襞，使管腔呈星形，上皮为变移上皮，4～5 层细胞，固有层由细密结缔组织构成。肌层为内环外纵两层平滑肌，在输尿管下 1/3 段，肌层由内纵、中环、外纵三层平滑肌构成。外膜为纤维膜。

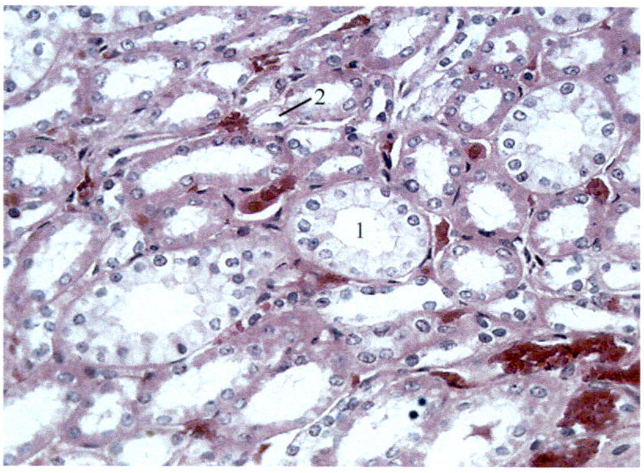

图 2-11-3　肾髓质（HE 染色，400×）
1. 集合小管；2. 细段

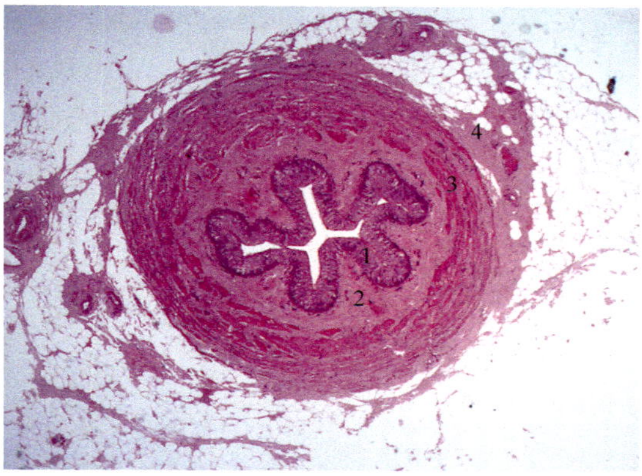

图 2-11-4　输尿管（HE 染色，100×）
1. 变移上皮；2. 固有层；3. 肌层；4. 外膜

3. 膀胱（urinary bladder）

取材：膀胱。

低倍和高倍镜观察：结构与输尿管基本相似，也分黏膜、肌层、外膜，黏膜形成许多不规则的皱襞，使切片表面凹凸不平，上皮为变移上皮，有 5～6 层细胞，肌层较厚，内纵、中环、外纵三层相互交错，分界不清（图 2-11-5）。外膜为纤维膜，膀胱顶部则为浆膜。

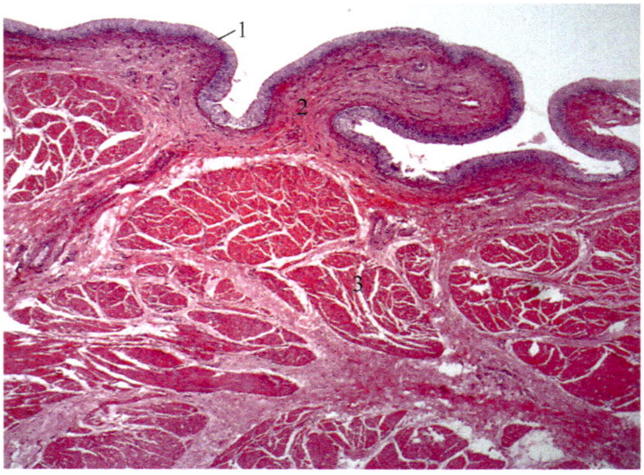

图 2-11-5　膀胱（HE 染色，100×）
1. 变移上皮；2. 固有层；3. 肌层

三、示　教　片

1. 致密斑（macula densa）

高倍镜观察：远端小管靠近肾小体血管极一侧，其上皮细胞排列紧密，胞体窄而呈高柱状，胞质染色较浅，核卵圆形，排列紧密，此即致密斑（图 2-11-2）。

2. 球旁细胞（juxtaglomerular cell）

高倍镜观察：肾小体入球动脉进入血管球处，其中膜平滑肌细胞变为上皮样细胞，即球旁细胞，体积较大，立方形，胞质弱嗜碱性，核大而圆（图 2-11-6）。

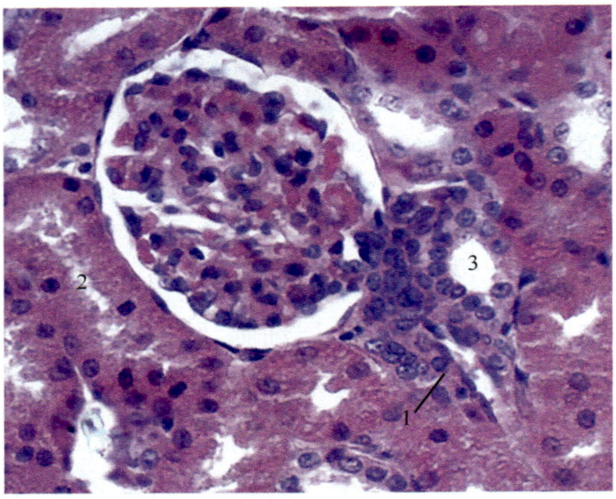

图 2-11-6　球旁细胞(HE 染色,400×)

1. 球旁细胞;2. 近曲小管;3. 远曲小管

思　考　题

比较近曲小管、远曲小管及集合小管的结构特点及功能。

(蔡泽骏)

实习十二　男性生殖系统

一、目 的 要 求

(1) 掌握各级生精细胞、支持细胞和睾丸间质细胞的分布及结构特点。
(2) 熟悉输出小管、附睾管、前列腺的结构特点。
(3) 了解输精管的结构。

二、组织切片观察

1. 睾丸(testis)

取材:睾丸。

肉眼观察:圆锥形形态,外围为被膜,内侧为实质,包括大量的生精小管切面和间质。

低倍镜观察(图 2-12-1):表面为鞘膜脏层,深面为致密结缔组织构成的白膜,其下方为实质,由生精小管和小管间的睾丸间质构成。生精小管(seminiferous tubule)基膜较明显,其外有长梭形的肌样细胞。

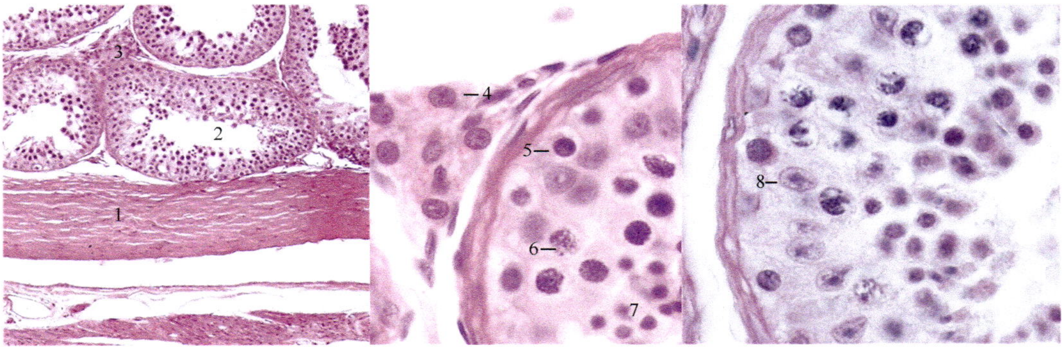

图 2-12-1　睾丸(HE 染色,A. 100×,B,C. 为 400×)

1. 白膜;2. 生精小管;3. 睾丸间质;4. 睾丸间质细胞;5. 精原细胞;6. 初级精母细胞;7. 精子细胞;8. 支持细胞

高倍镜观察(图 2-12-1):生精小管内壁是生精上皮(spermatogenic epithelium),由各级生精细胞和支持细胞构成。由基底面向腔面观察,依次是以下几种细胞。

(1) 精原细胞(spermatogonium):靠近基膜,呈圆形或卵圆形,体积较小,核圆形,染色较深。

(2) 初级精母细胞(primary spermatocyte):在精原细胞内侧,细胞大,圆形,胞核常处于分裂状态,可见密集成团的染色体。

(3) 次级精母细胞(secondary spermatocyte):在初级精母细胞内侧,形态与初级精母细胞相似,但体积略小,存在时间短,在切片中不易找到。

(4) 精子细胞(spermatid):在次级精母细胞内侧,体积较小,核圆,染色深,常成堆聚集。

(5) 精子(spermatozoon):在管腔中,头部深蓝色小点状,尾部常被切断。

(6) 支持细胞(sustentacular cell):在生精细胞间,细胞轮廓不清,胞核呈三角形或卵圆形,染色较浅,核仁明显。

(7) 生精小管间为睾丸间质,富含血管,其中有成群的圆形或卵圆形的细胞,即睾丸间质细胞(testicular interstitial cell),其体积较大,胞质嗜酸性,胞核圆形较大,染色浅,常偏于细胞一侧。少数切片可见直精小管和睾丸网,直精小管位于睾丸纵隔附近的结缔组织中,管径较小,无生精细胞,上皮为单层立方或柱状。睾丸网为睾丸纵隔内不规则的腔隙,互相连接成网,上皮为单层立方。

2. 附睾(epididymis)

取材:附睾。

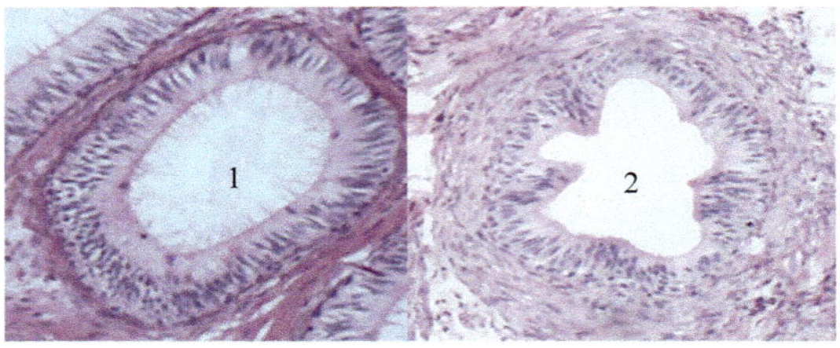

图 2-12-2　附睾(HE 染色,400×)
1. 附睾管;2. 睾丸输出小管

低倍及高倍镜观察(图 2-12-2):表面有结缔组织被膜包裹,实质内有两种管道,即输出小管和附睾管(有些切片并未切到输出小管),前者上皮由有纤毛的高柱状细胞与无纤毛的低柱状细胞相间排列构成,因此管腔呈波浪形;后者上皮为假复层纤毛柱状,管腔规则,靠腔面的柱状细胞游离面有成簇排列的粗长的静纤毛。两种管道的基膜外侧均有薄层平滑肌。

3. 输精管(seminal duct)

取材:输精管横切面。

低倍及高倍镜观察(图 2-12-3):管壁由内向外依次是黏膜、肌层、外膜。黏膜上皮为假复层柱状上皮,有的细胞有纤毛,上皮深面为结缔组织形成的固有层。肌层厚,分内纵、中环、外纵三层。外膜为纤维膜。

4. 前列腺(prostate gland)

取材:前列腺横切面。

低倍及高倍镜观察(图 2-12-4):表面为结缔组织被膜,并向实质伸入构成支架,其中含较多平滑肌。实质内可见大量的腺泡,腺上皮形态不一,有单层立方、单层柱状、假复层柱状,故腺腔很不规则,腔内可见分泌物,稀薄或浓缩形成圆形嗜酸性板层状小体即凝固体。

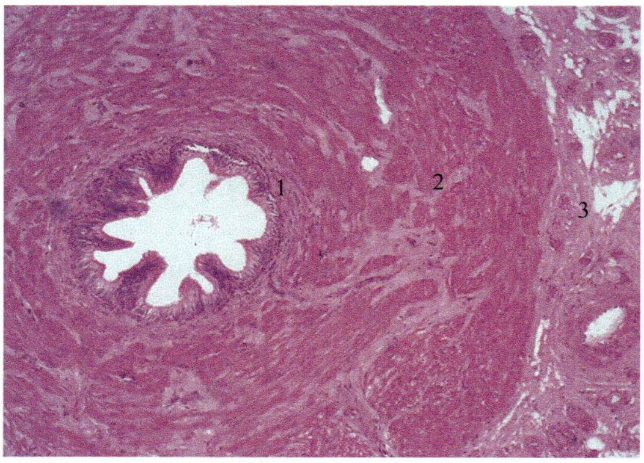

图 2-12-3　输精管(HE 染色,400×)
1. 黏膜;2. 肌层;3. 外膜

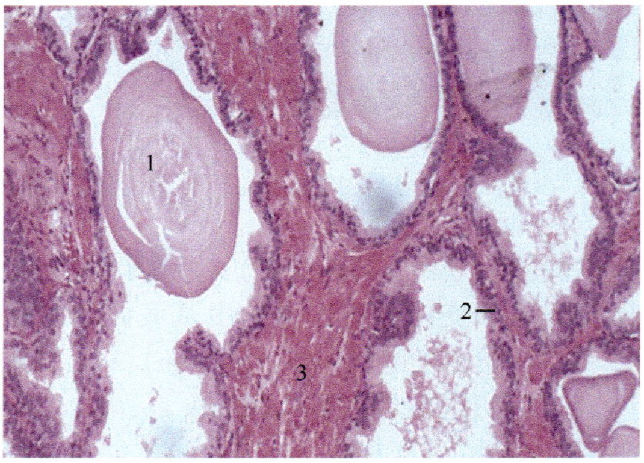

图 2-12-4　前列腺(HE 染色,400×)
1. 凝固体;2. 腺泡上皮;3. 间质

思　考　题

如何从核的分裂象辨认各级生精细胞?

(陈国华)

实习十三　女性生殖系统

一、目的要求

（1）掌握各级卵泡、黄体及子宫内膜的结构。

（2）熟悉输卵管的内膜、乳腺腺泡结构特点。

二、组织切片观察

1. 卵巢（ovary）

取材：卵巢纵切。

肉眼观察：长椭圆形形态，一侧与系膜相连处是门部（一部分切片无上皮处），周围部分较厚且染色较深的为皮质，中央狭小、且染色较浅、较疏松的是髓质。

低倍镜观察（图 2-13-1）：表面为单层扁平或立方上皮，上皮深面为致密结缔组织构成的白膜，卵巢实质分皮质和髓质。皮质在周边，内含各级卵泡；髓质在中央，由疏松结缔组织构成，内含丰富的血管和神经。

高倍镜观察（图 2-13-1）：从卵巢表面到深层依次结构如下。

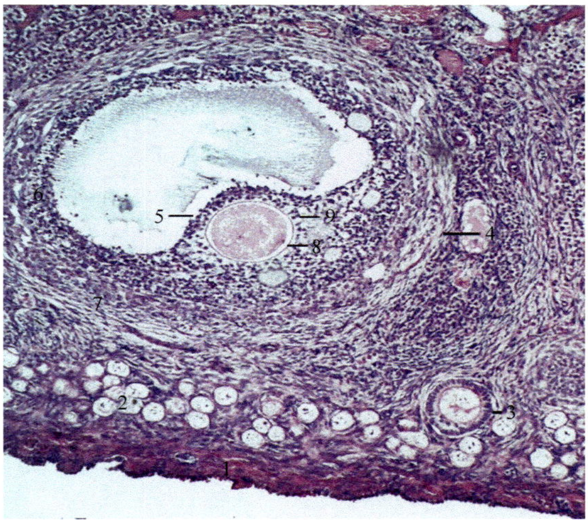

图 2-13-1　卵巢（HE 染色，400×）

1. 白膜；2. 原始卵泡；3. 初级卵泡；4. 次级卵泡；5. 卵丘；6. 颗粒层；7. 卵泡膜；8. 透明带；9. 放射冠

（1）原始卵泡（primordial follicle）：数量多，体积小，中央有一个体积大的初级卵母细胞，核大，染色浅，核仁明显，其周围有一层扁平的卵泡细胞。

（2）初级卵泡：卵母细胞增大，卵泡细胞由单层变为多层，由扁平变为立方或柱状，最里面的一层卵泡细胞为柱状，呈放射状排列，即放射冠（corona radiata）。在卵母细胞与卵泡细胞间出现一层均质、嗜酸性的结构为透明带（zona pellucida）。卵泡周围的结缔组织包围卵泡形成卵泡膜。

（3）次级卵泡：初级卵泡进一步发育，卵泡细胞间出现小腔隙，有的已融合为一个大腔即卵泡腔，随着卵泡腔的扩大，初级卵母细胞、透明带、放射冠及部分卵泡细胞突入卵泡腔内形成一个隆起称卵丘（cumulus oophorus）。卵泡腔周围的卵泡细胞构成卵泡壁，为粒层。卵泡膜更明显，分内外两层，内层细胞较多，外层纤维较多。

（4）成熟卵泡（mature follicle）：为卵泡发育的最后阶段，由于成熟卵泡很快排出，切片上不易见到。

（5）闭锁卵泡（图 2-13-2）：各级卵泡中均可见到，表现为卵母细胞核固缩，透明带皱缩，卵泡壁塌陷或卵泡内出现巨噬细胞和中性粒细胞。

2. 黄体（corpus luteum）

取材：卵巢。

低倍及高倍镜下观察（图 2-13-2）：体积较大，由不规则的细胞团、索构成，颗粒黄体细胞（granular lutein cell）位于中央，数量多，胞体较大，多边形，胞质染色浅，有的可见空泡，此为脂滴在制片过程中被溶解所致。膜黄体细胞（theca lutein cell）位于周边，数量少，体积较小，胞质、胞核染色较深（近卵巢被膜处较易观察到）。

3. 输卵管（fallopian tube）

取材：输卵管横切面。

肉眼观察：管径小，腔面有很多皱襞，深染。

低倍及高倍镜观察（图 2-13-3）：管壁分黏膜、肌层、外膜。

（1）黏膜形成较高而分支的皱襞，故管腔很不规则。上皮为单层柱状，有的有纤毛。

（2）肌层分内环、外纵两层。

（3）外膜为浆膜，由结缔组织和间皮组成。

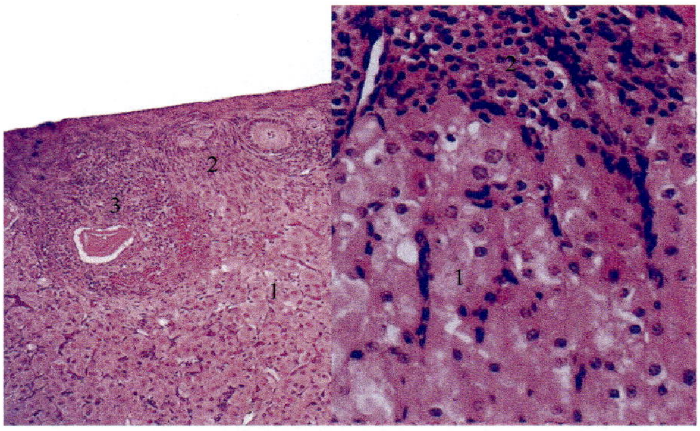

图 2-13-2　黄体（HE 染色，左图 100×，右图 400×）

1. 颗粒黄体细胞；2. 膜黄体细胞；3. 闭锁卵泡

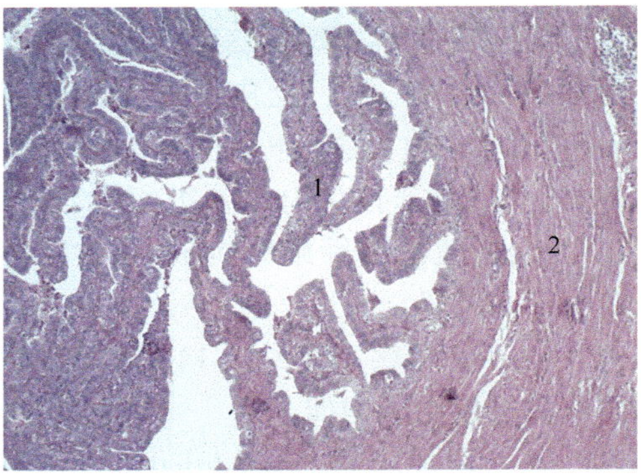

图 2-13-3　输卵管（HE 染色，400×）

1. 黏膜；2. 肌层

4. 子宫（womb）

取材：增生期子宫。

肉眼观察：长方形的部分管壁或半圆形的子宫整体的一半（平整切面的中间缺口为管腔）。

低倍及高倍镜观察（图 2-13-4）：从一侧或内腔面开始，子宫壁由内膜、肌层和外膜构成。

（1）内膜：由上皮、固有层构成，上皮为单层柱状，少数上皮细胞有纤毛，多数为无纤毛的分泌细胞。固有层有子宫腺（uterine gland），为单管腺，腺管较直，腺上皮亦为单层柱状。结缔组织含大量的基质细胞（stroma cell），呈梭形或星形，近基底层可见螺旋动脉（coiled artery）的断面，即几个聚集分布的微动脉的横切面。

（2）肌层：较厚，平滑肌纤维交错排列，其间含较大的血管。

（3）外膜：为浆膜。

5. 乳腺（mammary gland）

取材：活动期乳腺。

低倍及高倍镜观察（图 2-13-5）：结缔组织将乳腺分为许多小叶，小叶内含许多不同分泌周期的腺泡。有的腺泡上皮呈高柱状,腺腔内分泌物很少;有的腺泡上皮呈低柱状或扁平,腺泡腔大,充满乳汁。在小叶间隔中,可见小叶间导管,上皮为立方或柱状,管腔甚大。

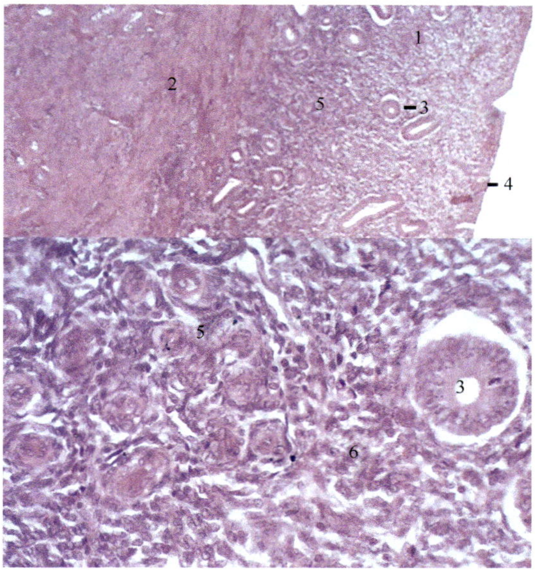

图 2-13-4　子宫(HE 染色,上图 100×,下图 400×)

1. 内膜;2. 肌层;3. 子宫腺;4. 内膜上皮;5. 螺旋动脉;6. 基质细胞

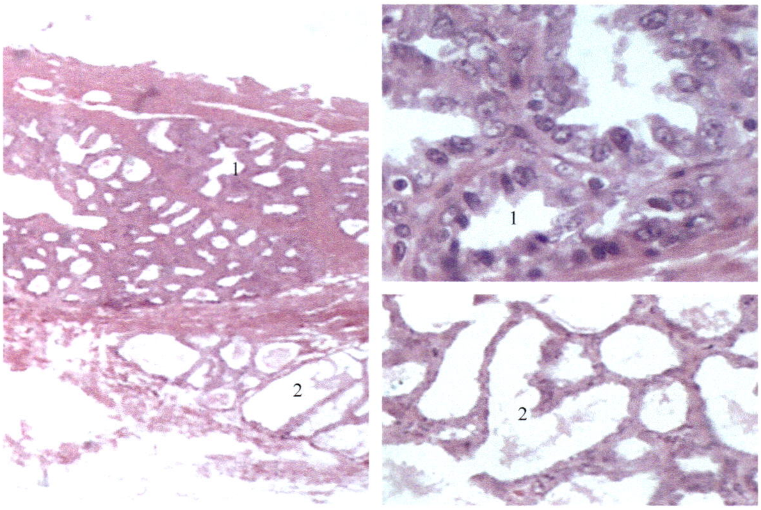

图 2-13-5　乳腺(HE 染色,左图为 100×,右图为 400×)

1. 分泌前的腺泡;2. 分泌后的腺泡

思　考　题

(1) 各级卵泡在组织切片中的结构特点差异是什么?

(2) 子宫内膜与胃黏膜组织结构的异同点如何?

(陈国华)

实习十四　眼　和　耳

一、目的要求

(1) 熟悉眼球壁的三层结构,掌握角膜和视网膜的光镜结构。

(2) 熟悉内耳结构,掌握膜蜗管、螺旋器的位置和光镜结构。

(3) 熟悉壶腹嵴、位觉斑的位置及光镜结构。

二、组织切片观察

1. 眼球(eye ball)

取材:眼球矢状断面(图 2-14-2)。

低倍及高倍镜观察:眼球由眼球壁和眼球内容物组成。着重观察眼球壁的结构。眼球壁从外至内依次分为纤维膜、血管膜和视网膜(retina)三层。纤维膜由致密结缔组织构成,前面 1/6 为角膜(cornea),后 5/6 为巩膜(sclera),两者之间的过渡区为角膜缘(图 2-14-2)。血管膜由富含血管和色素细胞的疏松结缔组织构成。从前向后依次是虹膜基质、睫状体基质和脉络膜三部分。视网膜分为盲部和视部,两者交界处呈锯齿状,称锯齿缘。盲部包括虹膜上皮和睫状体上皮,视部为感光部位。

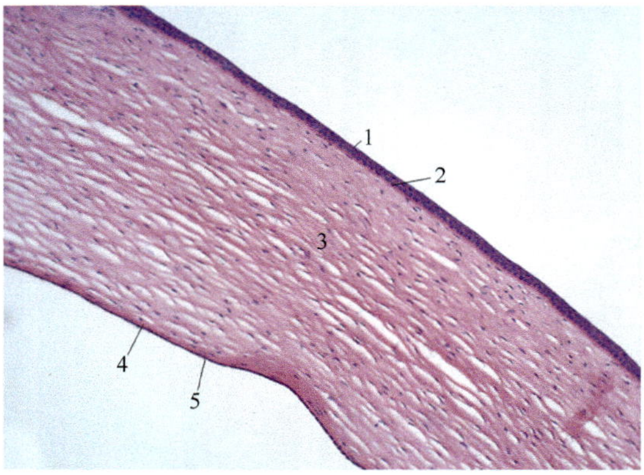

图 2-14-1　角膜(HE 染色,100×)
1. 角膜上皮;2. 前界层;3. 角膜基质;4. 后界层;5. 角膜内皮

(1) 角膜(图 2-14-1):从前至后依次分为五层。角膜上皮:为未角化的复层扁平上皮,由 5~6 层排列整齐的细胞组成,基部平整。前界层:一层均质透明的膜,不含细胞。角膜基质:约占角膜全厚的 9/10,主要由多层与表面平行的胶原板层组成,板层之间有扁平的成纤维细胞。后界层:比前界层更薄,是一层均质透明的膜。角膜内皮:是单层扁平或立方上皮。

(2) 巩膜:由大量粗大的胶原纤维交织而成。与角膜交界的部位,巩膜向前内侧伸出一较短的环形突起,称巩膜距,是小梁网和睫状肌的附着部位。巩膜前部有球结膜,由复层扁平上皮和薄层结缔组织构成。

(3) 角膜缘(corneal limbus):位于角膜和巩膜移行处。角膜缘上皮通常超过 10 层,细胞较小,核深染。角膜缘内侧有环行的巩膜静脉窦,窦腔较大而不规则,腔内衬以内皮。巩膜静脉窦内侧为小梁网,呈网络状,由小梁和小梁间隙组成。小梁内部为胶原纤维,表面覆盖内皮。

(4) 虹膜(iris):位于角膜后方的环状薄膜,周边与睫状体相连,中央为瞳孔。虹膜自前向后分三层：①前缘层，一层不连续的成纤维细胞和色素细胞。②虹膜基质，较厚，富含血管和色素细胞的疏松结缔组织。③虹膜上皮，由前后两层细胞组成。前层为肌上皮细胞，其中近瞳孔缘者呈环行走向，称瞳孔括约肌；括约肌外侧呈放射状排列的细胞构成瞳孔开大肌。后层细胞较大，立方形，胞质内充满色素颗粒。

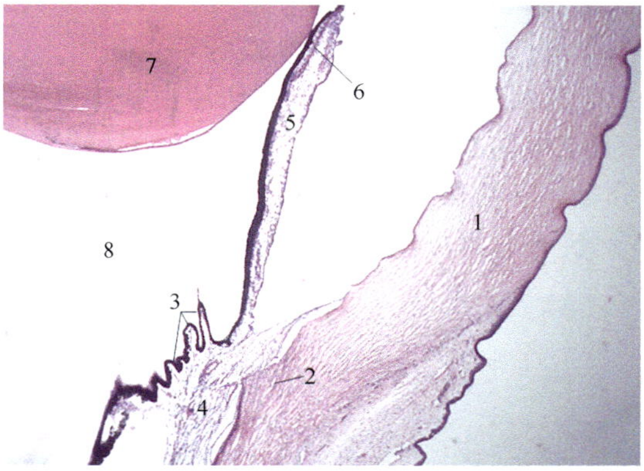

图 2-14-2　眼球前部（HE 染色，40×）

1. 角膜；2. 巩膜静脉窦；3. 睫状突；4. 睫状体；5. 虹膜；6. 瞳孔括约肌；7. 晶状体；8. 睫状小带

（5）睫状体（ciliary body）：睫状体呈三角形，位于虹膜和脉络膜之间，前部向内增厚形成许多突起称睫状突，后部逐渐平坦，终止于锯齿缘。睫状体分成三部分：①睫状肌，为平滑肌，肌纤维有纵向、放射状和环行三种走向。②基质，富含血管和色素细胞的结缔组织。③睫状体上皮，由两层细胞组成，外层为立方形的色素上皮细胞，内层为矮柱状的非色素上皮细胞。睫状突与晶状体之间通过睫状小带相连，后者为纤细的纤维状结构。

（6）脉络膜（choroid）：为血管膜的后 2/3 部分，衬于巩膜内面，为富含血管和色素细胞的疏松结缔组织。

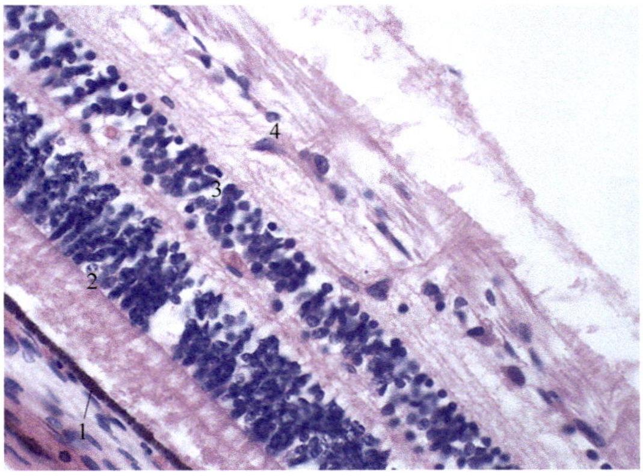

图 2-14-3　视网膜（HE 染色，100×）

1. 色素上皮层；2. 视细胞层；3. 双极细胞层；4. 节细胞层

（7）视网膜视部（图 2-14-3）：主要由四层细胞组成，为色素上皮层、视细胞层、双极细胞层和节细胞层。色素上皮层：单层立方上皮，胞质内充满黑色素颗粒，核圆，色浅。视细胞层：包括视锥细胞和视杆细胞，这两种细胞不易区分，只能见到密集排列的细胞核，胞体轮廓不清，位于色素上皮层的内侧。双极细胞层：在视细胞内侧，有大小不等的细胞核聚集，比视细胞层核少。节细胞层：在双极细胞层内侧，细胞数量少而分散，胞体较大，大多数的节细胞（多极神经元）的细胞核呈单层排列，其树突与双极细胞形成突触，轴突组成视神经穿过眼球后壁入脑。视神经出眼球处，为视盘（optic disc），即视神经乳头（图 2-14-4）。

眼球内容物包括房水（aqueous humor）、晶状体（lens）和玻璃体（vitreous body）。切片上能观察晶状体。

晶状体外包晶状体囊，内部分为外周的皮质和中央的晶状体核。皮质的前表面有一层立方形细胞构成的晶状体上皮。此上皮细胞在赤道部逐渐变成长柱状，称晶状体纤维，纵轴与表面平行，呈环层状排列，此处的纤维是新形成的，有细胞核。老的纤维被推向中心，细胞核逐渐消失，参与构成晶状体核。

2. 内耳(internal ear)

取材:豚鼠内耳、通过蜗轴的垂直断面。

肉眼观察(图 2-14-5):在切片中找出骨耳蜗(cochlea)的断面,其中央是染色较深的蜗轴;围绕蜗轴的两侧有 6~7 个圆形的耳蜗断面(豚鼠的耳蜗盘旋 3 周半)。耳蜗管被膜蜗管分成上下两部,上方为前庭阶(scala vestibuli),下方为鼓室阶(scala tympani)。耳蜗四周为颞骨,有时可见半规管和前庭的断面。

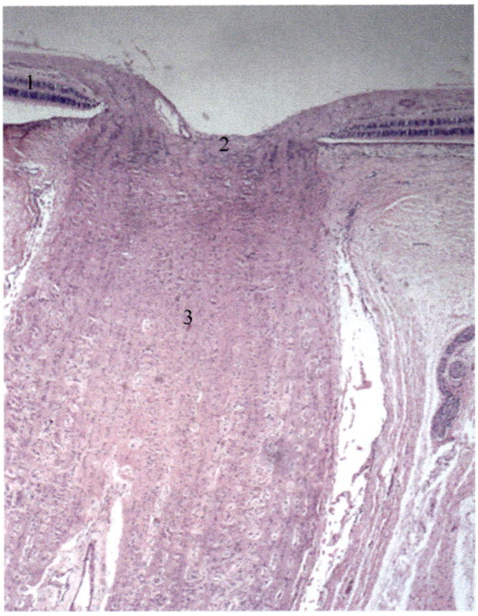

图 2-14-4　视盘与视神经(HE 染色,100×)

1. 视网膜;2. 视盘;3. 视神经

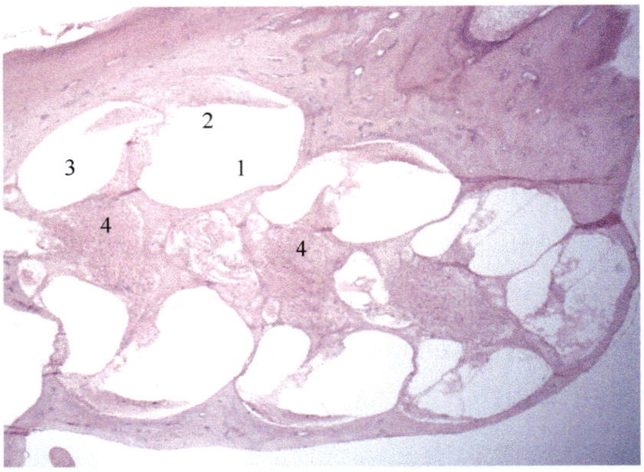

图 2-14-5　耳蜗纵切面(HE 染色,40×)

1. 前庭阶;2. 膜蜗管;3. 鼓室阶;4. 耳蜗神经节

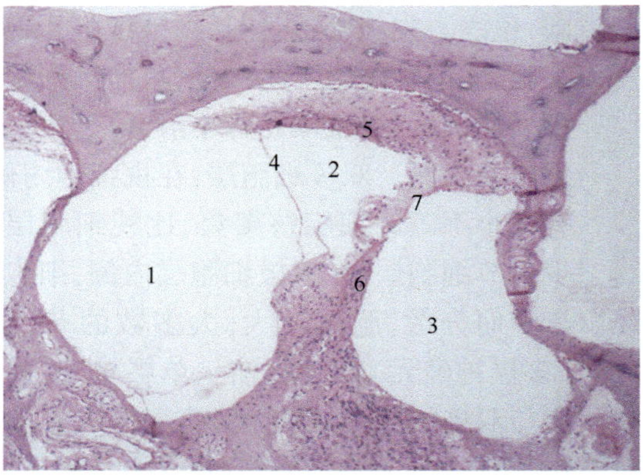

图 2-14-6　耳蜗纵切面(HE 染色,100×)

1. 前庭阶;2. 膜蜗管;3. 鼓室阶;4. 前庭膜;5. 血管纹;6. 骨螺旋板;7. 基底膜

低倍镜观察(图 2-14-6):蜗轴由松质骨组成,内含螺旋神经节及蜗神经纤维。蜗轴向耳蜗突出形成骨螺旋板。其外方即为膜蜗管。膜蜗管的各壁结构如下。上壁:为前庭膜(vestibular membrane),是斜行的薄膜,其前庭阶面及蜗管面均有单层扁平上皮封裱,中间有少量结缔组织。外壁:紧贴骨耳蜗壁内面,此外骨膜肥厚,形成螺旋韧带,向耳蜗面为复层上皮封裱,上皮内有小的血管,故称血管纹(stria vascularis)。下壁:由骨螺旋板(内半)和基底膜(外半)组成。基底膜的下面(鼓室阶面)有一层扁平上皮封裱,其上面(耳蜗面)上皮分化成螺旋器。两层上皮中有少量结缔组织。

高倍镜观察:螺旋器(spiral organ)又称柯蒂器(organ of Corti),由基底膜的上皮细胞特化形成。在内侧可见两个柱细胞所形成的三角支架,分别称内柱细胞和外柱细胞。三角支架中的小腔称为内隧道。柱细胞的核位于隧道两侧近基部。在内柱细胞内侧上方有 1 列内毛细胞，表面有小毛。其下为 1 列内指细胞。在外柱细胞外侧的细胞分为上下两列，每列有 3 ~ 4 个细胞核，在下列者为外指细胞，在上列者为外毛细胞。骨质螺旋板表面的骨膜增厚，向膜蜗管突出，形成螺旋缘，由此伸出一个薄膜，覆盖在整个螺旋器表面，称为盖膜（切片中由于收缩而变短小）（图 2-14-7）。

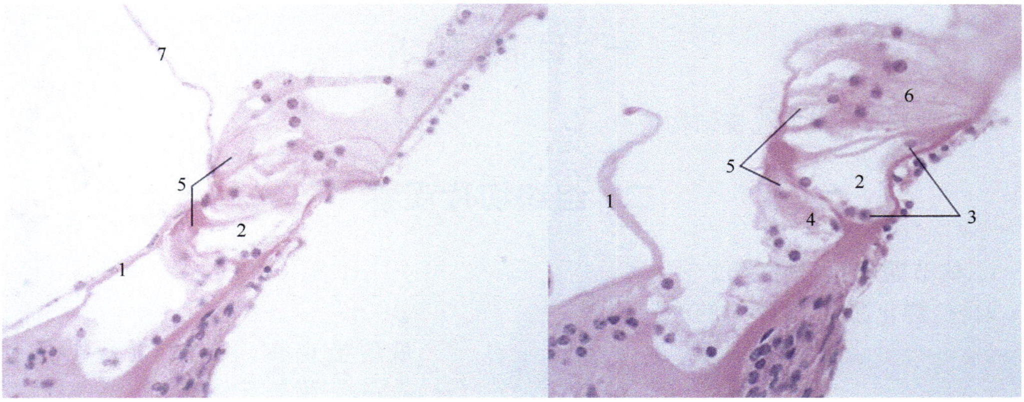

图 2-14-7　螺旋器（HE 染色，400×）

1. 盖膜；2. 内隧道；3. 内外柱细胞；4. 内指细胞；5. 内外毛细胞；6. 外指细胞；7. 前庭膜

三、示　教　片

1. 位觉斑（maculae acustica）

高倍镜观察：位觉斑表面平坦，上皮为高柱状，其中可见两种细胞。支持细胞的分泌物在位觉斑表面形成一层胶质膜，称位砂膜。内有细小的碳酸钙结晶，称位砂。毛细胞位于支持细胞之间，核大而圆，位于浅层，有的毛细胞顶部还可见到纤毛。

2. 壶腹嵴（crista ampullaris）

高倍镜观察：壶腹嵴部分特别高起，上皮由支持细胞和毛细胞构成（两种细胞分界不清），位于基部的细胞核多属于支持细胞，位于浅部的细胞核属于毛细胞。嵴的顶部有灰红色胶状质的壶腹帽。

思　考　题

（1）简述角膜的细胞层次及结构特点。

（2）简述视网膜视部四层细胞的光镜结构特点。

（3）简述螺旋器的光镜结构。

实习十五　胚胎学总论

一、目的要求

掌握三胚层胚盘的光镜结构特点。

二、组织切片观察

1. 体节期鸡胚(横断面)

取材:孵化28~48小时的鸡胚。

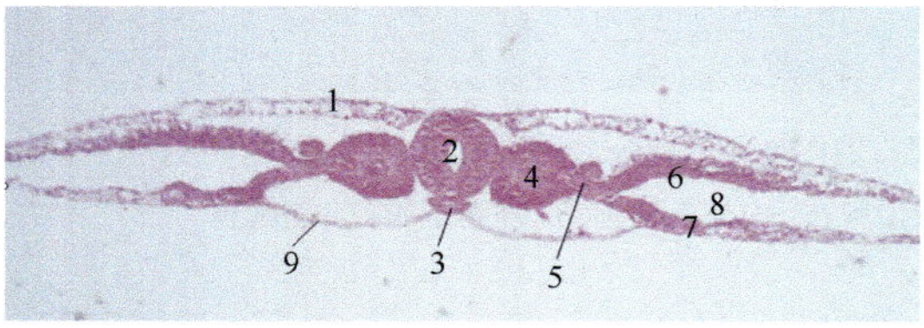

图2-15-1　三胚层鸡胚(卡红染色,40×)

1.外胚层;2.神经管;3.脊索;4.体节;5.间介中胚层;6.体壁中胚层;7.脏壁中胚层;8.胚内体腔;9.内胚层

低倍镜观察(图2-15-1):①外胚层(ectoderm),覆盖胚体表面为一层薄膜状结构。②神经管(neural tube),位于胚体背侧中央,管壁由多层细胞组成,染色较深。③脊索(notochord),为神经管腹侧的细胞团,染色较浅。④体节(somite),为神经管相邻的团块状结构。⑤间介中胚层(intermediate mesoderm),位于体节外侧较狭窄的一段,细胞呈索状排列,切片上为一圆形细胞团。⑥侧中胚层(lateral mesoderm),分为两层,与外胚层相贴的一层为体壁中胚层,与内胚层相贴的为脏壁中胚层。两层之间的腔隙为胚内体腔(intraembryonic cavity)。⑦内胚层(endoderm),由单层细胞组成。

2. 体节期鸡胚(整体装片)

取材:孵化28~48小时的鸡胚。

低倍镜观察(图2-15-2):①神经管,位于胚体中央,呈管状。②体节,位于神经管两侧的成对细胞团,染色较深。

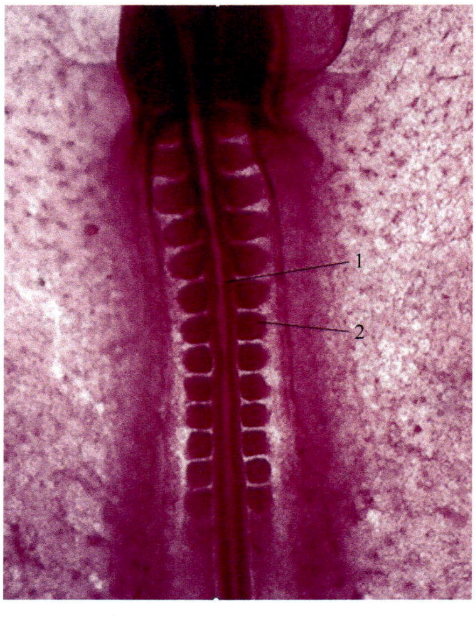

图2-15-2　鸡胚背面观(卡红染色,40×)

1.神经管;2.体节

思　考　题

三胚层是如何形成和分化的?

(刘　卉)

第三篇 病理学实习内容

绪 论

病理学(pathology)实验主要是从形态学角度,用直观方法观察病理大体标本和组织切片的形态变化,掌握各种疾病的病理变化特点,研究疾病发生发展的规律,了解疾病的本质。

病理学的研究材料主要来自尸体剖检(autopsy)、活体组织检查(biopsy)和动物实验等。首先应熟悉正常人体的结构和功能,才能学习和掌握在病变情况下的形态结构的改变。标本和切片中虽然仅展示病变发展过程中的一瞬间图像或死亡时的最后一幕,但静止的标本却蕴存着动态变化的内容。要运用已学到的理论知识,进行逻辑推理,弄清前因后果和可能的转归,把固定的标本、切片看活。

一、大体标本观察方法和步骤

(1) 先认识是何种脏器或组织。

(2) 观察脏器及病变部位的病理改变。从表面到切面、先外后内、先上后下地顺序逐次观察,并找出病变部分。重点观察病变位置、体积、分布、数目、形状、颜色、硬度、光泽度、致密度、光滑度及病灶与周围组织的关系。

病灶的情况:①分布情况,在器官的哪一部位。②数量,单个或多个,局部或弥散。③大小,体积以长×宽×高表示,均以厘米计。实用中也可以常见的实物大小来形容,如鸡蛋大、黄豆大等。④颜色,器官的不同的着色,则往往是由于内源性或外源性色素的影响。⑤与周围组织的关系,境界清楚或模糊,是否有包膜,有无压迫或破坏现象。

(3) 通过综合分析做出初步病理诊断。

(4) 运用学过的理论,从动态观点分析病变发生原因、发展经过、临床表现和结局。

二、组织切片观察方法和步骤

(1) 先用肉眼观察,初步了解整个切片情况(何种组织、病变位置)。

(2) 低倍镜是镜检的主要手段,可以洞察全局。用低倍镜观察确定是何种脏器或组织。

(3) 观察病变部位、分布、性质、特点、细胞改变及病灶与周围组织关系(先用低倍镜顺序全面观察,以后有的放矢地用高倍镜仔细观察细胞形态结构改变。一般不用油镜)。

(4) 通过综合分析做出病理诊断。

(5) 结合大体标本分析病变发生、发展、转归规律及其临床表现。

学生必须掌握病理形态学的观察、绘图、描述和诊断方法,做到理论联系实物、大体标本联系组织切片、病理联系临床、形态联系机能、局部联系整体。

通过标本观察,观看教学影片、录像、幻灯片、图片、计算机多媒体病理教学课件,以及临床病理讨论会（clinical pathological conference, CPC）、尸检示范等，不但对教学内容能巩固记忆，加深理解，而且也能增强观察力，培养科学的思维方法和综合分析能力，为今后学习临床医学，进行临床工作和医学科学研究打下良好的基础。

思 考 题

（1）什么是病理学？它的任务是什么？

（2）病理学的研究方法有哪些？

实习一　细胞和组织的适应、损伤与修复

一、目的要求

（1）掌握萎缩、肥大、水变性、脂肪变、玻璃样变和坏死的形态变化并讨论其后果。

（2）掌握肉芽组织的成分和结构特征并讨论其发生意义。

二、大体标本

1. 肾盂积水（hydronephrosis）（图 3-1-1）

肾标本。肾外观增大变形，表面高低不平。切面肾盂肾盏扩张成囊状，肾实质萎缩变薄，纹理消失，皮质、髓质分界不清。

2. 脑积水（hydrocephalus）（图 3-1-2）

新生儿脑矢状切面标本。脑室扩张成囊状，各脑室间分界消失，形成一大囊腔，周围脑实质萎缩变薄。

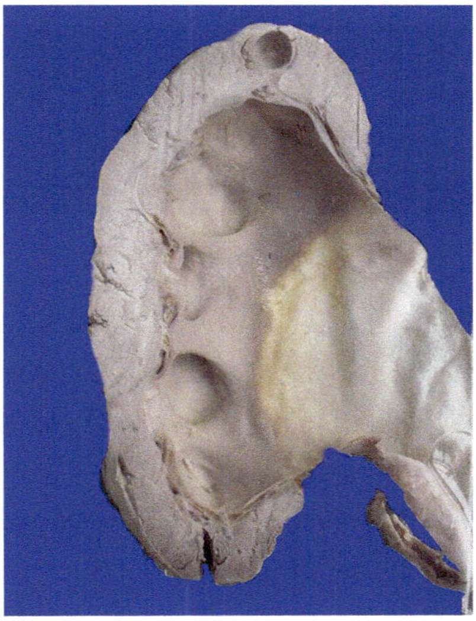

图 3-1-1　肾盂积水

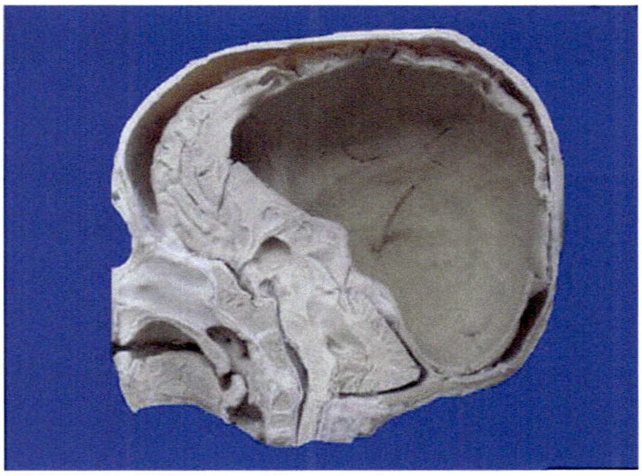

图 3-1-2　脑积水

3. 心肌肥大（myocardial hypertrophy）（图 3-1-3）

心脏横切面标本，暴露左右心室。左心室心肌肥厚，质地坚实，乳头肌、肉柱变粗、变圆，心腔可无明显扩张（向心性肥大）。

4. 脂肪肝（fatty liver）（图 3-1-4）

肝标本。肝体积略增大，被膜紧张光滑，边缘变钝。切面隆起外翻，浅黄色，质地柔软，有油腻感。

5. 脾被膜玻璃样变（hyaline degeneration of the spleenic capsule）（图 3-1-5）

脾标本。脾被膜不规则增厚，呈灰白色半透明，质地均匀，坚韧致密，状似毛玻璃，又称

糖衣脾。

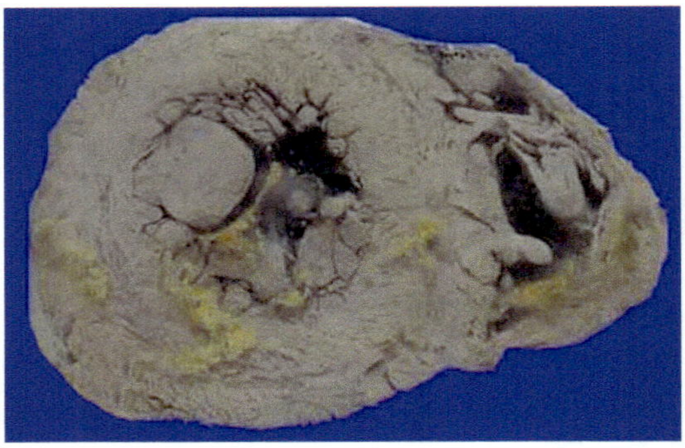

图 3-1-3　心肌肥大

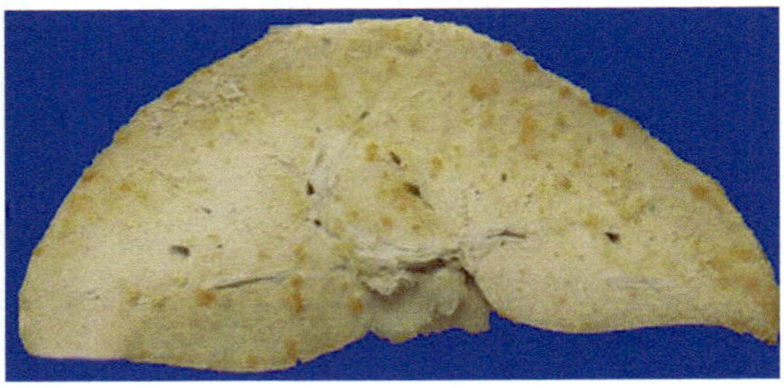

图 3-1-4　脂肪肝

6. 脾凝固性坏死(coagulation necrosis of spleen or kidney)(图 3-1-6)

脾标本切面。可见一呈三角形、灰白色坏死区，病灶质地坚实、干燥、致密，周围见暗红色(福尔马林固定的标本中呈黑色)充血出血带与非梗死区相隔开来，分界清楚；表面也可见到梗死区稍隆起。

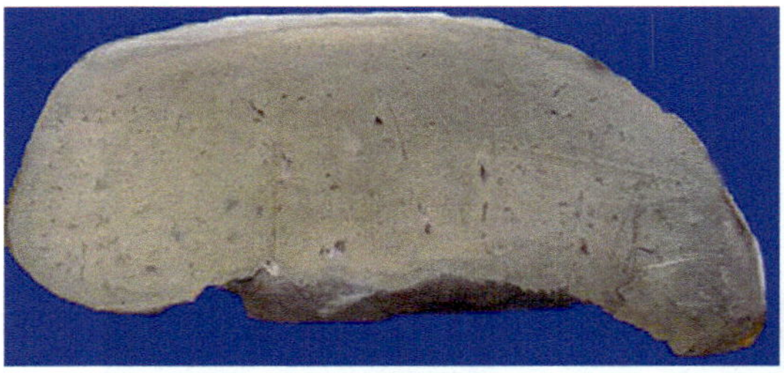

图 3-1-5　脾被膜玻璃样变性

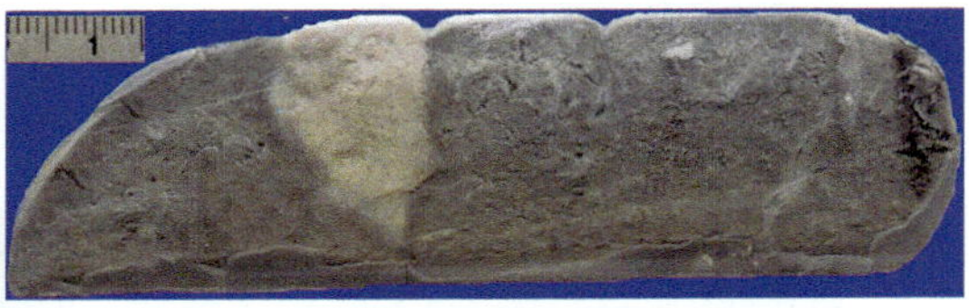

图 3-1-6　脾凝固性坏死

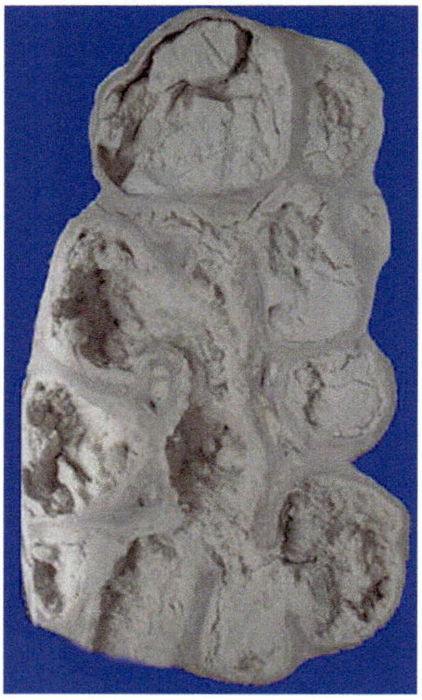

图 3-1-7　肾干酪样坏死

7. 肾干酪样坏死(renal caseous necrosis)(图 3-1-7)

肾外观凹凸不平，切面见肾结构被破坏，实质大部分坏死。坏死灶呈灰黄色，质松脆、干燥，似豆腐渣或奶酪样。钙化处呈白色、坚实似石灰。

8. 脑液化性坏死(liquefactive necrosis of encephalon)(图 3-1-8)

脑实质中见一圆形病灶，分界清楚，外围有纤维包膜包裹(脓肿壁)。脓腔内脑组织坏死液化，内贮灰黄色浓稠液体，混浊乳状。周围脑组织受压，脑中位线偏向对侧。

9. 足干性坏疽(dry gangrene of the foot)(图 3-1-9)

外科手术截除左侧脚掌。足前半部出现较大范围的坏死，坏死组织干枯皱缩呈黑色，似木炭。有的足趾已脱落，坏疽区域与正常组织分界清楚。

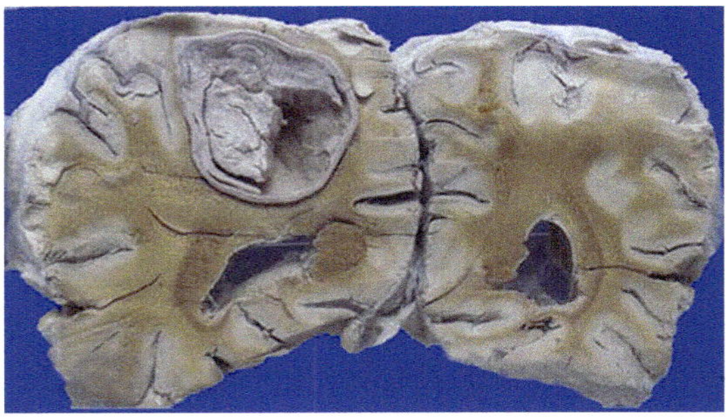

图 3-1-8　脑液化性坏死

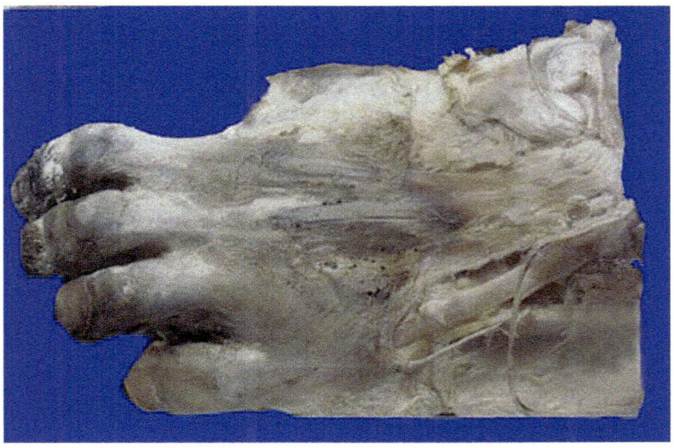

图 3-1-9　足干性坏疽

三、组 织 切 片

1. 肝细胞脂肪变性(fatty degeneration of the liver)(图 3-1-10)

肝小叶结构尚清晰。部分肝细胞增大变圆,胞质中出现大小不等的圆形、边界清楚的空泡(系制片时脂滴被有机溶剂溶解所留的痕迹)。有的肝细胞核被挤向一侧,酷似脂肪细胞。

肝窦受压变窄,肝细胞索排列紊乱。

注意观察脂肪变的肝细胞在肝小叶中的分布。

诊断要点:①肝细胞内可见大小不等的圆形空泡;②细胞核受压并被挤向一侧。

2. 肾贫血性梗死(anemic infarct of kidney)(图 3-1-11)

低倍镜可见局部肾组织呈梗死病变。梗死区细胞结构模糊,细胞质呈红染颗粒状,胞核固缩、碎裂、溶解消失,但原组织轮廓尚存。

梗死区与正常组织交界处可见反应带。反应带血管轻度扩张充血,炎症细胞浸润和纤维组织增生。

非梗死区基本正常。

诊断要点:①坏死灶细胞核固缩、碎裂、溶解消失;②坏死后的肾组织轮廓尚存。

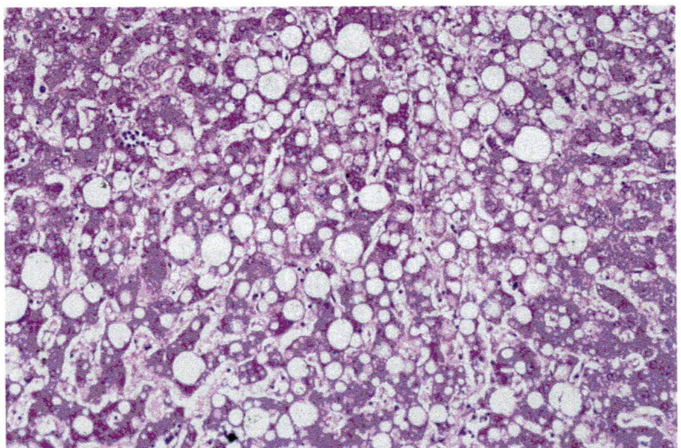

图 3-1-10　肝细胞脂肪变性

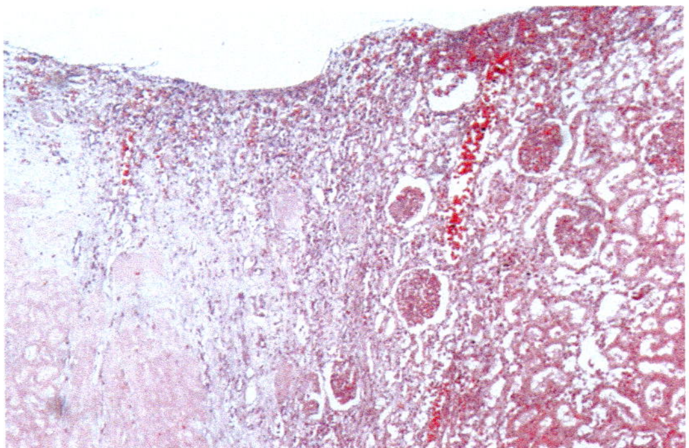

图 3-1-11　肾贫血性梗死

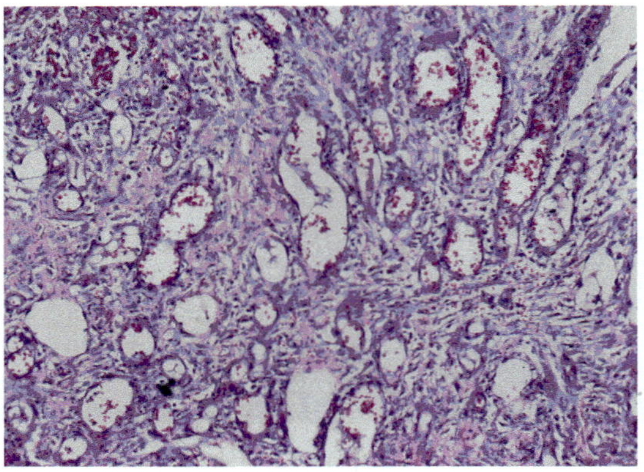

图 3-1-12　肉芽组织

3. 肉芽组织(granulation tissue)(图 3-1-12)

大量的新生毛细血管垂直于创面生长,血管内皮细胞体积较大,核椭圆形,向腔内突起。血管间见大量成纤维细胞,其胞质丰富但轮廓不清,核椭圆形,淡染。此外,尚可见大量渗出液及炎症细胞浸润。

有的病例深层可见致密瘢痕组织,其毛细血管、成纤维细胞及炎症细胞均减少,红色束带状胶原纤维明显增多,走向与创面平行。

诊断要点:大量新生毛细血管、成纤维细胞增生及炎症细胞浸润。

四、示　教　片

1. 胃黏膜肠上皮化生(图 3-1-13)

胃黏膜固有腺体中出现较多的杯状细胞。杯状细胞底部狭窄,顶部膨大,内充满黏液,HE 染色下呈空泡状。

2. 肝细胞水变性(图 3-1-14)

肝细胞弥漫性肿大,胞质疏松淡染,内见许多细小红染颗粒。细胞核居中。

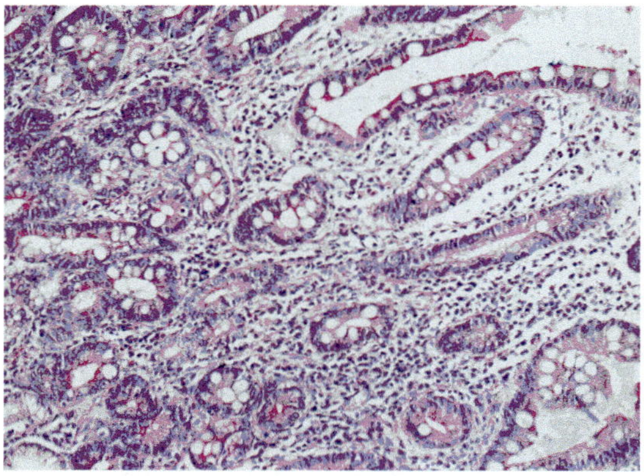

图 3-1-13　胃黏膜肠上皮化生

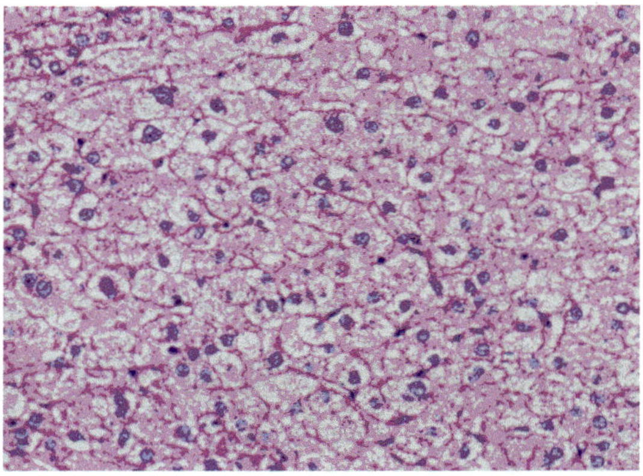

图 3-1-14　肝细胞水变性

3. 脾中央动脉玻璃样变(图 3-1-15)

脾小体中央动脉壁见淡红色、均质、无结构物质沉着,致血管壁增厚,管腔狭窄。

4. 肝细胞坏死(核固缩、核碎裂、核溶解)(图 3-1-16)

病毒性肝炎肝细胞灶性坏死,可见核固缩、核碎裂、核溶解。

病例讨论:

患者,男性,46 岁,工作中左前臂下端误被机床截断,迅速施行手术,接骨板和螺丝钉固定桡骨,缝合骨膜和肌腱,套接桡动脉、尺动脉、头静脉和贵要静脉,损伤后 4 小时动脉血流恢复。依次缝合正中神经、尺神经及尺神经背侧支的神经鞘,缝合皮下组织和皮肤。石膏固定患肢，3 个月后去除螺丝钉和钢板，并行神经及肌腱松解术，术后 8 个月，断臂全部愈合，感觉功能恢复。

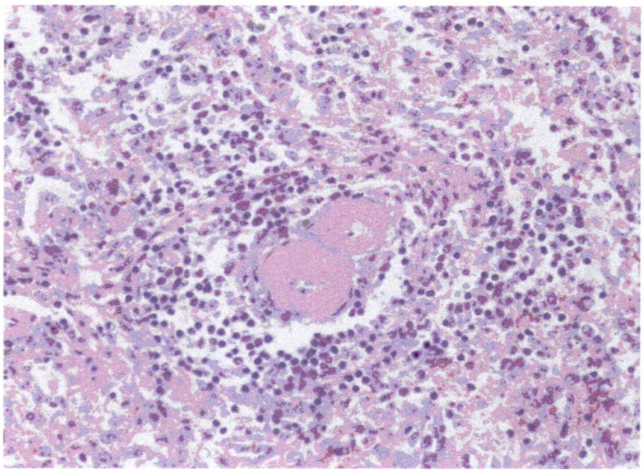

图 3-1-15　脾中央动脉玻璃样变

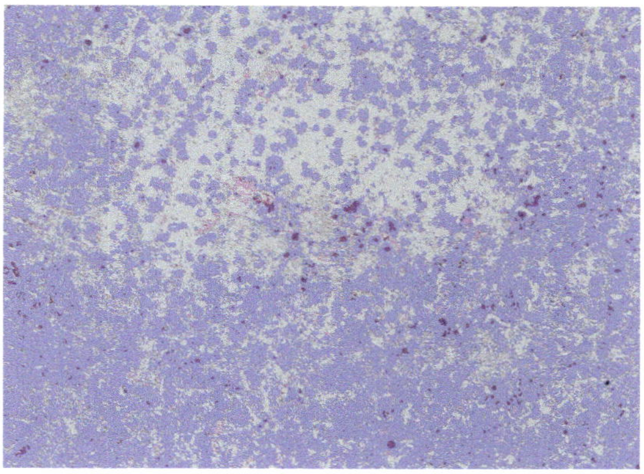

图 3-1-16　肝细胞坏死

思　考　题

患者断臂再植手术后，各种相关组织是如何愈合的？

（陈淑勤　万　榕）

实习二　局部血液循环障碍

一、目的要求

（1）观察淤血脏器（肝、肺）的形态学变化，了解全身淤血的原因、病变特点及其后果。

（2）了解血栓、梗死的形态变化，联系淤血、血栓形成、栓塞、梗死各病变之间的相互关系及其对机体的影响。

二、大体标本

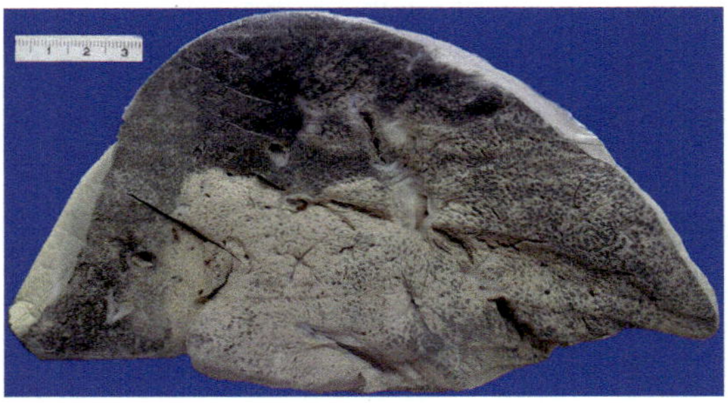

图 3-2-1　慢性肝淤血

1. 慢性肝淤血（chronic congestion of liver）（图 3-2-1）

标本为肝冠状切面。首先观察肝体积增大，包膜紧张，边缘圆钝，质地坚实，呈暗红色。切面可见肝小叶轮廓尚存，肝小叶中央区域较为暗红色（淤血区），周围区域较为淡黄色（脂肪变区），形成红黄相间的网络状花纹，形似槟榔的切面，故有"槟榔肝"之称（nutmeg liver）。

2. 慢性肺淤血（chronic congestion of lung）（图 3-2-2）

标本为一侧肺切除标本。表面观察肺体积缩小，呈棕褐色，肺膜皱缩且失去正常光泽，边缘较锐利；切面肺灰红色，疏松海绵状的正常外观消失，肺质地变得较为坚实，表面及切面见大小不等的棕色斑点呈不规则散在分布。

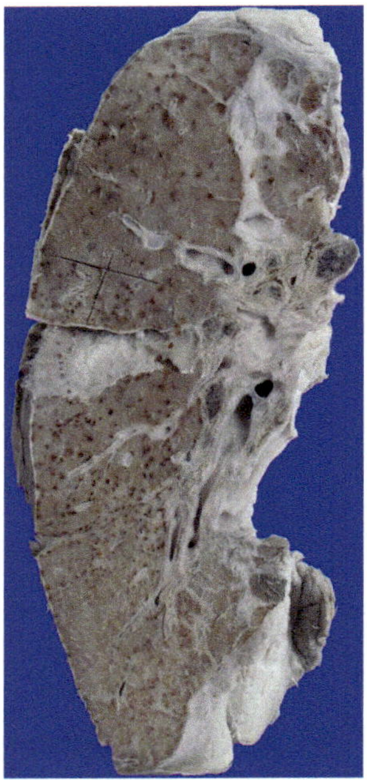

图 3-2-2　慢性肺淤血

3. 静脉血栓（venous thrombus）（图 3-2-3）

一段静脉血管已剪开，见静脉腔内有固体质块附着于血管壁。其附着处（头部）稍呈灰白色，体部呈红白相间，尾部为暗红色凝血块。整个固体质块突向管腔，表面干燥、粗糙，呈层状、波纹状，质脆，易于脱落。

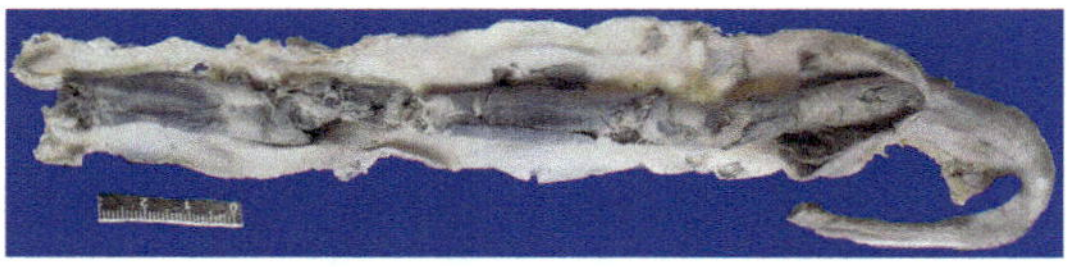

图 3-2-3　静脉血栓

4. 心瓣膜血栓（二尖瓣赘生物）（vegetations/thrombion the valves of heart）（图 3-2-4）

心脏标本已暴露左心二尖瓣病灶。见瓣膜上附着米粒或豆粒大、外观粗糙、松脆的、暗褐色疣状赘生物。请联系病变对瓣膜功能的影响,并注意观察心腔(左心房、左心室)是否有扩大,心壁是否增厚,并联系其可能引起的后果。

5. 肺出血性梗死(hemorrhagic infarction of lung)(图 3-2-5)

标本为肺叶切面。见肺组织周边部有一处暗红色、质地坚实、边缘整齐、境界清楚的三角形梗死灶。注意观察梗死区的形状特点并联系这种扇形或三角形的梗死灶(即尖端朝向器官的中心,底部靠近脏器外表的形态)是如何发生的。并请观察梗死区周围肺组织有何种病变。

6. 脾贫血性梗死(anemic infarct of spleen)(图 3-1-6)

脾脏标本。可见一处灰白色,质地坚实、干燥,边缘整齐、境界清楚的三角形梗死病灶。注意观察梗死灶的形态特点,并联系其形成原因。

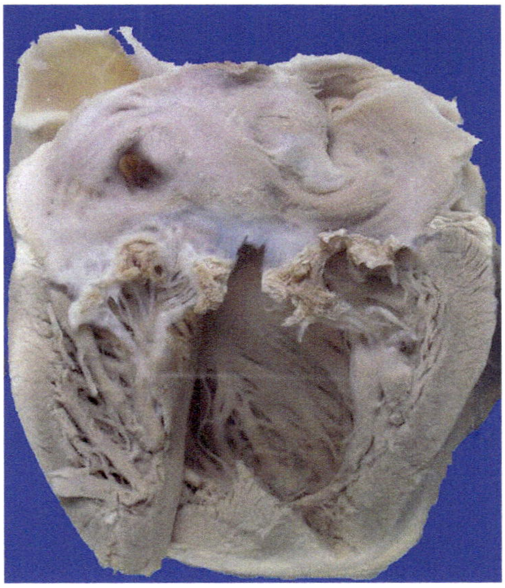

图 3-2-4　二尖瓣血栓

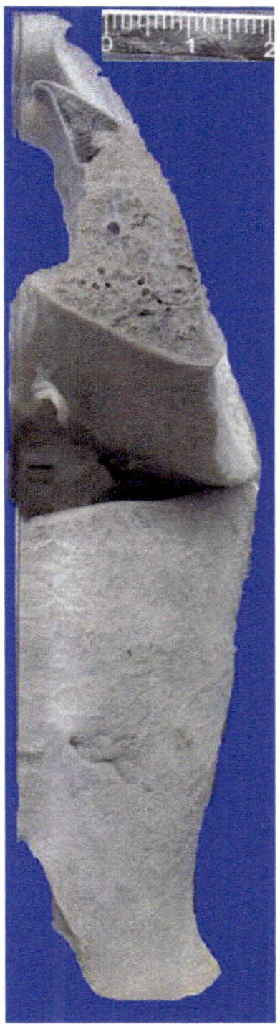

图 3-2-5　肺出血性梗死

三、组 织 切 片

1. 慢性肺淤血(chronic congestion of lung)

低倍镜下见肺泡壁毛细血管与肺间质的小静脉均明显扩张,血管腔内充满红细胞;肺泡间隔较正常增宽。大部分肺泡腔中含有红细胞、巨噬细胞以及均匀红染的水肿液(图 3-2-6)。

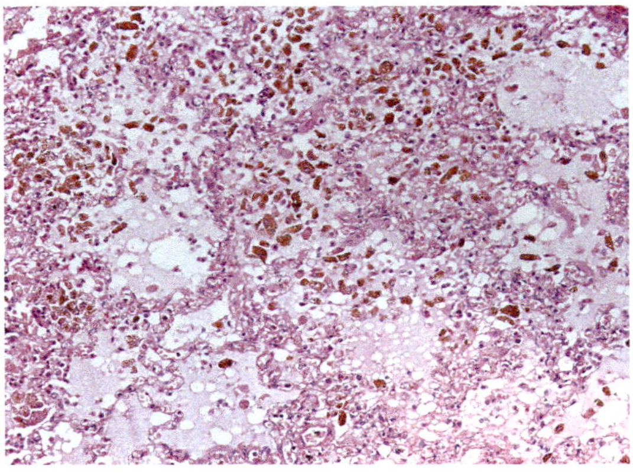

图 3-2-6　慢性肺淤血(低倍镜)

高倍镜下见巨噬细胞体大浆多,胞质内含有多量的棕黄色颗粒(含铁血黄素),

这种细胞被称为“心衰细胞”。“心衰细胞”呈散在分布或聚集成团(图 3-2-7)。

诊断要点:肺组织内见“心衰细胞”。

2. 肺出血性梗死(hemorrhagic infarction of lung)

低倍镜下见:梗死区肺组织呈一片深红染色,结构模糊,仅见残留的肺泡腔轮廓。梗死区周围可见纤维母细胞、新生的毛细血管及少量炎症细胞浸润。非梗死区肺组织呈慢性肺淤血改变,与梗死区的肺组织分界明显(图 3-2-8)。

高倍镜下见梗死区肺组织细胞核溶解消失,肺泡腔内充满大量红细胞,并可见死亡的心衰细胞轮廓。

诊断要点:肺组织细胞核溶解消失,肺泡腔内充满大量红细胞。

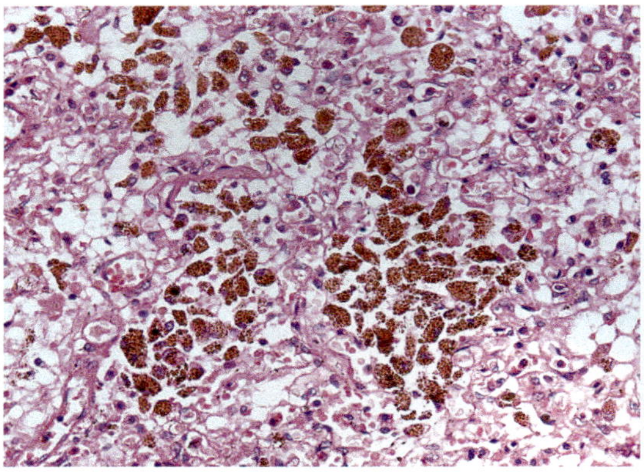

图 3-2-7　慢性肺淤血(高倍镜)

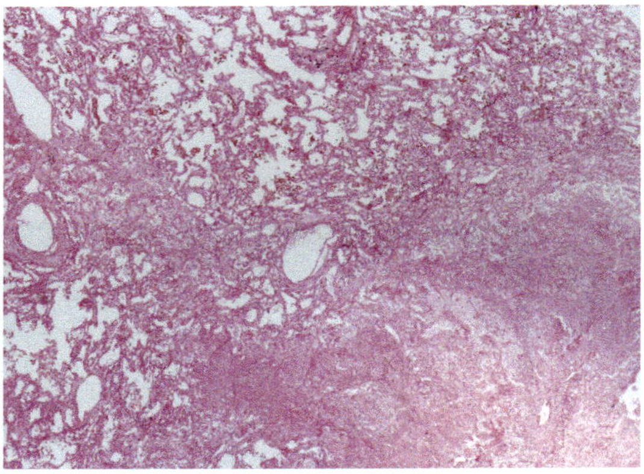

图 3-2-8　肺出血性梗死

四、示　教　片

1. “心衰细胞”普鲁士蓝反应(图 3-2-9)

慢性肺淤血切片经普鲁士蓝染色后,镜下见“心衰细胞”胞质内的含铁血黄素颗粒呈现蓝染的颗粒。

2. 新鲜血栓(混合血栓)(图 3-2-10)

切片为新鲜的静脉混合性血栓。可见血栓主要由淡红色、不规则珊瑚状的血小板梁和小梁间充满红细胞的纤维素网构成,血小板梁边缘有较多的中性粒细胞黏附。

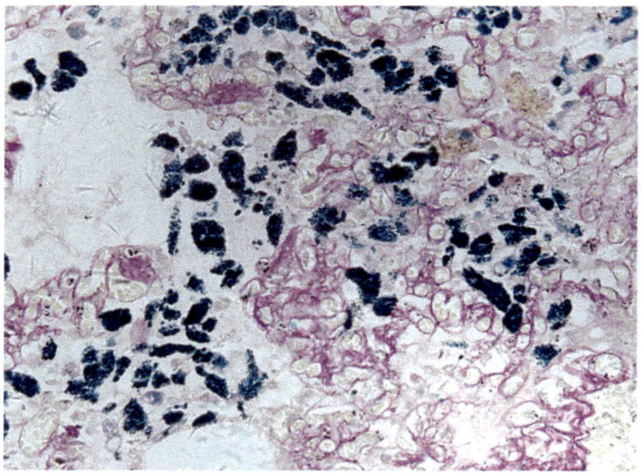

图 3-2-9　心衰细胞(普鲁士蓝染色)

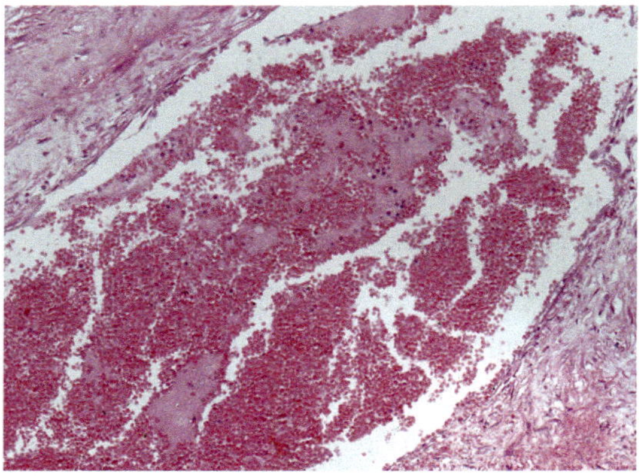

图 3-2-10　新鲜血栓

3. 血栓机化、再通(图 3-2-11)

切片为机化、再通的静脉血栓。血管壁可见肉芽组织逐渐长入血栓内部，取代血栓(机化)。血栓内部或血栓与血管壁之间可见裂隙(再通)。

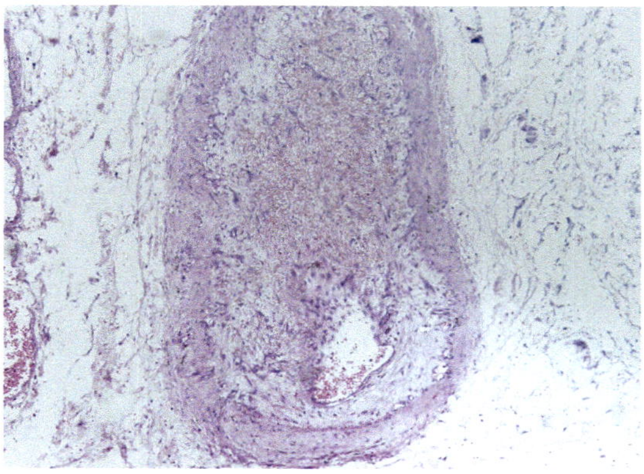

图 3-2-11　血栓机化、再通

病例讨论

患者女性，27 岁。以产后双下肢疼痛 21 天，间歇性头痛 18 天，左上下肢及全身发作性抽搐 7 天为主诉入院。21 天前顺产一女婴，产后除双下肢疼痛外无其他不适，3 天后双颞部刀割样疼痛，无呕吐及头晕，持续 3 天后缓解。随后又感双下肢小腿痛，走路时较为明显，尤以左侧为甚。7 天前下午 8 时突然双眼上翻、不省人事、面色苍白，经急救 10 分钟后苏醒，诉疲倦，余无特殊。次日上午 8 时又突然不省人事，双眼上翻，四肢不停抽动约 5 分钟，1 小时后苏醒，醒后尚能走路，即入当地医院住院治疗。既往无抽搐及偏瘫历史，下肢无水肿，本次妊娠(第 1 胎)未做产前检查，以往月经史正常。父母均健康。

体检：体温 37℃，脉搏 100 次/分，呼吸 19 次/分，血压 120/54mmHg(15.96/7.18kPa)。意识模糊，皮肤无黄染，面色较苍白，全身浅表淋巴结无肿大。心界不大，律齐。肺部正常。腹平软无压痛，肝脾未触及。

实验室检查：白细胞(10.2～15.6)$\times10^9$/L，中性粒细胞 0.71～0.80。红细胞(2.32～2.96)$\times10^{12}$/L，Hb 占 46%～56%。脑电图检查：高度不正常脑电图，右侧略重，符合症状性癫痫诊断。

住院经过：入院后经苯巴比妥，处理后再无抽搐，但左侧肢体瘫痪无改善，且左下肢间有疼痛，有不规则发热，最高时达 39℃，时有头痛。死前 1 周起出现阵发性呼吸困难，于夜间体位变动时明显。X 线胸透示右侧上中叶叶间胸膜炎症，心膈正常，经吸氧加用青霉素及链霉素治疗无好转。死亡当天再次行 X 线胸透仍见右上中叶叶间胸膜炎症。X 线检查后气促发绀更甚，不久血压下降，经吸氧、注射强心剂等治疗无效，呼吸心跳先后停止而死亡。

尸解所见：死者发育良好，营养状况一般，皮肤呈浅褐色。全身浅表淋巴结未见肿大。左右侧胸腔内分别有 100ml 和 240ml 血性积液。奇静脉内可见血栓形成。

主要脏器变化如下：

(1) 心：大小较死者右拳略大。肺动脉内有血栓栓塞，血栓呈条索状，长达 15cm，栓子两头分别阻塞了左右肺动脉分支，其余部分均蟠曲在肺动脉主干内。

(2) 肺：两肺下叶表面可见多处暗红色的区域，约乒乓球大小，触之坚实，左肺上叶亦可见实变之区域。切面见肺内动脉的大小分枝内均有血栓，两肺可见散在多数大小不等的梗死灶，大者如乒乓球，小者如黄豆，呈暗红色，绝大多数梗死灶近胸膜处并隆起于表面，形状不规则，分界清楚，触之质坚实。肺门淋巴结未见肿大。镜下见肺组织多处出血性梗死灶，病灶内细胞坏死，但肺泡轮廓尚可见。病灶内少数小血管内可见血栓栓塞。病灶周肺泡壁毛细血管扩张，肺泡腔有出血及浆液渗出。

(3) 肝：右叶大小为 20cm×19cm×6cm，左叶为 17cm×11cm×5cm，表面深红褐色，平滑，

硬度坚实，切面红褐色。镜下见肝窦扩张充血。

（4）脑：重 1370g。冠状切面见右大脑半球额上回之后部有棕黄色梗死灶，约龙眼核大，左大脑半球中央后回处似有一梗死灶，约绿豆大小。软脑膜：右侧大脑半球脑底部静脉血栓形成。

（5）子宫：大小形态大致正常。子宫两旁子宫阴道静脉丛内血栓形成（特别是粗大的子宫静脉内）。

（6）腹部大血管：右侧髂外静脉在旋髂深静脉开口处有血栓形成，长约 1cm。在旋髂深静脉内亦见血栓形成（髂外静脉血栓之延续）。

思 考 题

（1）分析本例的主要病症和致死原因。

（2）本例主要病症与其他病变的因果关系如何？

（3）试用本例的病理改变解释其临床表现。

（苏红英　万　榕）

实习三 炎 症

一、目的要求

（1）认识炎症局部的基本病理变化，了解炎症是三种基本病理变化的综合表现。

（2）掌握炎症常见的类型及其形态特点并联系这些病变对机体的影响。

二、大体标本

1. 急性重型肝炎(acute severe hepatitis)(图 3-3-1)

肝冠状切标本。外观肝体积明显缩小、变形，被膜皱缩，边缘锐利，重量减轻，质地柔软甚至可以折叠，切面呈黄色或红褐色。

2. 阿米巴肝脓肿(hepatic amebic abscess)(图 3-3-2)

肝标本。肝右叶明显肿大，被膜紧张，切面见右叶肝内一巨大囊腔，其中肝组织广泛液化坏死，坏死物流失留下巨大空腔，内壁残留未被溶解的血管、胆管和结缔组织呈破棉絮状。晚期，坏死腔周围有纤维性包膜。

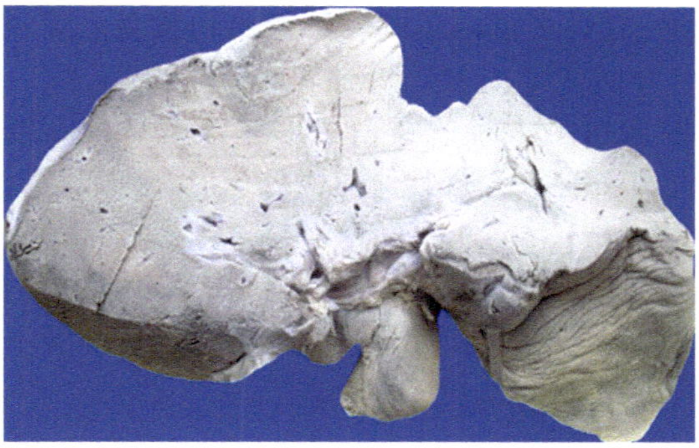

图 3-3-1 急性重型肝炎

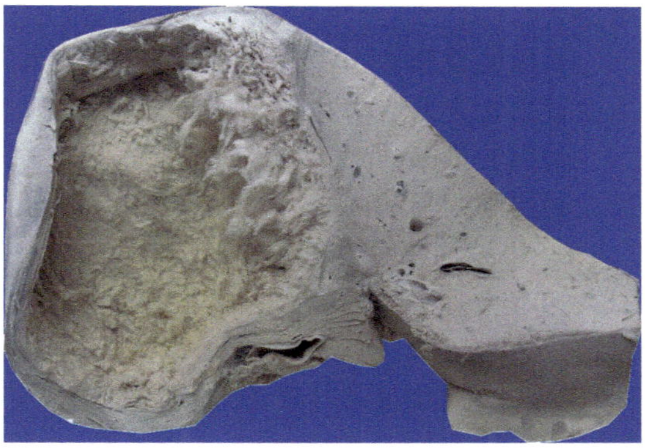

图 3-3-2 阿米巴肝脓肿

3. 纤维素性心包炎(fibrinous pericarditis)(图 3-3-3)

心脏标本已剪开心包。可见脏层和壁层心包的表面附有呈片状、厚薄不一、灰红色的绒毛状渗出物，故又称绒毛心。有的标本由于渗出物已发生机化而使脏层和壁层心包粘连很紧以致无法剥离，心包腔消失。请考虑心功能会受哪些影响。

4. 咽喉及气管白喉(diphtheria of pharynx and trachea)(图 3-3-4)

标本为儿童的舌、咽、喉、气管、支气管和肺。可见到在咽喉部(扁桃体)、喉部、气管、支气管黏膜表面覆盖着灰白色或灰褐色的膜状渗出物，即所谓的假膜。有的标本可见气管或支气管内有假膜脱落现象，以致部分或完全堵塞管腔。有的标本两肺可见散在的灰白色实变病灶(为继发性小叶性肺炎)。联系假膜性炎症的好发部位及其构成。

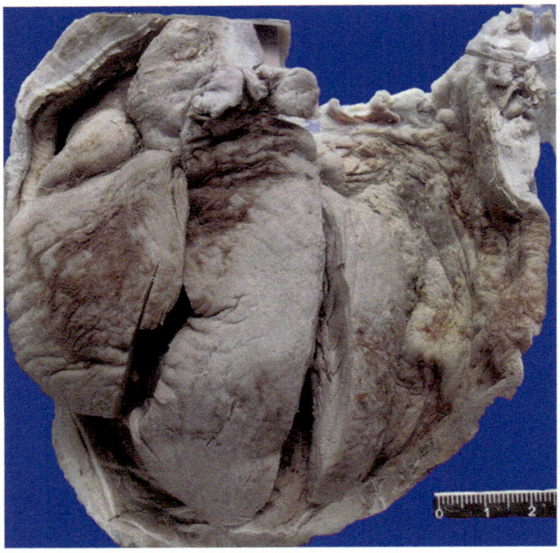

图 3-3-3　纤维素性心包炎

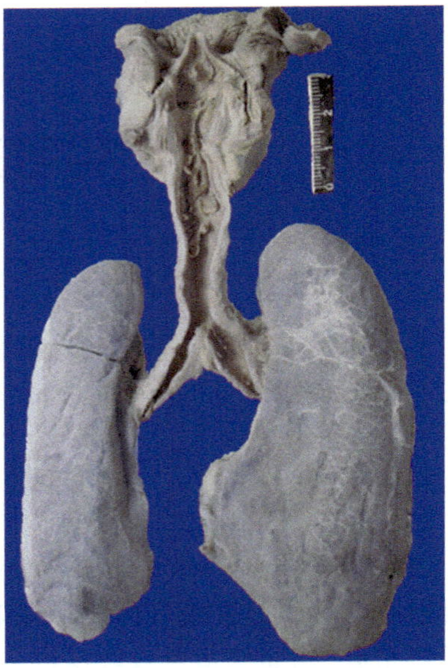

图 3-3-4　咽喉及气管白喉

5. 阑尾炎(appendicitis)(图 3-3-5)

标本为各种类型的阑尾炎并附正常阑尾作对照。注意观察以下几方面内容。

阑尾的粗细:急性化脓性阑尾炎时阑尾多数呈不规则的增粗,有的标本见阑尾末端明显膨大。

阑尾的浆膜面:浆膜面粗糙,失去正常的光泽,有许多黄白色的脓性渗出物覆盖。浆膜下血管扩张充血。坏疽性阑尾炎呈黑色。

阑尾的横断面:急性化脓性阑尾炎时阑尾腔内可见大量的黄白色的脓液或有粪石嵌塞。阑尾腔明显扩大,阑尾壁变薄,有的甚至发生坏死穿孔。慢性阑尾炎壁增厚,管腔狭窄。

6. 化脓性脑膜炎(purulent meningitis)(图 3-3-6)

标本为儿童的大脑。可见脑膜血管高度扩张充血,血管周围及脑沟中充满了大量黄白色的脓性渗出物,使脑沟、脑回的结构被掩盖而模糊不清。脓性渗出物分布不均,厚薄不一,以顶叶、额叶及颞叶较为严重。

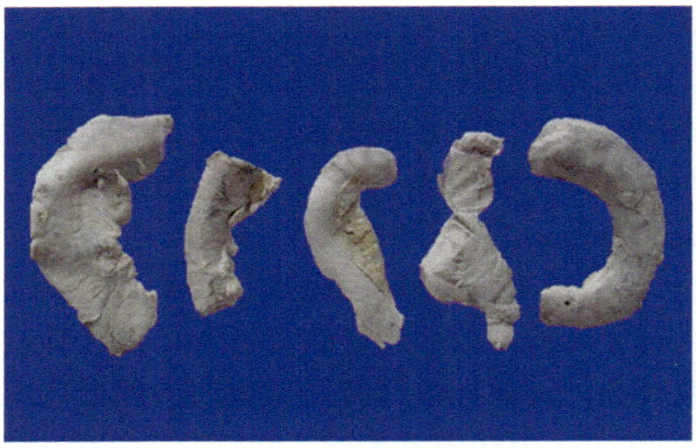

图 3-3-5　各型阑尾炎

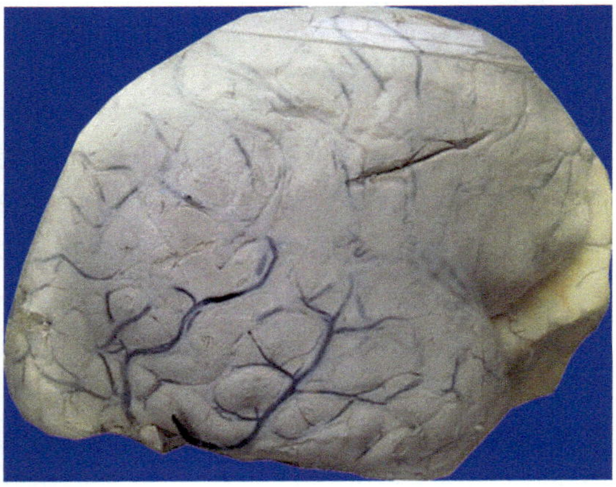

图 3-3-6　化脓性脑膜炎

7. 脑脓肿(cerebral abscess)(图 3-3-7)

该标本取自儿童因化脓性中耳炎而引起耳源性脑脓肿的尸检材料。死者生前有高热、头痛、喷射性呕吐等症状。大脑颞叶侧可见一境界清楚的病灶,标本因固定液的作用脓液浓缩呈土黄色,周围有致密的纤维膜包绕。注意观察脓肿的位置、大小、脓液的性状等。

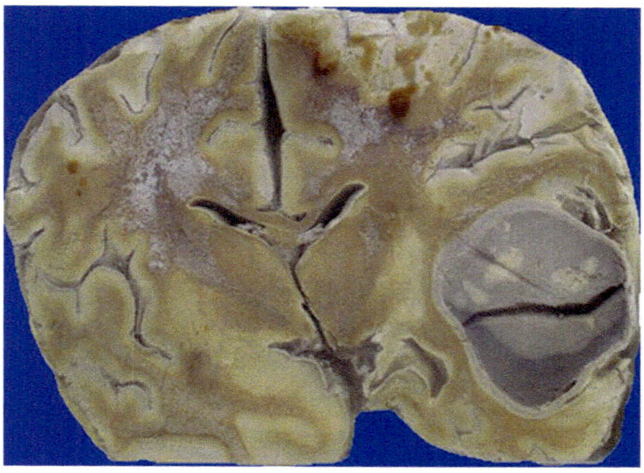

图 3-3-7　脑脓肿

8. 肝多发性脓肿(multiple abscess of the liver)(图 3-3-8)

肝标本。肝切面可见多个大小不一、散在分布、黄白色的小脓肿。脓肿与周围组织界限清楚,有的标本脓液已流失呈空洞,有的标本因固定液的作用脓液浓缩,有些小脓肿相互融合成较大的脓肿。请考虑多发性脓肿发生的原因及其后果。

9. 慢性扁桃体炎(chronic tonsillitis)(图 3-3-9)

标本为慢性扁桃体炎和正常扁桃体。可见慢性扁桃体炎的标本较正常扁桃体明显增大,表面粗糙,质地坚实。

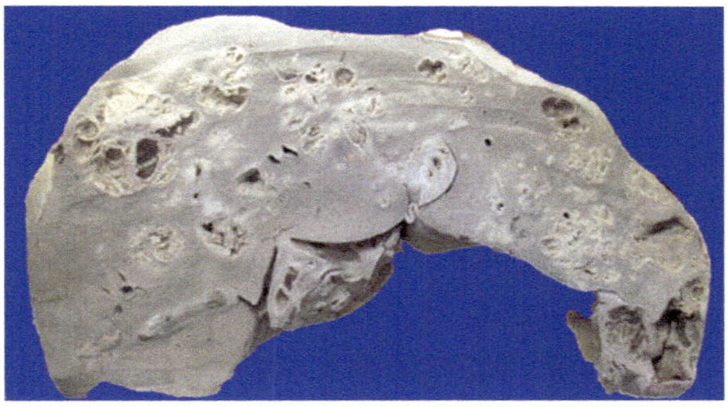

图 3-3-8　肝多发性脓肿

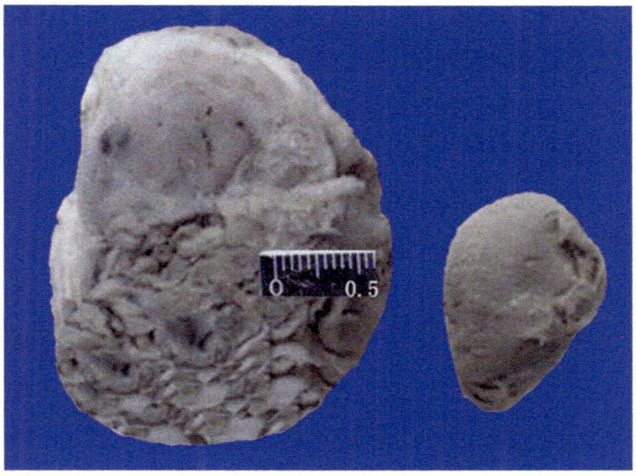

图 3-3-9　慢性扁桃体炎

10. 慢性胆囊炎(chronic cholecystitis)(图 3-3-10)

胆囊标本,已剖开。可见胆囊增粗,表面失去正常的光泽。切面胆囊壁明显增厚,厚薄不均,呈灰白色,质地坚实。胆囊黏膜皱襞平坦。有的标本胆囊腔内可见胆石。

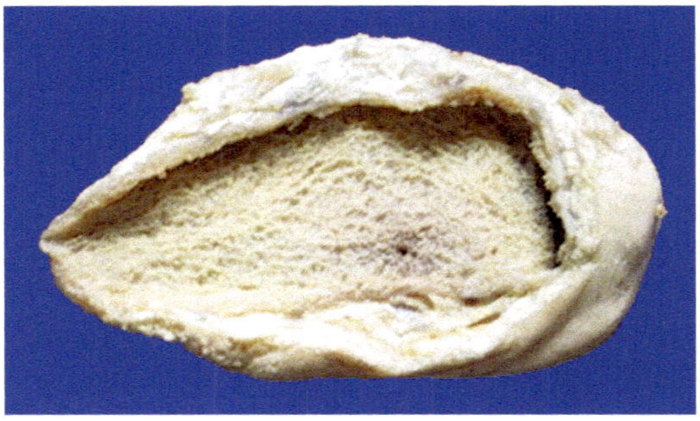

图 3-3-10　慢性胆囊炎

11. 结肠炎性息肉(inflammatory polyp of the colon)(图 3-3-11)

一段结肠标本,已切开肠壁暴露肠腔。肠黏膜面可见因慢性炎症刺激而形成许多大小不一的息肉。息肉体积较小,表面光滑,有蒂与黏膜相连。

三、组 织 切 片

1. 急性化脓性阑尾炎(acute suppuative appendicitis)(图 3-3-12)

低倍镜下首先认识阑尾的各层组织结构(黏膜层、黏膜下层、肌层、浆膜层)。重点观察各层的渗出性改变,掌握蜂窝织炎的病变特点并认识中性粒细胞的形态。

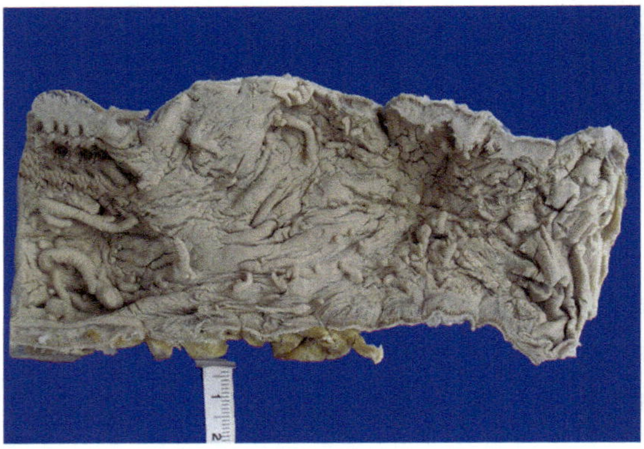

图 3-3-11 肠息肉

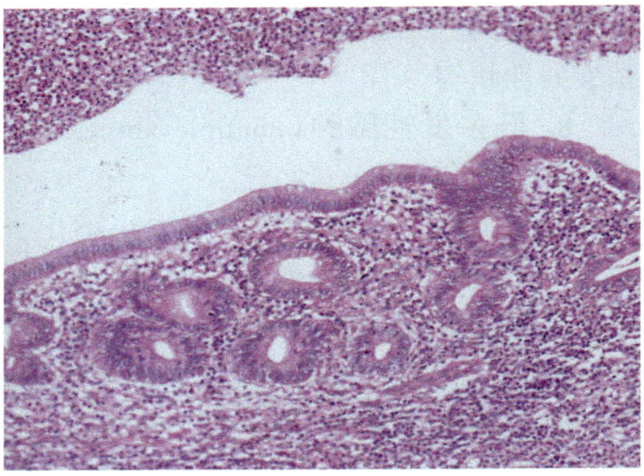

图 3-3-12 急性化脓性阑尾炎

阑尾腔扩大,其中充满大量变性坏死的中性粒细胞(称之为脓细胞)、坏死脱落的黏膜上皮和其他炎症渗出物。黏膜层充血,炎症细胞浸润。

阑尾各层(尤其是黏膜下层、浆膜下层)充血、水肿、中性粒细胞弥漫性浸润(详细观察白细胞靠边、游出及浸润等现象)。

阑尾系膜亦见明显炎症充血、水肿及炎症细胞浸润。

诊断要点:阑尾各层可见弥漫性中性粒细胞浸润。

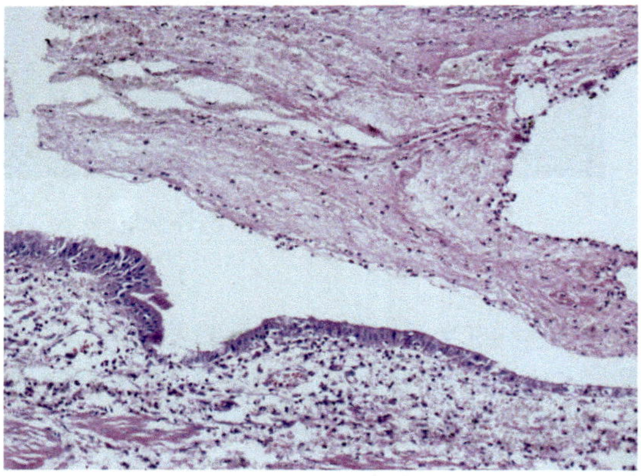

图 3-3-13 黏膜纤维素性炎症

2. 黏膜纤维素性炎症(fibrinous inflammation of the mucosa)(图 3-3-13)

通过观察咽白喉的组织切片,了解黏膜纤维素性炎症的形态学特点。

低倍镜下找出正常黏膜与坏死黏膜的交界处,可见两者分界清楚。

在病变部位,黏膜坏死消失,表面覆盖一层红染的无结构的物质——假膜。假膜的成分:①大量的纤维素,由于是黏膜的纤维素性炎,渗出以纤维素为主,镜下呈红染的网状结构;②坏死的上皮;③纤维素网眼中可见炎症细胞——中性粒细胞、单核细胞等。

此外可见炎症的一般表现:黏膜下层出现水肿、血管扩张充血、炎症细胞浸润等。

诊断要点:黏膜表面可见假膜的形成。

3. 肝或心肌脓肿(abscess of the liver or myocardium)

肝脏(心肌)组织中可见一个或多个圆形或卵圆形的脓肿灶,与周围组织境界分明(图 3-3-14)。脓肿灶中聚集大量中性粒细胞或脓细胞;坏死溶解的肝(心肌)组织及其他的炎症渗出物；有的病灶内可见蓝紫色细菌团。

诊断要点：组织中见脓肿病灶形成。

思考：脓肿和蜂窝织炎有何异同点？为什么？

4. 感染性肉芽肿（infectious granuloma）（图 3-3-15）

肺组织切片。低倍镜下可见肺组织中有多个散在分布、境界清楚的病灶。

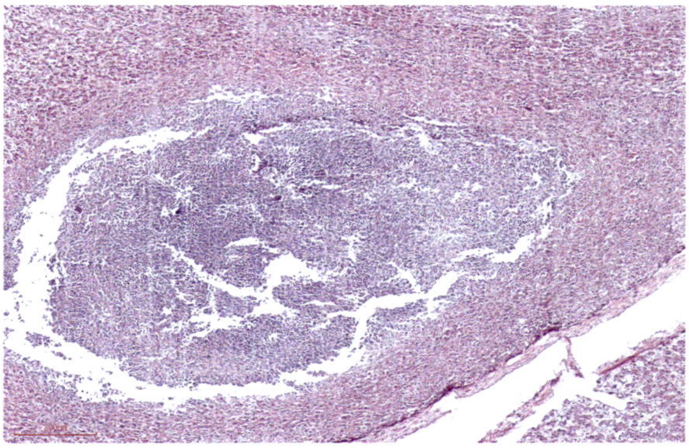

图 3-3-14　脓肿

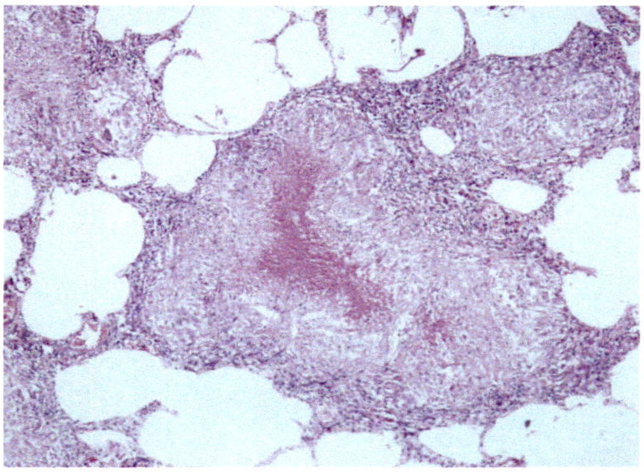

图 3-3-15　感染性肉芽肿

病灶中央可见红染无结构干酪样坏死物。在坏死灶的周围，有以下表现。①类上皮细胞，呈靴状，细胞境界不清，胞质呈淡粉色，略呈颗粒状，核圆形或长圆形，染色浅淡，有 1～2 个核仁；②多核巨细胞，又称朗汉斯巨细胞，可见多个细胞核，核排列在细胞的周边呈马蹄形或花环状，是由多个类上皮细胞融合而成；③结节周边可见淋巴细胞、纤维母细胞浸润。

诊断要点：肺组织中可见结核结节的形成。

思考：类上皮细胞及朗汉斯巨细胞的来源。

5. 异物巨细胞反应（foreign-body giant cell reaction）（图 3-3-16）

组织中可见到多个结节状病灶。

异物（手术缝线、胆固醇结晶或虫卵等）被形态多样、大小不等的异物巨细胞包绕、吞噬。异物巨细胞胞核数目多少不等，多的可达几十个，杂乱无章地排列于细胞，常围绕异物。

巨细胞周围还可见到类上皮细胞、纤维母细胞，并可见到少量的淋巴细胞、浆细胞浸润。

诊断要点：组织中可见包绕异物的多核巨细胞聚集呈结节状。

思考：异物巨细胞与朗汉斯巨细胞形态上的区别。

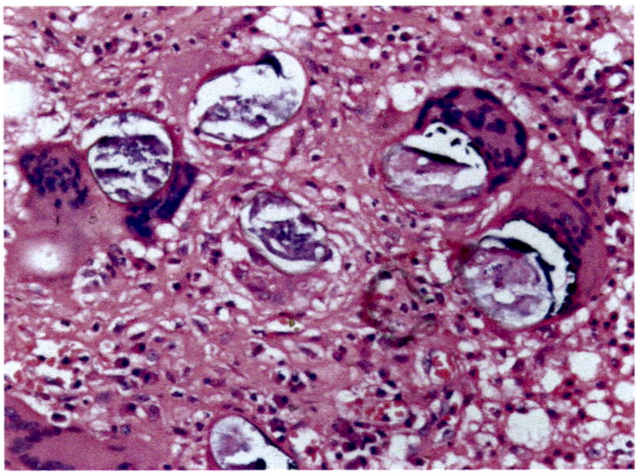

图 3-3-16　异物巨细胞反应

四、示　教　片

1. 鼻息肉（图 3-3-17）

鼻息肉由高度水肿的鼻黏膜构成。上皮为假复层柱状纤毛上皮。上皮下为水肿的疏松结缔组织，可见多种炎症细胞浸润，包括浆细胞、中性粒细胞、嗜酸细胞和淋巴细胞等。浆细胞胞体直径 8 ~ 15μm，圆或椭圆形。胞核偏于细胞一侧，核染色质浓密成块，常排列成车轮状，无核仁，核的外侧常有明显的淡染区。胞质丰富，染蓝色或红蓝相混的蓝紫色。

2. 化脓性阑尾炎（白细胞附壁、游出）（图 3-3-18）

阑尾的浆膜及系膜区小静脉明显扩张充血，可见中性粒细胞附壁及游出现象。中性粒细胞直径 10 ~ 12μm。核呈深染的马蹄铁形或分叶状，分叶核一般为 2 ~ 5 叶，正常人以 2 ~ 3 叶者居多。

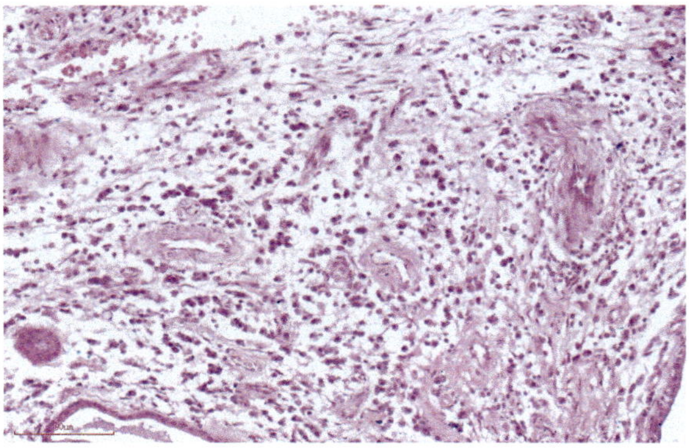

图 3-3-17　浆细胞浸润

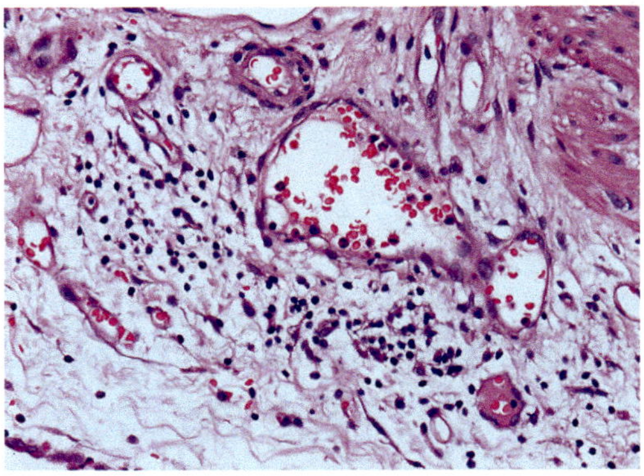

图 3-3-18　白细胞附壁、游出

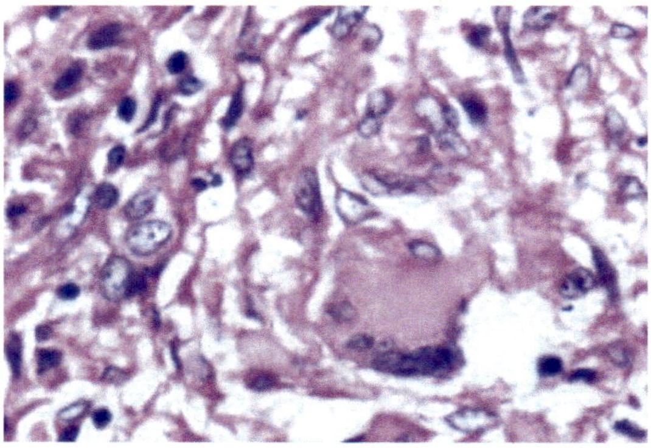

图 3-3-19　类上皮细胞和朗汉斯巨细胞

3. 类上皮细胞、朗汉斯巨细胞（图 3-3-19）

（1）类上皮细胞：呈靴状，细胞境界不清，胞质呈淡粉色，略呈颗粒状，核圆形或长圆形，染色浅淡，有 1 ~ 2 个核仁。

（2）朗汉斯巨细胞：可见多个细胞核，核排列在细胞的周边呈马蹄形或花环状，是由多个类上皮细胞融合而成。

病例讨论

患儿，男，8 岁。以“左耳持续流脓 4 年、加重 20 天伴高热、头痛、呕吐、烦躁”为主述入院。

体检：体温 38.9℃，昏睡，瞳孔忽大忽小，阵发性强直性抽搐，右侧偏瘫，左鼻唇沟变浅，右巴宾斯基征阳性。心肺（-），肝脾（-）。

实验室检查：外周血白细胞 14×10^9/L，脑脊液外观呈牛奶状，氯化物 85mmol/L，葡萄糖 2mmol/L，椎管内压 2kPa。

入院后治疗无效，因呼吸循环衰竭而死亡。

尸检摘要：病变主要在颅内。左耳内外耳道及耳室可见黄白色黏稠液体。左侧鼓室盖表面硬脑膜呈不规则撕裂，破口下方有一米粒大的圆形骨板穿孔。大脑左颞叶见一个 0.6cm×0.5cm×0.6cm 的囊性病灶，囊内充满黄色黏稠液体，囊壁厚 0.3cm。镜下见囊肿壁由肉芽组织和纤维结缔组织构成，腔内容物为大量坏死的中性粒细胞和坏死组织。在病灶与左侧脑室之间见一两端相通的潜在腔隙。脑干及整个脊髓的蛛网膜下隙内也充满了黄白色黏稠液体。两侧脑室及脉络丛中见大量中性粒细胞浸润。左肾皮质内见数个 0.5 ~

0. 8cm 大小的圆形病灶,性质与左颞部病灶相似。

思　考　题

(1) 请结合病史做出病理诊断。
(2) 结合病情发展解释疾病发展过程及相互之间的因果关系。

(晋　雯　万　榕)

实习四　肿　　瘤

一、目 的 要 求

（1）通过对大体标本的观察，了解肿瘤的外形、颜色、生长方式、扩散途径以及认识良恶性肿瘤的肉眼形态特点。

（2）通过对组织切片的观察，了解肿瘤分化程度、肿瘤细胞形态结构改变，初步掌握区别良恶性肿瘤以及癌与肉瘤的原则。

二、大 体 标 本

1. 卵巢黏液性囊腺瘤和浆液性囊腺瘤（serous and mucinous cystadenoma of the ovary）（图 3-4-1，图 3-4-2）

区别见表 3-4-1。

表 3-4-1　黏液性囊腺瘤和浆液性囊腺瘤区别

黏液性囊腺瘤	浆液性囊腺瘤
多房	单房
囊壁内光滑	囊壁内有乳头状或菜花状突起
囊腔内贮有黏液（黏多糖）	囊腔内为淡黄色清亮液体
灰白半透明黏稠	稀薄如水

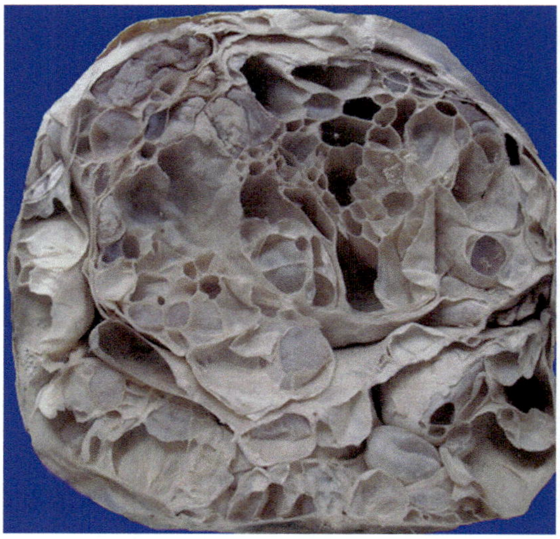

图 3-4-1　卵巢黏液性囊腺瘤

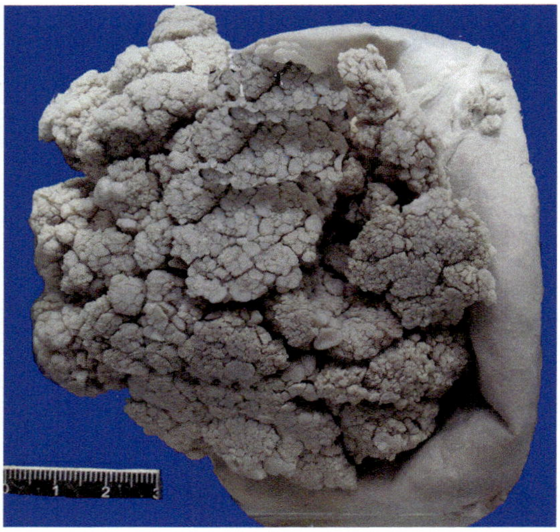

图 3-4-2　卵巢浆液性囊腺瘤

2. 乳腺纤维腺瘤（fibroadenoma of the breast）（图 3-4-3）

肿瘤呈团块状，边界清楚，包膜完整。切面灰白色，质地坚实，切面可见小裂隙。乳头无下陷，皮肤无改变。

3. 子宫平滑肌瘤(leiomyoma of the uterus)(图 3-4-4)

全子宫切除标本。子宫肌壁间见一类圆形肿物,境界清楚,质地坚实。切面呈灰白色,瘤组织呈编织状、旋涡状,交错存在。肿瘤呈膨胀性生长,压迫子宫腔偏位。

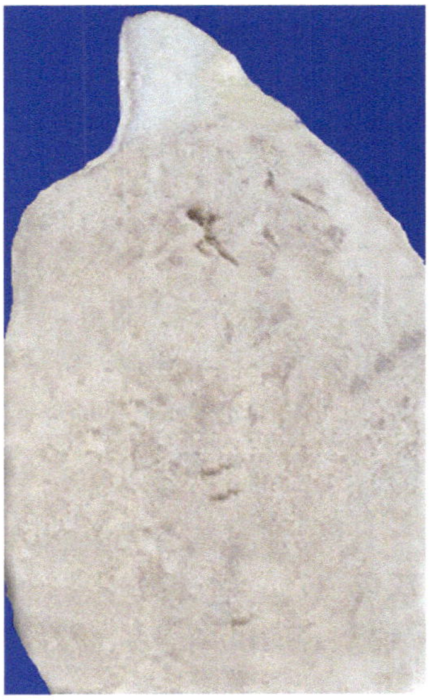

图 3-4-3　乳腺纤维腺瘤

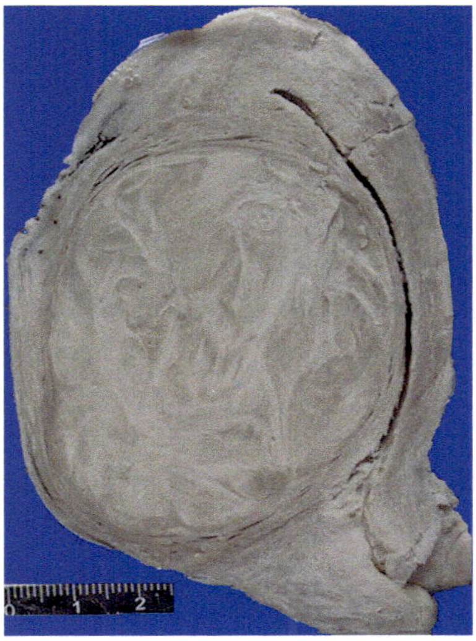

图 3-4-4　子宫平滑肌瘤

4. 纤维瘤(fibroma)(图 3-4-5)

单纯肿瘤切除标本。肿瘤呈椭圆形,边界清楚,有包膜。切面灰白色,纤维条索呈编织状,纵横交错。

5. 脂肪瘤(lipoma)(图 3-4-6)

单纯肿瘤切除标本。肿瘤略呈分叶状,包膜完整,切面黄色,质地柔软,内有纤细的纤维间隔。

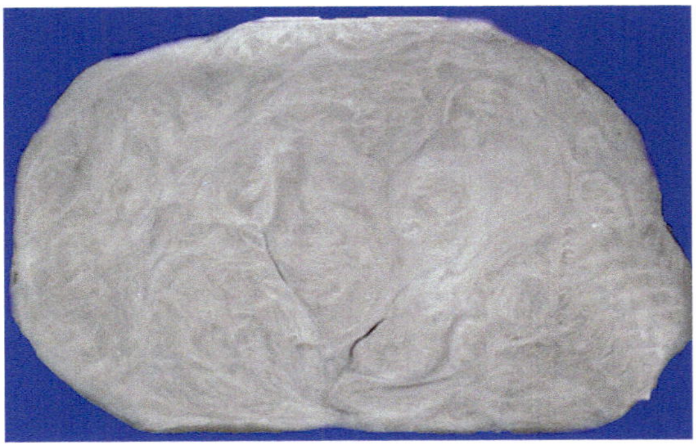

图 3-4-5　纤维瘤

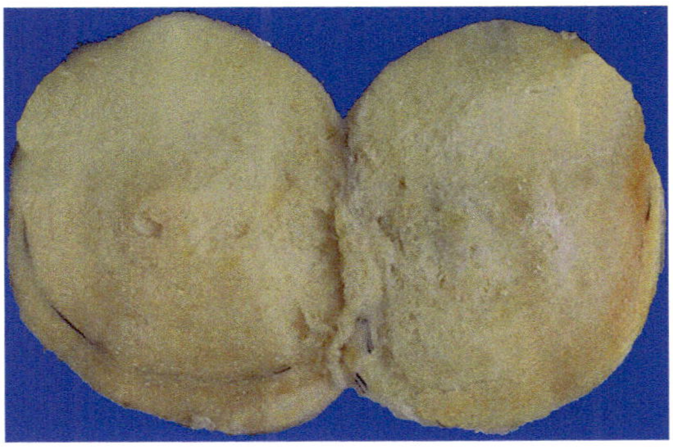

图 3-4-6　脂肪瘤

6. 肝海绵状血管瘤(cavernous hemangioma of liver)(图 3-4-7)

肝脏标本。肝脏局部见一暗红色海绵状肿块,腔内含多量血液和血块,无包膜,质地柔软,与周围组织无明显分界。

7. 卵巢良性囊性畸胎瘤(benign cystic teratoma of the ovary)(图 3-4-8)

肿瘤包膜完整光滑,外附有输卵管。切面为囊状,单房,囊壁光滑,囊内贮有灰黄色油脂状皮脂和毛发。囊壁一处呈结节状隆起，可见牙齿、骨、毛发等组织。

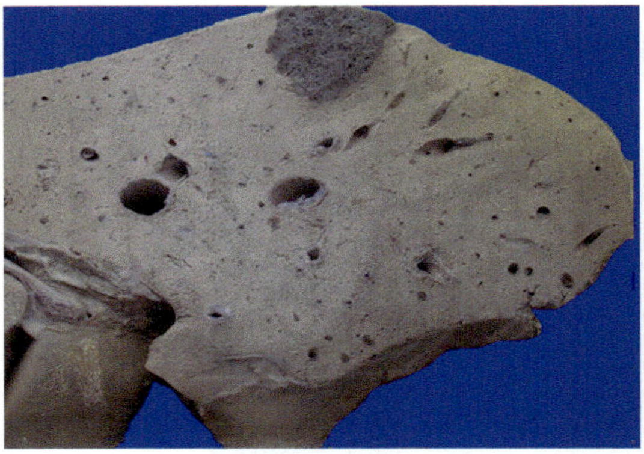

图 3-4-7　肝海绵状血管瘤

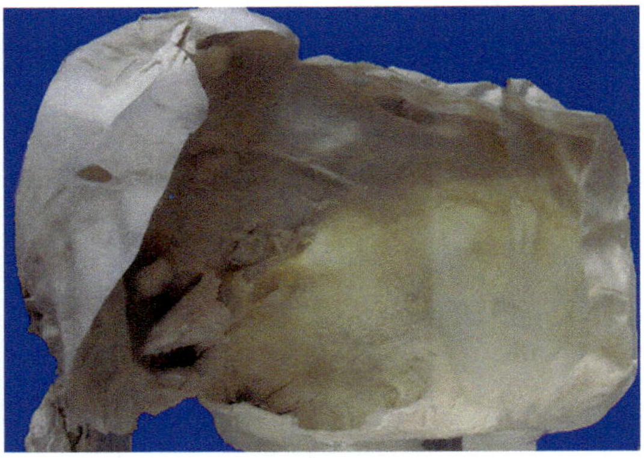

图 3-4-8　卵巢良性囊性畸胎瘤

8. 乳腺癌(carcinoma of the breast)(图 3-4-9)

单侧乳腺标本。乳房皮肤呈橘皮样外观，乳头下陷，有的病例癌组织破溃形成皮肤溃疡，有的病例皮肤表面局部隆起。切面癌组织呈灰白色，质实，边界不清，呈蟹足状侵袭性生长，侵入周围脂肪组织，其中可见黄色点块状坏死灶，有的可见局部淋巴结肿大。

9. 阴茎癌(carcinoma of penis)(图 3-4-10)

阴茎头部肿瘤呈菜花状生长，基底部较宽，表面坏死溃疡附有脓液。切面癌组织呈灰白色、质脆，无包膜，已侵入深部组织破坏海绵体。

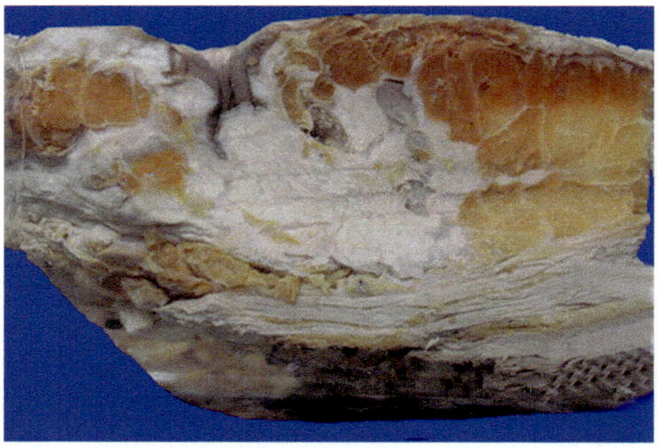

图 3-4-9　乳腺癌

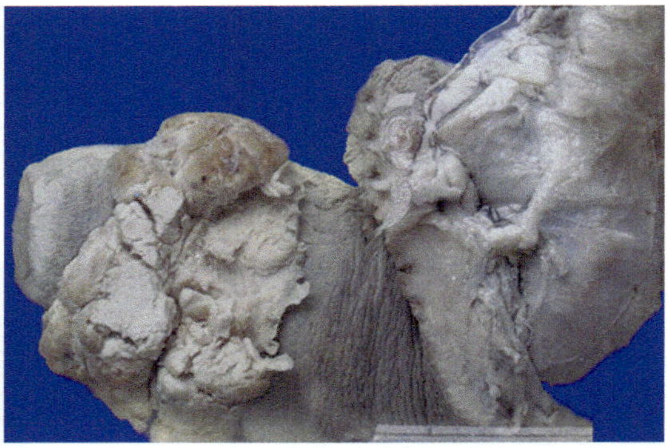

图 3-4-10　阴茎癌

10. 胃癌(胶样癌)(gastric carcinoma, colloid or mucoid type)(图 3-4-11)

全胃切除标本，已切开。胃壁被癌组织侵犯，正常结构破坏，大部分黏膜皱襞消失。癌组织质软、半透明，灰白色胶冻样蜂窝状。肿瘤侵犯胃壁全层，可见胃小弯侧淋巴结肿大，切面呈胶冻状。

11. 胃癌(溃疡型)(gastric carcinoma, ulcerative type)(图 3-4-12)

远端胃大部切除标本，沿胃大弯切开，暴露黏膜面。胃小弯处见一巨大溃疡，形状不规则，边缘隆起，如火山口状，溃疡底部凹凸不平，溃疡周围黏膜皱襞消失、中断、肥厚。

12. 肾盂(膀胱)尿路上皮肿瘤(urothelial tumor of renal pelvis or bladder)(图 3-4-13 和图 3-4-14)

尿路上皮肿瘤包括乳头状瘤和乳头状癌，肿块均向表面突起呈外生性生长，无数乳头状分枝，状似桑果，灰白色、质脆。乳头状瘤基底部无浸润现象。乳头状癌则向深部呈浸润性生长。

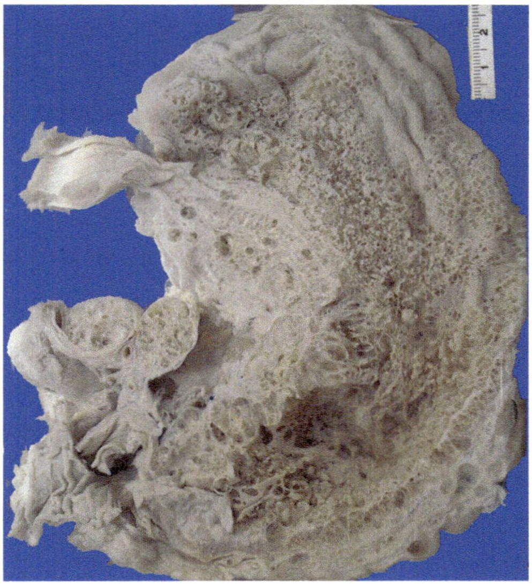

图 3-4-11　胃癌（胶样癌）

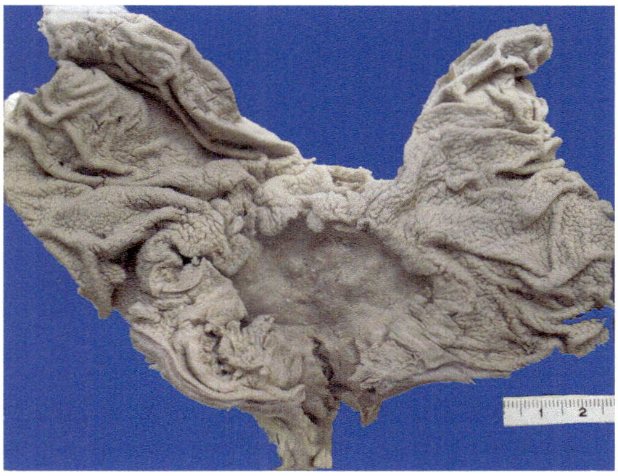

图 3-4-12　胃癌（溃疡型）

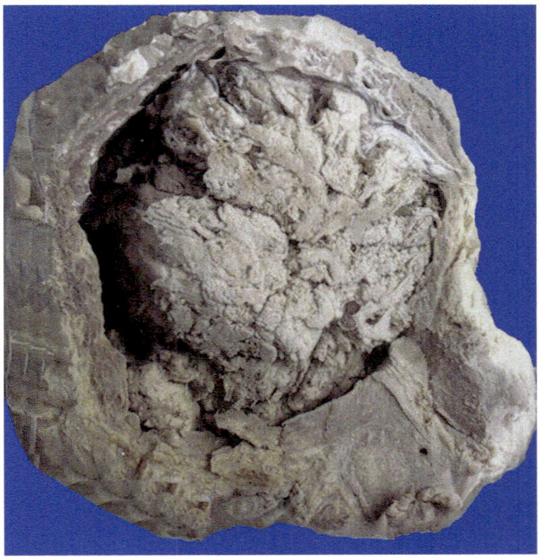

图 3-4-13　膀胱乳头状癌

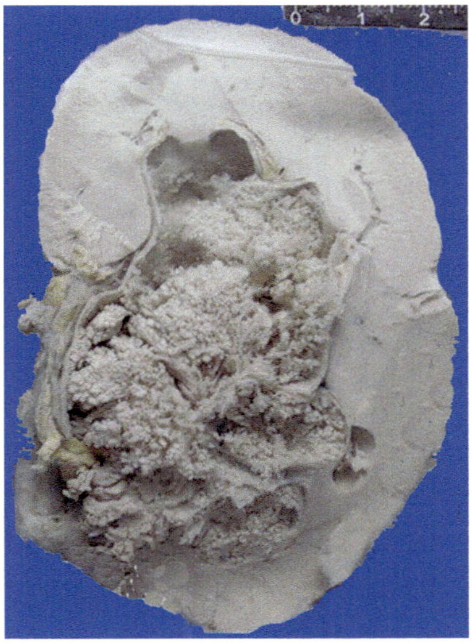

图 3-4-14　肾盂乳头状癌

13. 肺癌（carcinoma of the lung，central type）（图 3-4-15）

一侧肺切除标本。肿瘤位于肺门部，呈灰白色，从支气管壁长出，突入管腔并向周围肺组织浸润，形成巨大的肿块。肿瘤侵犯肺膜使后者胼胝性增厚，并可见肺门淋巴结肿大、融合。

14. 肝转移绒毛膜上皮癌（metastatic of chorionepithelioma of the liver）（图 3-4-16）

肝脏标本。肝体积稍增大，切面见多个散在癌结节，大小不等，类圆形。结节境界清楚，呈暗红色，无包膜。

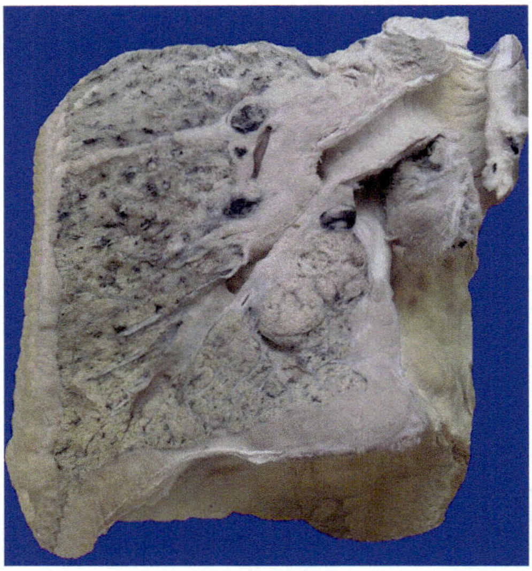

图 3-4-15　肺癌(中央型)

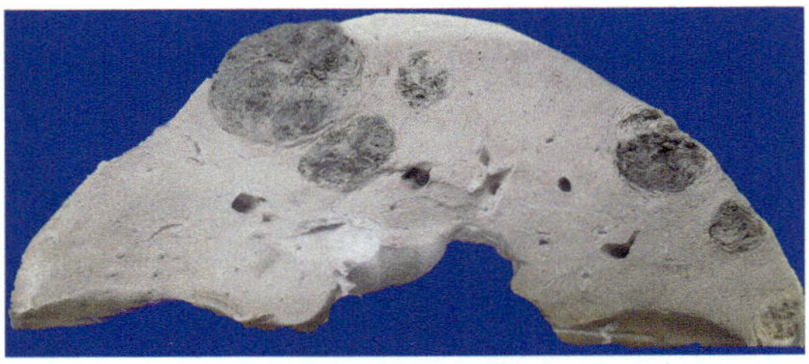

图 3-4-16　肝转移绒毛膜上皮癌

15. 骨肉瘤(osteosarcoma)(图 3-4-17)

股骨下段标本。肿瘤位于股骨干骺端，灰白色或灰红色，浸润骨髓腔，破坏骨皮质，并扩展到骨膜外软组织，形成梭形肿块。肿物呈鱼肉状，质较软。若肿瘤中含较多肿瘤性骨质则杂以黄白色，质坚硬；如继发出血则呈暗红色；如继发坏死则可囊性变。

16. 骨巨细胞瘤(giant cell tumor of bone)(图 3-4-18)

股骨下段标本。肿瘤位于股骨下端骨骺端，大小约梨子或拳头大。切面见肿瘤内原来的松质骨大部分或全部消失，内有纤维组织或骨性隔膜。瘤组织质软，脆而易碎，灰白或灰红色，有的区域出血呈暗红色，有的区域坏死呈黄色，有的区域呈囊性变。肿瘤表面有一层薄的骨壳，或完整或部分被肿瘤穿破。

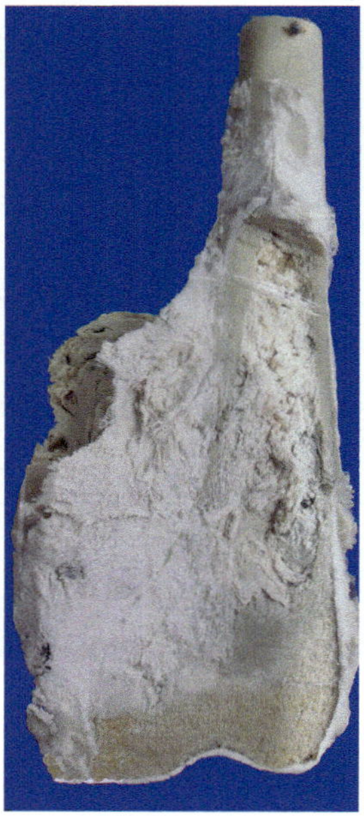

图 3-4-17　骨肉瘤

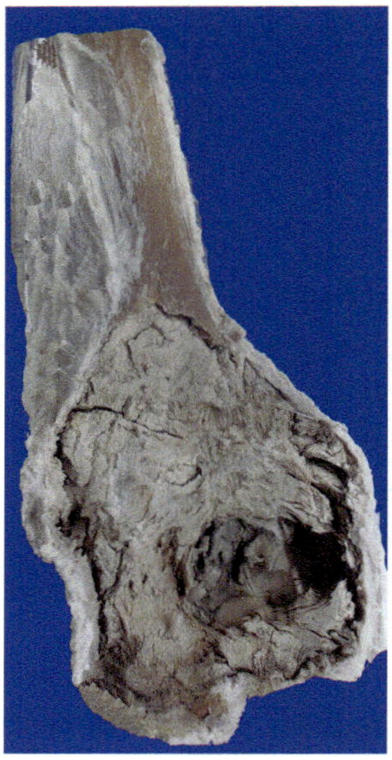

图 3-4-18　骨巨细胞瘤

17. 皮肤恶性黑素瘤(malignant melanoma of the skin)(图 3-4-19)

足部见一肿物，突出皮肤表面，基底部较宽，质中，呈黑色，向深部呈浸润性生长。

18. 恶性淋巴瘤(malignant lymphoma)(图 3-4-20)

气管旁淋巴结成串肿大,融合成团,切面灰白色或灰红色,质地均匀、湿润、鱼肉样外观。

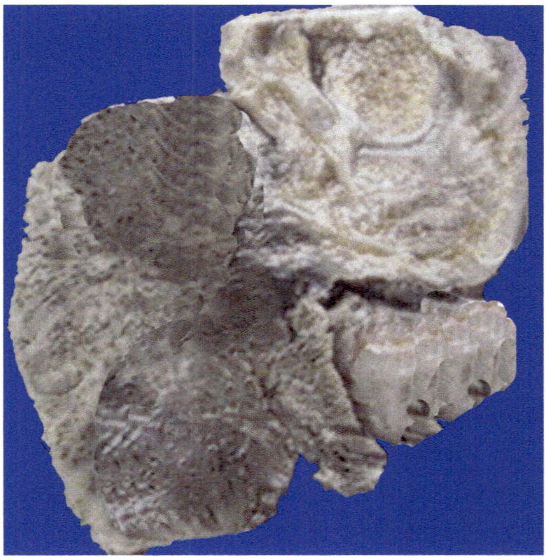

图 3-4-19　皮肤黑素瘤

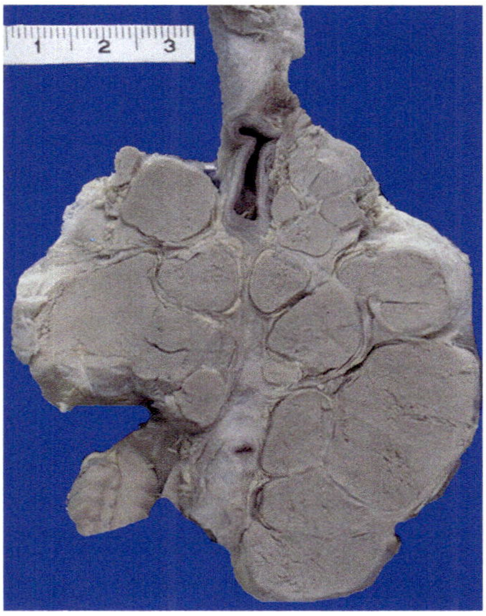

图 3-4-20　恶性淋巴瘤

三、组 织 切 片

1. 恶性瘤细胞形态(cytology of malignant tumor)(图 3-4-21)

观察恶性肿瘤的异型性。

组织结构的异型性:恶性肿瘤细胞排列紊乱,失去正常的排列结构或层次。

肿瘤细胞的异型性:①瘤细胞的大小和形态很不一致(多形性),可以出现瘤巨细胞。②肿瘤细胞核的体积增大。胞核与细胞质的比例增高。核的大小、形状和染色不一,可出现巨核、双核、多核或奇异形的核。核深染,染色质呈粗颗粒状,分布不均匀,常堆积在核膜下。核仁明显,体积大,数目也可增多。③核分裂象常增多,出现病理性核分裂象。

诊断要点:肿瘤细胞及组织结构的异型性。

2. 皮肤乳头状瘤(squamous papilloma of skin)(图 3-4-22)

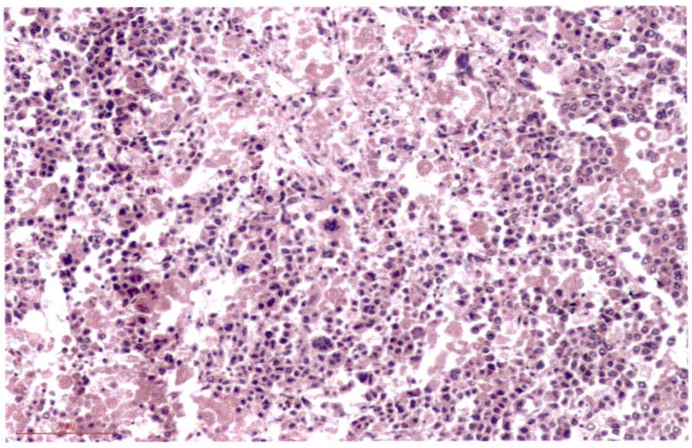

图 3-4-21　恶性瘤细胞形态

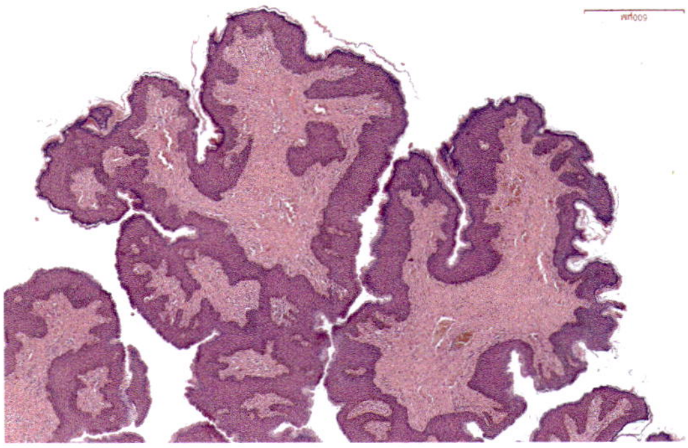

图 3-4-22　皮肤乳头状瘤

皮肤组织呈乳头状增生，向外突起，表面增生的鳞状上皮层次增加，过度角化，但分化成熟，无异型性。乳头轴心为纤维血管束（间质）。

上皮基底层细胞排列整齐，基底膜完整，无浸润性生长。

诊断要点：①被覆鳞状上皮增生，形成乳头状或手指样突起，乳头中心为间质；②肿瘤细胞形态与正常组织相似。

3. 食管鳞状细胞癌（squamous cell carcinoma of esophagus）（图 3-4-23）

食管鳞状上皮异型增生癌变，突破基底膜向下浸润互相连接成分枝状、条索状、巢状，癌巢被纤维组织（间质）分隔围绕，间质中有炎症细胞反应，实质与间质分界清楚。

癌巢中央可见同心圆样的角化物称为角化珠或癌珠；癌巢外围为染色偏紫蓝色的基底层样细胞，癌细胞有明显的异型性。分化较高区域可见角化珠和细胞间桥。

诊断要点：①肿瘤细胞有异型性，排列成巢；②癌巢内可见鳞状上皮角化过程，高分化者可见细胞间桥和角化珠。

注意与乳头状瘤比较以掌握良恶性肿瘤的镜下特点。

4. 胃（肠）腺癌（adenocarcinoma of stomach or colon）（图 3-4-24）

切片一端胃（肠）黏膜上皮尚属正常。另一端上皮异常增生，突破基底膜向下浸润。

癌组织由大小不等、形状不一、排列不规则的腺管组成，腺体之间为纤维组织（间质）。癌细胞呈柱状或立方形，细胞异型性明显。腺体单层或多层排列，极性紊乱，可见黏液分泌。

癌组织浸润性生长，深达黏膜下层或肌层。

诊断要点：①肿瘤由大小不等、形状不一的腺体组成，浸润性生长；②肿瘤细胞有异型性，病理核分裂像多见。

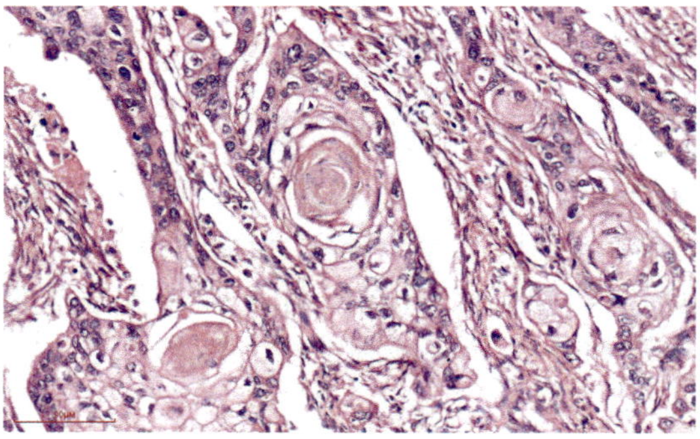

图 3-4-23　食管鳞状细胞癌

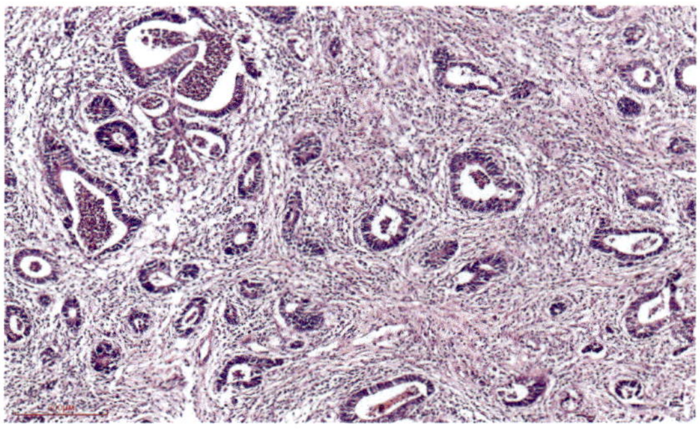

图 3-4-24　胃腺癌

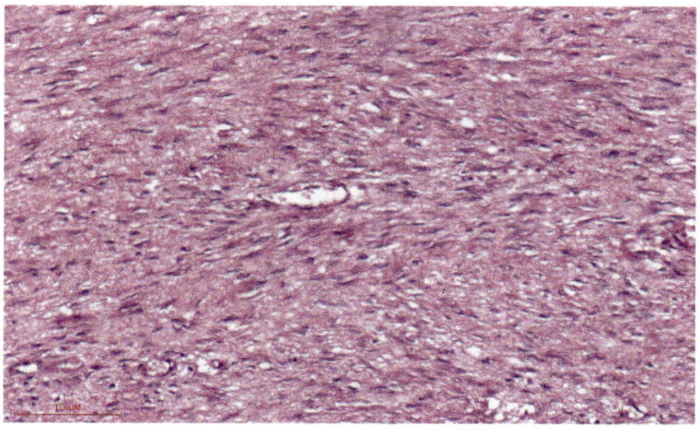

图 3-4-25　纤维瘤

5. 纤维瘤（fibroma）（图 3-4-25）

肿瘤细胞分化好，形态较一致，呈梭形，似纤维母细胞或纤维细胞，并见较多胶原纤维。瘤细胞和胶原纤维呈束状，粗细不等，纵横交织，排列紊乱不规则。实质与间质分界不清。肿瘤周围可见包膜包绕。

诊断要点：肿瘤由分化成熟的似纤维细胞的瘤细胞和胶原纤维组成。

6. 纤维肉瘤（fibrosarcoma）（图 3-4-26）

肿瘤细胞丰富密集呈梭形，细胞核较

大,大小不等,核深染,可见核分裂象。瘤细胞弥漫分布,排列紊乱,略呈束状、编织状,胶原纤维较少,实质与间质分界不清。肿瘤无包膜,已侵入周围肌组织。有的区域可见出血、坏死。

诊断要点:①肿瘤由梭形细胞组成,呈束状交叉排列;②肿瘤细胞有异型性,核分裂象易见。

注意与纤维瘤比较以掌握良性和恶性肿瘤的鉴别。注意与鳞状细胞癌比较以掌握癌与肉瘤的鉴别。

7. 淋巴结转移性腺癌(或鳞癌)(metastatic adenocarcinoma/squamous cell carcinoma of lymph node)(图 3-4-27)

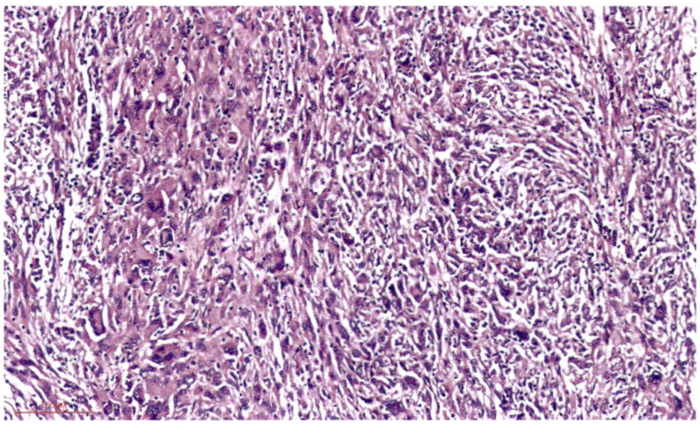

图 3-4-26　纤维肉瘤

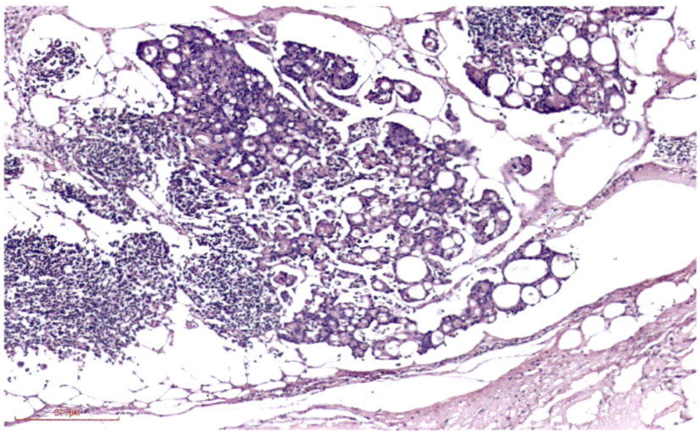

图 3-4-27　淋巴结转移性腺癌

正常淋巴结结构尚存,部分淋巴结被破坏,于淋巴结边缘窦及皮质、髓质内见多量大小不等、形态不规则的癌巢分布。癌细胞有明显异型性,可见腺癌或鳞癌特征,可见病理性核分裂象。

诊断要点:淋巴结内出现腺癌或鳞癌组织。

四、示　教　片

1. 肿瘤细胞核分裂象

见图 3-4-28。

2. 结肠腺瘤(图 3-4-29)

瘤细胞呈腺管状,腺管大小不一,形态不规则,但瘤细胞的异型性不明显。

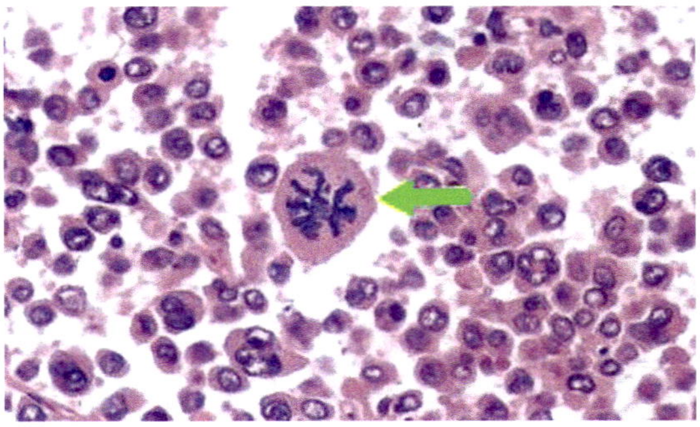

图 3-4-28　肿瘤细胞核分裂象

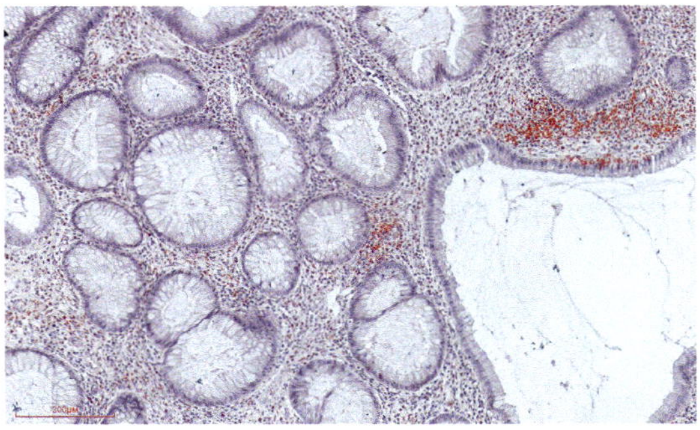

图 3-4-29　结肠腺瘤

3. 子宫颈原位癌(图 3-4-30)

宫颈鳞状细胞异常增生,上皮脚向下生长。异常增生的上皮已累及鳞状上皮的全层,但尚未侵破基底膜。

4. 卵巢囊性畸胎瘤(图 3-4-31)

囊性肿瘤,囊壁可见分化成熟的皮肤、毛囊、皮脂腺、汗腺等多个胚层的多种多样组织成分。

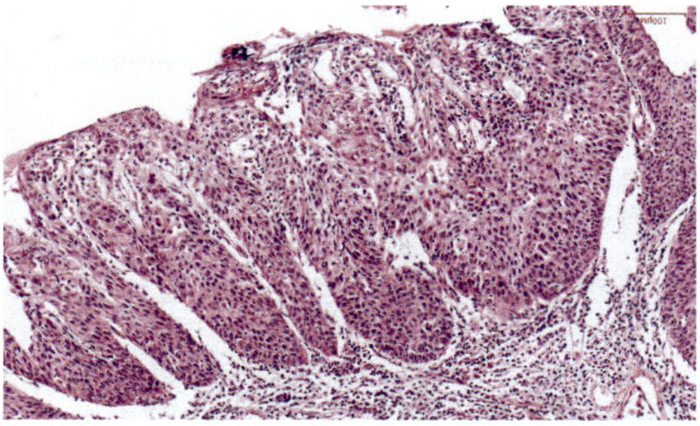

图 3-4-30 子宫颈原位癌

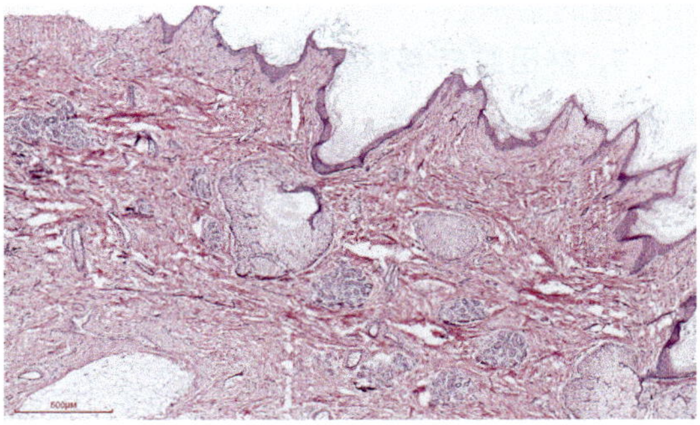

图 3-4-31 卵巢囊性畸胎瘤

病例讨论

患者,男,50 岁,上腹部疼痛 15 年之久,常在饭后 1 ~2 小时疼痛发作,但近 2 年余疼痛无律,近半年腹痛加剧,经常呕吐。2 个月来,面部及手足水肿,尿量减少,食欲极差。半小时前排黑色柏油样大便,并呕吐鲜血,突然昏倒,急诊入院。体检:消瘦、面色苍白,四肢厥冷,血压 8/5kPa,心音快而弱。两腋下及左锁骨上淋巴结显著肿大,质硬。化验:WBC 5×10^9/L,N 0.70,L 0.25,M 0.04,RBC 3×10^{12}/L,Hb 100g/L。患者入院后出血不止,血压急剧下降,抢救无效死亡。

尸检摘要:全身水肿,两下肢及背部为甚,胸腹腔内分别有 500ml 淡黄色澄清液体。胃小弯幽门区有 4cm×5cm×5cm 肿块一个,质硬,表面出血坏死呈溃疡状。取肿块处胃黏膜做病理检查,镜下见局部正常胃黏膜破坏,异型细胞生长,细胞大,核大,染色深,可见不对称核分裂象,腺上皮增生,腺体大小不一,排列紊乱,异型腺体已穿过黏膜肌层浸润达胃肌层及浆膜。肝大、黄色、质软、油腻。镜下见肝细胞内有大小不等之圆形空泡,核被挤向一侧,无异型,苏丹Ⅲ染色呈橘红色。肾小管上皮细胞肿大,肾小管腔狭窄,肾小管上皮细胞内满布针尖大小伊红色颗粒。

思 考 题

(1) 请写出病理诊断,并按病变发展解释患者出现的各种临床表现。

(2) 肝肾发生什么病变? 并分析其原因。

(卓丽娟 晋 雯)

实习五　心血管系统疾病

一、目的要求

（1）掌握风湿病的基本病理变化以及风湿病心瓣膜病的病理特点及其危害性。

（2）掌握动脉粥样硬化的病变特点及其在不同脏器（主要是冠状动脉）引起的后果。

（3）掌握高血压的病变特点及其对主要脏器的影响（主要是心、肾、脑）。

（4）了解感染性心内膜炎的病理变化及后果。

二、大体标本

1. 风湿性心瓣膜炎（早期）（rheumatic valvulitis）（图 3-5-1）

心脏标本，左心已切开。左心房和左心室之间的二尖瓣轻度增厚，在闭锁缘上隐约可见略呈串珠状隆起，腱索轻度增粗，乳头肌尚正常，左心房、左心室无明显扩张。

2. 慢性风湿性心瓣膜病（二尖瓣狭窄）（chronic rheumatic valvular vitium of the heart, mitral stenosis）（图 3-5-2）

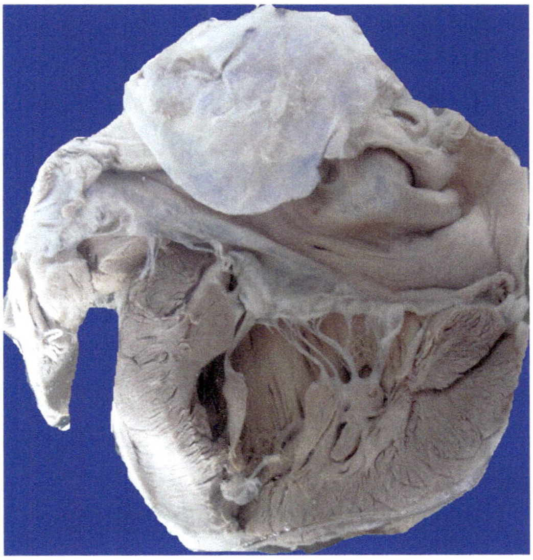

图 3-5-1　风湿性心瓣膜炎（早期）

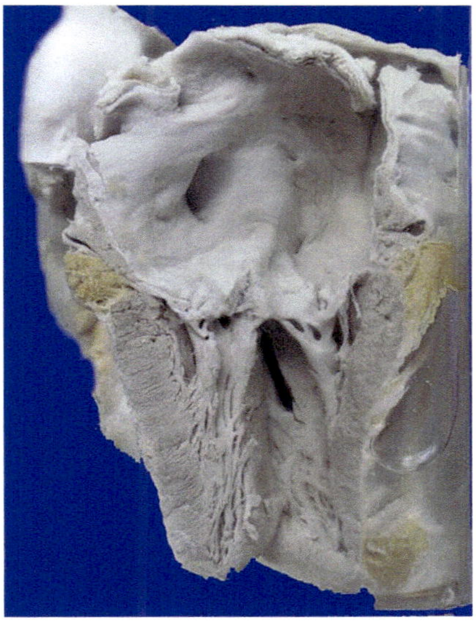

图 3-5-2　慢性风湿性心瓣膜病（二尖瓣狭窄）

心脏标本，左心已切开。左心房和左心室之间的二尖瓣明显增厚、变硬、变形，瓣叶互相粘连，腱索粘连、增粗、缩短。左心房明显扩张，左心室较正常。

联系：二尖瓣狭窄后可引起的血流动力学变化。

3. 慢性风湿性心瓣膜病（二尖瓣狭窄+关闭不全）（chronic rheumatic valvular vitium of the heart, mitral stenosis and insufficiency）（图 3-5-3）

心脏标本，左心已切开。左心房和左心室之间的二尖瓣明显增厚、变硬、变形，瓣叶互相粘连，腱索粘连、增粗、缩短。左心房明显扩张，左心室也明显肥大扩张，左心室乳头肌肥大。

联系：二尖瓣狭窄伴关闭不全可引起的血流动力学改变。

4. 亚急性感染性心内膜炎（subacute infective endocarditis）（图 3-5-4）

心脏标本，左心已切开。左心室与主动脉之间的主动脉瓣上见有黄褐色赘生物，约黄豆大，不规则，质地松脆，易脱落，主动脉瓣膜有破损并增厚、变硬。

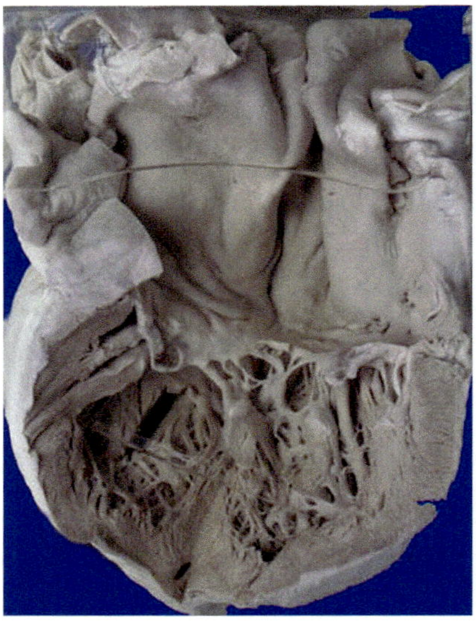

图 3-5-3 慢性风湿性心瓣膜病（二尖瓣狭窄+关闭不全）

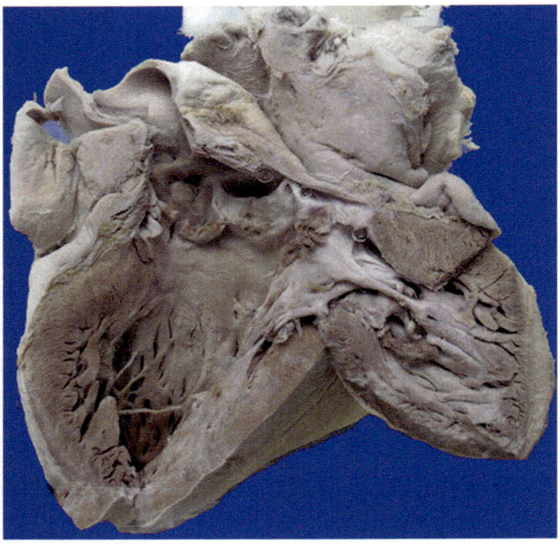

图 3-5-4 亚急性感染性心内膜炎

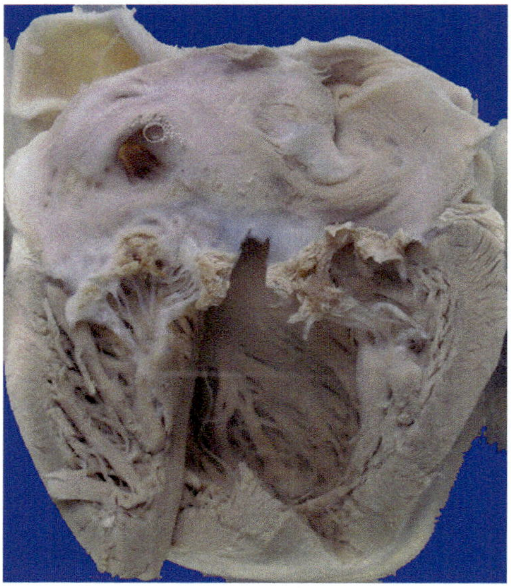

图 3-5-5 急性感染性心内膜炎

5. 急性感染性心内膜炎（acute infective endocarditis）（图 3-5-5）

心脏标本，左心已切开。左心房和左心室之间二尖瓣无明显增厚，但瓣膜上见数个约蚕豆大的赘生物，黄褐色，表面粗糙，质地松脆。

联系：比较风湿性心内膜炎、亚急性感染性心内膜炎、急性感染性心内膜炎三者的瓣膜病变有何不同。

6. 高血压性心脏病（hypertensive heart disease）

代偿期（向心性肥大）：心脏横断面标本。心脏体积增大，重量增加（正常心脏重 200～250g，如本人右拳大小）。左心室壁增厚（正常成人厚度在 1cm 以内），灰黄色，质地较实，乳头肌和肉柱均增粗，但左心室腔不扩张（图 3-5-6）。

失代偿期（离心性肥大）：心脏标本，左心已切开。左心室壁增厚，灰黄色，质地较实，左心室腔明显扩张，心尖钝圆，肉柱、乳头肌变扁平，二尖瓣和主动脉瓣环周径相对变大（图 3-5-7）。

联系：高血压对心脏造成的影响。

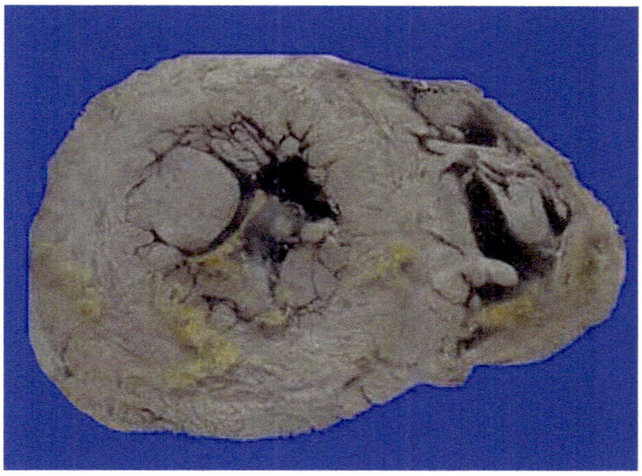

图 3-5-6　高血压性心脏病（代偿期）

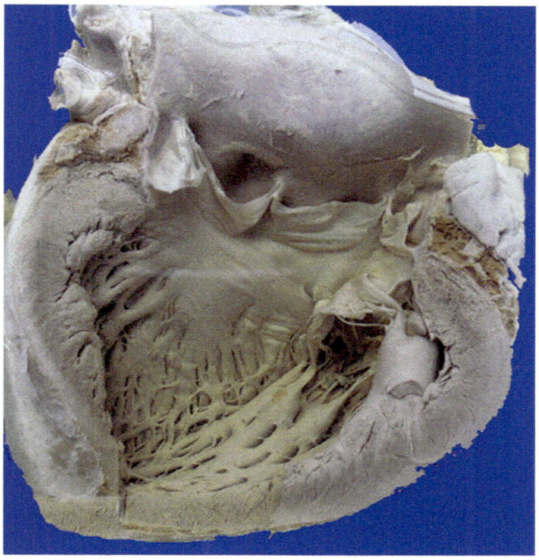

图 3-5-7　高血压性心脏病（失代偿期）

7. 主动脉粥样硬化（早期）（atherosclerosis of aorta, early lesion）（图 3-5-8）

主动脉管壁沿长轴剪开，暴露动脉内膜面，见散在的淡黄色斑点和脂纹，前者约米粒至绿豆大小，后者呈条纹状与动脉长轴平行，两者均微隆起于表面。

8. 主动脉粥样硬化（晚期）（atherosclerosis of aorta, advanced lesion）（图 3-5-9）

主动脉管壁沿长轴剪开，暴露动脉内膜面，见多个大小不等、凹凸不平黄白色斑块散在分布，呈蜡滴状明显隆起于主动脉内膜表面；部分斑块脱落，表面破溃成不规则的溃疡；部分斑块表面区域色灰白，质硬，为钙盐沉着；病变在分支动脉开口部更显著。

联系：动脉粥样硬化基本病理变化。主动脉粥样硬化好发部位及后果。

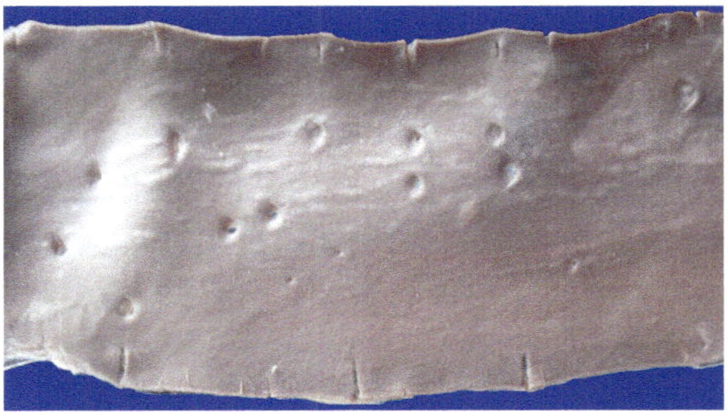

图 3-5-8　主动脉粥样硬化（早期）

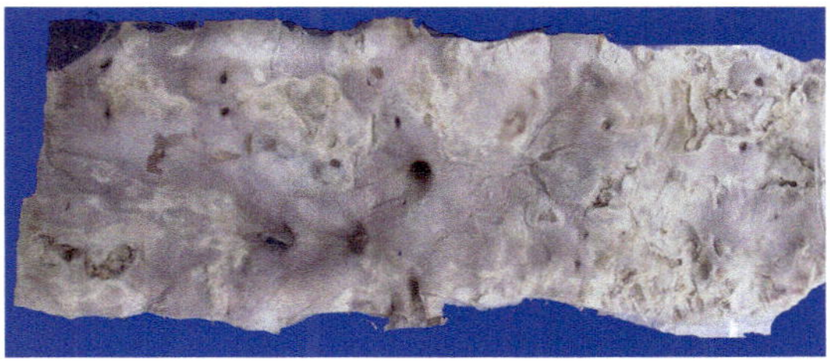

图 3-5-9　主动脉粥样硬化（晚期）

9. 冠状动脉粥样硬化（atherosclerosis of coronary artery）（图 3-5-10）

心脏标本，左心已切开，暴露左心室及主动脉。左心室心肌外膜脂肪中见一个冠状动脉横断面，动脉内膜一侧增厚，呈黄白色半月状隆起，突向管腔，管腔明显变窄。

联系：冠状动脉粥样硬化的好发部位及引起的后果。

10. 脑动脉粥样硬化（atherosclerosis of cerebral artery）（图 3-5-11）

大脑血管标本（Willis 环）脑部动脉明显增粗，管壁厚薄不均，厚处透过外膜见深部有黄色不规则粥样斑块，切面见斑块向管腔突出，管腔狭窄。

联系：脑动脉粥样硬化的好发部位及后果。

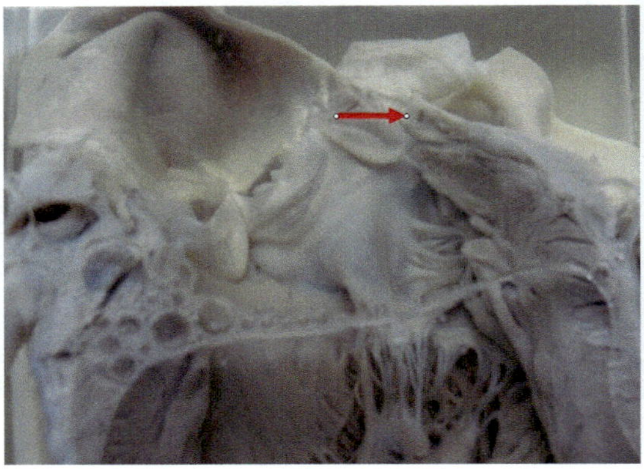

图 3-5-10　冠状动脉粥样硬化

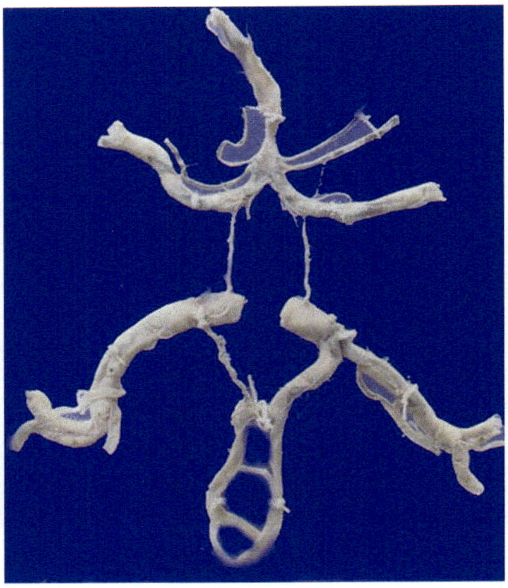

图 3-5-11　脑动脉粥样硬化

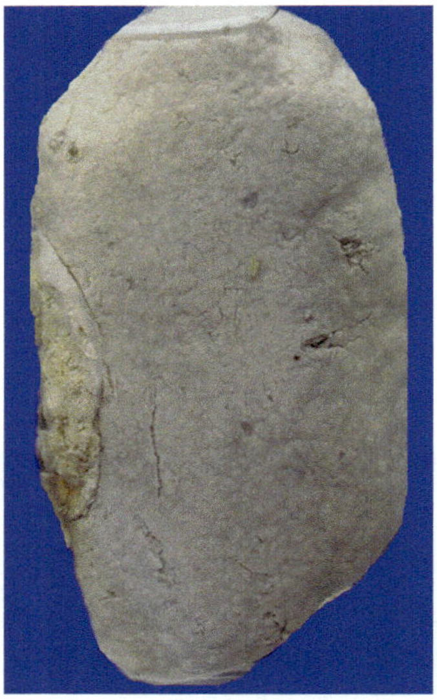

图 3-5-12　肾细动脉硬化（高血压肾）

11. 肾细动脉硬化（高血压肾）（arteriolosclerosis of kidney, hypertension）（图 3-5-12）

肾体积缩小，重量减轻，质地变硬，被膜不易剥离，表面凹凸不平，弥漫性分布细颗粒状隆起；切面见肾皮质变薄，皮、髓质境界不清，局灶可见到小动脉管壁增厚，呈哆开状，肾盂周围脂肪组织增多。

联系：高血压对肾所造成的影响。

12. 高血压脑出血（cerebral hemorrhage, hypertension）（图 3-5-13）

大脑标本冠状切面。基底节和内囊区域出血，出血区域脑组织完全破坏，代之以暗红色凝血块，与周围组织境界不清，严重病例出血灶破入侧脑室，周围脑组织中可见点状出血，同侧大脑半球增大，中线向对侧偏移，挤压侧脑室，脑室腔变小。

联系：高血压脑出血的发生机制、好发部位及后果。

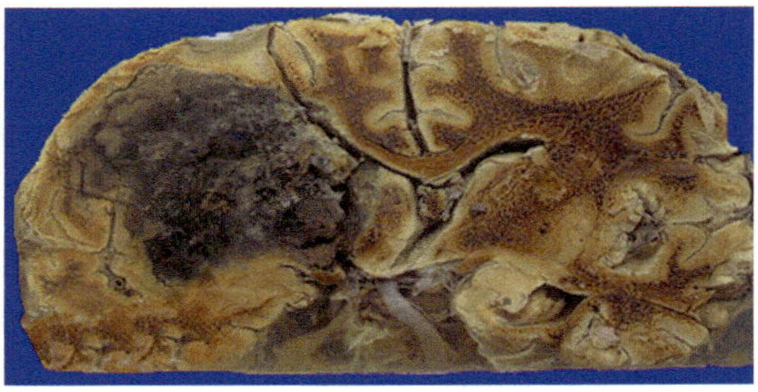

图 3-5-13　高血压脑出血

三、组织切片

1. 风湿性心肌炎（rheumatic myocarditis）（图 3-5-14）

低倍镜：心肌间质血管旁有数个梭形或椭圆形病灶，即风湿小体。

高倍镜：①风湿小体中央为絮状、红染、无结构的纤维素样坏死灶；②周围有大量的风湿细胞(Aschoff 细胞),其体积大,圆形或多边形,胞质多,嗜碱性,单核或多核,核大,核膜清晰,染色质浓集于中央,横切似枭眼状,纵切如毛虫状;③病灶周边见少量的淋巴细胞浸润。

诊断要点:风湿细胞的形态。

2. 主动脉粥样硬化(atherosclerosis of aorta)(图 3-5-15)

主动脉内膜局部增厚,呈斑块状隆起。浅层为纤维帽,可见大量增生的纤维组织,部分病例呈玻璃样变。深层为淡红色、无结构的粥样坏死物,其中可见多量针状或菱形空隙(系胆固醇结晶在制片时被溶解后留下的空隙),周围见少量泡沫细胞。泡沫细胞呈圆形,胞质空泡状,可见紫蓝色核。部分病例可见深蓝色颗粒状钙化点或钙化灶。

诊断要点:①浅层(纤维帽);②深层(粥样坏死物、胆固醇结晶、泡沫细胞、钙化)。

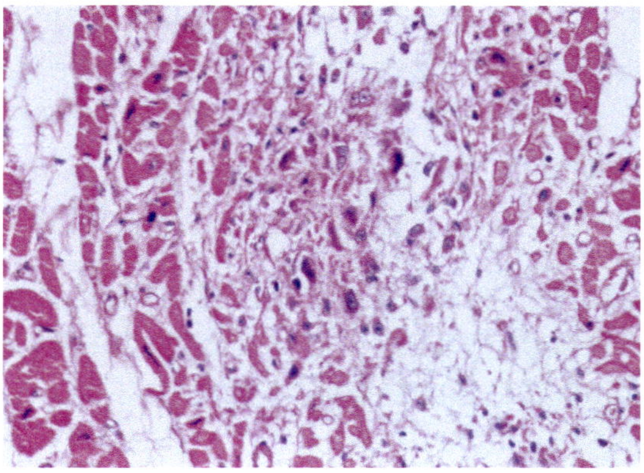

图 3-5-14　风湿小体

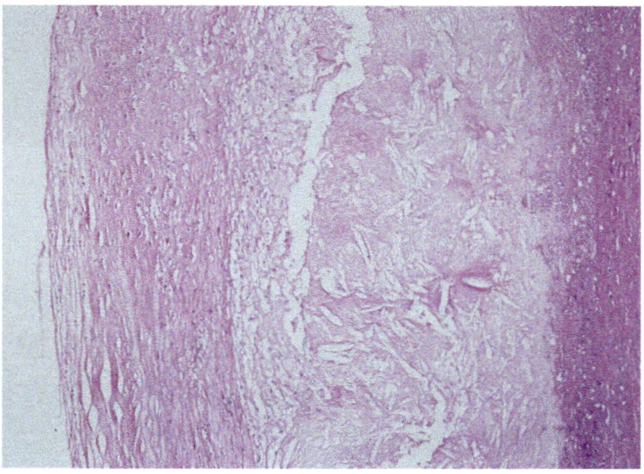

图 3-5-15　主动脉粥样硬化

3. 冠状动脉粥样硬化(atherosclerosis of coronary artery)(图 3-5-16)

冠状动脉内膜一侧呈半月形增厚,突向管腔,管腔因之狭窄;增厚处浅层为纤维帽,可见大量增生的纤维组织,部分病例呈玻璃样变;深层为淡红色、无结构的粥样坏死物,其中可见多量针状或菱形空隙(胆固醇结晶),周围见少量泡沫细胞,部分病例可见钙化灶。

诊断要点:①浅层(纤维帽);②深层(粥样坏死物、胆固醇结晶、泡沫细胞、钙化)。

4. 肾细动脉硬化(高血压肾)(arteriolosclerosis of kidney)(图 3-5-17)

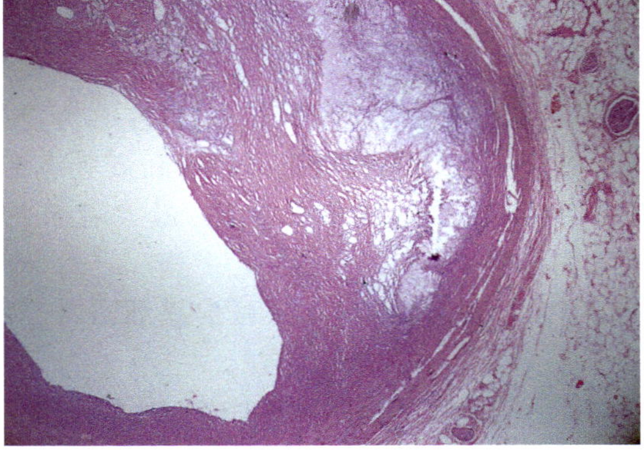

图 3-5-16　冠状动脉粥样硬化

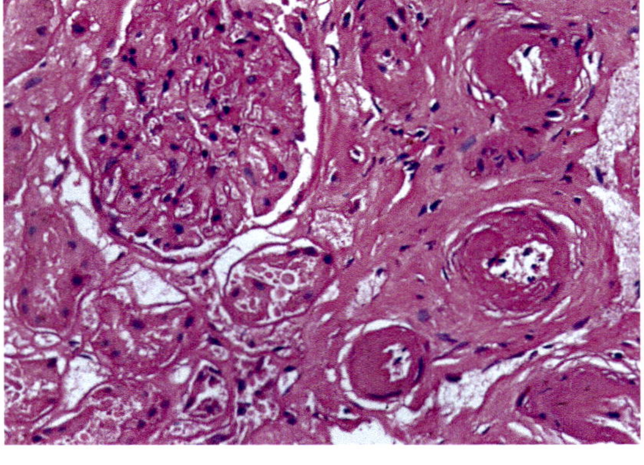

图 3-5-17　肾细动脉硬化

肾皮质部可见肾小球的入球动脉管壁增厚、红染，均匀一致呈玻璃样变性，管腔狭窄或闭塞；邻近肾小球萎缩、纤维化或玻璃样变，周围的肾小管亦萎缩或消失；邻近病变较轻区域肾小球肥大，相应的肾小管扩张，腔内有各种管型；间质有纤维组织增生和少量淋巴细胞浸润。

诊断要点：①入球动脉玻璃样变；②部分肾单位萎缩；③部分肾单位代偿性肥大。

四、示　教　片

1. 心肌硬化（cardiac myosclerosis）（图 3-5-18）

心肌组织见散在不规则小瘢痕区，该区心肌纤维消失，被增生的纤维组织所取代，即纤维化，其间残存有散碎的心肌纤维，并见少量淋巴细胞浸润。

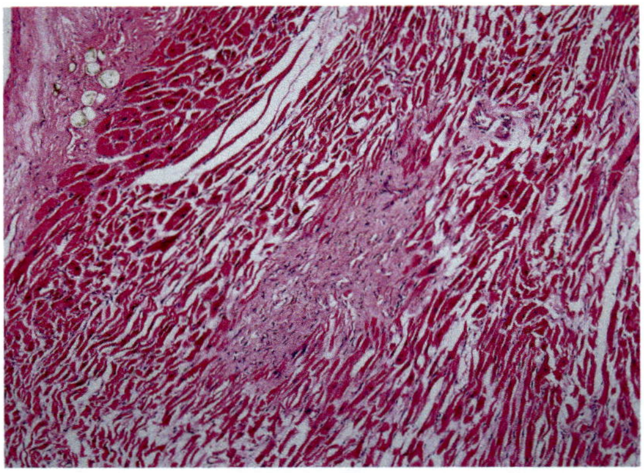

图 3-5-18　心肌硬化

病例讨论

患者，女，31 岁，家属代诉：4 年前因感冒就诊，院方考虑其患有心脏病，当时无任何不适，照常参加劳动。2 年前开始于劳动时感觉心跳加快、气促，两下肢出现水肿，且日益加重。近 2 个月来，疲乏无力，卧床不起，常有低热。今晨患者突然昏倒，不省人事，不能言语伴右侧肢体活动受限，急诊收入院。

过去史：患者从 17 岁开始，就有膝关节、肘关节、肩关节疼痛、肿胀且经常发作。

体检：昏迷状态，血压 11/9kPa，体温 38℃，脉搏 100 次/分，呼吸 36 次/分，有发绀，右下眼睑和前胸皮肤有针帽头大小出血点，颈静脉怒张。两肺听诊呼吸音减弱，水泡音遍布。心脏浊音界向左右两侧扩大，心尖搏动区扩大，心尖部可听到三级吹风样收缩期杂音及雷鸣样舒张期杂音。

肝脾均可摸到，肝下界在右季肋下 3cm，脾在左季肋下 1cm；双下肢凹陷性水肿。

右侧肢体肌张力明显低下，右侧腹壁反射消失。

辅助检查：血常规，红细胞 3.2×10^{12}/L，血红蛋白 80g/L，白细胞 14.6×10^{9}/L，中性粒细胞 0.80；红细胞沉降率 34mm/h；血培养细菌阳性。

入院后抢救无效，于 1 天后死亡。

尸检摘要：

（1）心：重 480g，心脏体积增大，心尖钝圆，左右心房、心室均有肥大扩张，以左心房、左心室病变为明显。左心室壁厚约 2cm，右心室壁厚 0.5cm，二尖瓣瓣膜缩短、增厚，瓣膜连结缘有粘连，瓣膜僵硬不能紧密关闭，其上附有多个粗糙、质地脆的赘生物，最大者长约 1.6cm，小者绿豆大小，腱索缩短、增粗，其他瓣膜无明显病变。

二尖瓣瓣膜的组织切片：瓣膜赘生物由纤维素、血小板等组成，深层有少量细菌团，赘生物基底部及其瓣膜有肉芽组织生长及纤维化。

（2）肺：两肺表面呈暗灰紫色，切面呈暗紫色，挤压肺脏有泡沫状液体溢出，但无明显实变区。

组织切片：肺泡腔内充满浆液，但无炎症细胞浸润，肺泡壁毛细血管扩张及间质小静脉扩张充血。

（3）肝：体积增大，切面质地实。切片：肝内血窦明显淤血。

（4）脾：体积明显增大，切面可见一灰白色约 1.5cm×3cm 的梗死区。

组织切片：脾窦扩张淤血，并见一凝固性坏死灶，病灶结构模糊但可辨。

（5）脑：左侧基底核和内囊区域见一个出血灶，大小约 2.5cm 左右。

组织切片：脑组织灶性出血，出血灶周边局灶可见有多个小软化灶。

（张春梁　晋　雯）

实习六　呼吸系统疾病

一、目的要求

（1）掌握大叶性肺炎和小叶性肺炎大体与镜下病理变化特点及其鉴别要点。

（2）了解慢性阻塞性肺疾病和硅肺的病变特点，进一步理解这些疾病的发病机制及由此引起的后果和临床表现。

（3）观察慢性肺源性心脏病（肺心病）的病变特点，了解其发病机制、后果及临床表现。

（4）掌握肺癌的病变特点和类型。

二、大体标本

1. 大叶性肺炎（灰色肝样变期）（lobar pneumonia, gray hapatization stage）（图 3-6-1）

一侧肺切除标本。病变肺叶体积肿胀，肺膜紧张，外观饱满，胸膜面有褐色片状的纤维素渗出。切面见病变肺组织失去正常海绵状结构，色灰白，质地变实如肝。

2. 小叶性肺炎（lobular pneumonia）（图 3-6-2）

局部切除肺标本。病变肺表面及切面上可见多个散在实变病灶，病灶大小不等，形状不一，颜色灰黄，境界不清，部分病灶融合成片状，切面病灶略微隆起，且有脓性渗出物。

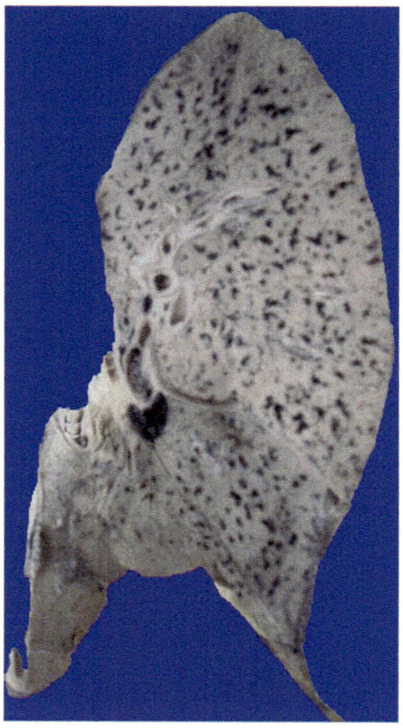

图 3-6-1　大叶性肺炎（灰色肝样变期）（大体标本）

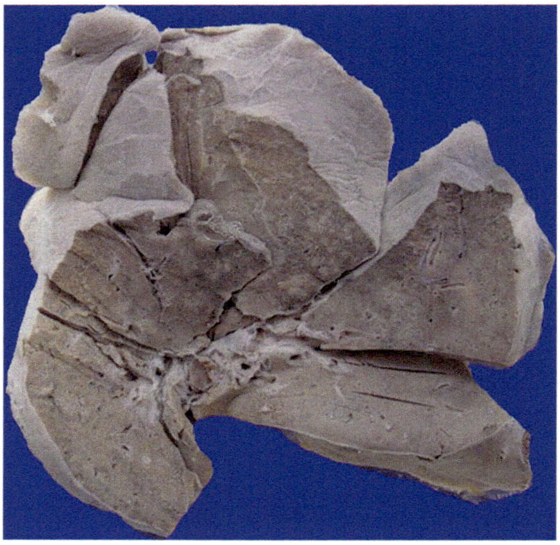

图 3-6-2　小叶性肺炎（大体标本）

3. 支气管扩张症（bronchiectasis）（图 3-6-3）

局部切除肺标本。肺叶或肺段内病变之支气管呈囊状或圆柱状，或节段性纺锤状扩张。管腔内有脓性痰（或于制标本时已流失）。某些扩张的支气管已延伸达肺膜下，管壁增厚，管腔黏膜面见细小横行或纵行皱襞。周围肺组织纤维化、萎陷或气肿。局部肺膜增厚或粘连。

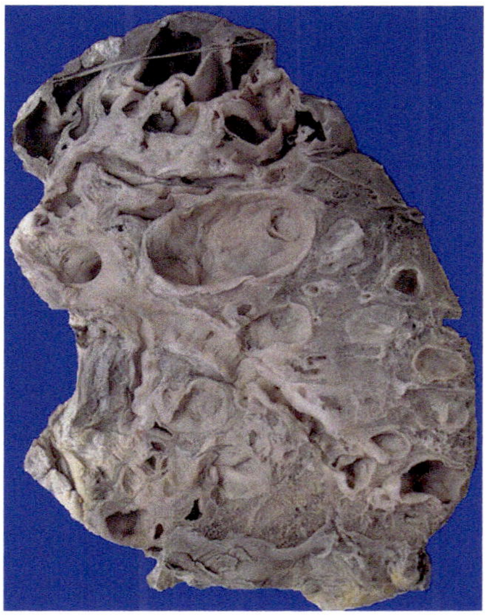

图 3-6-3　支气管扩张症（大体标本）

4. 肺气肿（pulmonary emphysema）（图 3-6-4）

局部切除肺标本。肺叶膨胀，体积增大，边缘钝圆，干燥、灰白，质地松软，弹性减弱，海绵状或细蜂窝状扩张，胸膜面或肺尖常见融合性囊泡。

5. 慢性肺源性心脏病（chronic cor pulmonale）

心脏增大，外观圆球形。右心腔扩大，右心室壁增厚，乳头肌、肉柱增粗，肺动脉圆锥肥厚，扩大而隆起，心瓣膜无明显病变。

6. 硅肺（silicosis）（图 3-6-5）

局部切除肺标本。肺组织重量增加，呈不规则气肿或纤维化萎陷。切面见灰白色致密帽针头大半透明小点（即硅结节）或融合呈灰白斑块状病灶。肺门淋巴结肿大，其中亦见灰白色小结节，并杂以黑色碳末，胸膜弥漫性纤维化增厚。

7. 肺癌（carcinoma of the lung）

（1）中央型肺癌（图 3-4-15）：一侧肺切除标本。肿瘤原发于支气管黏膜，管壁增厚，管腔狭窄，癌组织浸润周围肺组织，呈灰白色，形成巨大肿块，境界不清。肺内尚见多个散在大小 0.5～1cm 的圆形肿物，呈棕灰黄色。肺门、支气管旁淋巴结均见肿大转移。胸膜广泛性浸润增厚（癌性胼胝）或胸膜上见散在圆形结节状肿物隆起。

（2）周围型肺癌（图 3-6-6）：局部切除肺标本。肺叶周边部有一直径约 3cm 的肿物，无包膜，与周围肺组织境界尚清楚。切面灰白色，质硬。肿物远端之肺组织含气量减少呈不张状态。

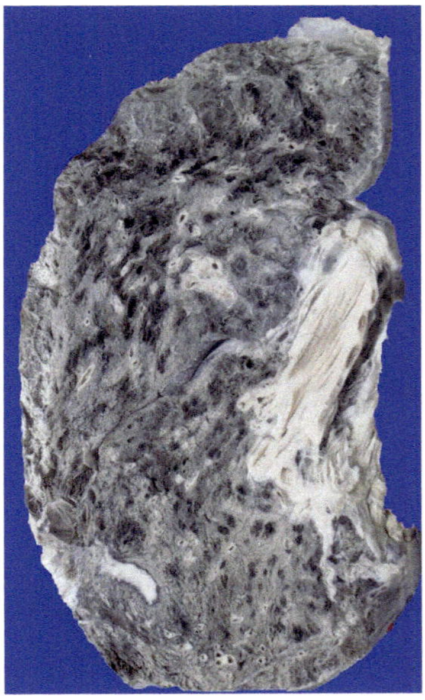

图 3-6-4　肺气肿（大体标本）

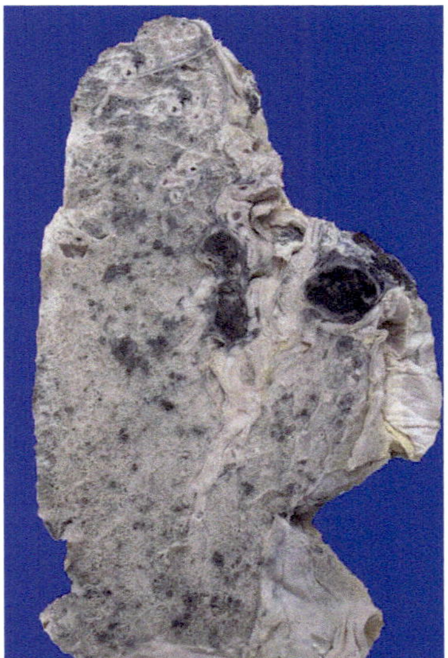

图 3-6-5　硅肺（大体标本）

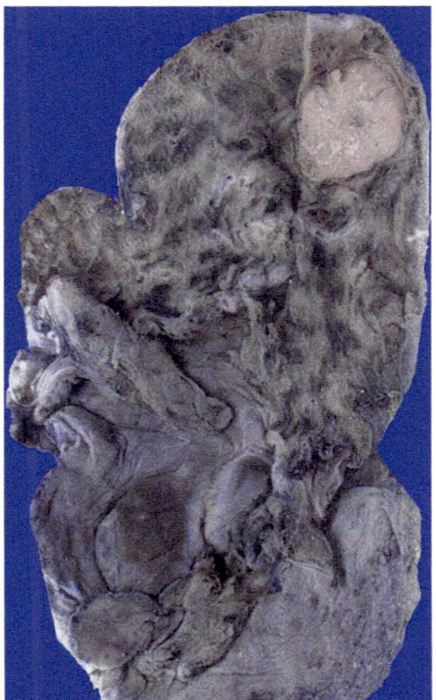

图 3-6-6　周围型肺癌

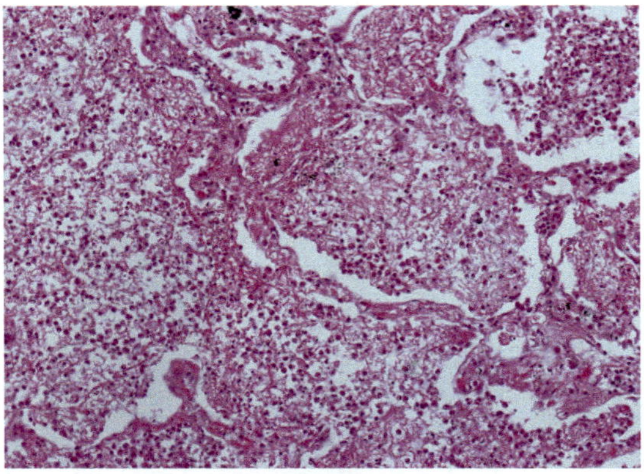

图 3-6-7　大叶性肺炎(灰色肝样变期)(组织切片)

三、组织切片

1. 大叶性肺炎(灰色肝样变期)(lobar pneumonia, gray hapatization stage)(图 3-6-7)

肺组织切片,病变弥漫,大部分肺泡腔失去含气状态,充以大量纤维素和嗜中性白细胞,肺泡壁毛细血管无明显充血。部分纤维素通过肺泡间孔与相邻肺泡内纤维素相连。

支气管黏膜上皮部分脱落、管壁充血、水肿,但炎症浸润较轻。

胸膜面有纤维素及中性白细胞浸润。

诊断要点:①病变弥漫;②肺泡腔内见大量纤维素和中性粒细胞渗出。

2. 小叶性肺炎(支气管性肺炎)(lobular pneumonia, bronchopneumonia)(图 3-6-8)

肺组织切片,可见病变以细支气管为中心,呈灶性分布。支气管壁充血水肿,有大量中性白细胞和少量单核细胞浸润,上皮细胞部分变性坏死脱落,管腔内充满大量炎性渗出物。

围绕病变支气管周围肺泡腔内亦见大量上述炎性渗出物,部分病灶内肺泡壁变性坏死,病灶周边肺泡壁毛细血管扩张充血。

诊断要点:以细支气管为中心,呈灶性分布的化脓性炎症。

3. 支气管扩张症(bronchiectasis)(图 3-6-9)

支气管管腔扩大,黏膜面皱褶形成,部分呈乳头状突入管腔,管壁增厚,纤维组织明显增生。部分平滑肌束肥大或萎缩纤维化。管壁有较多淋巴细胞、单核细胞及浆细胞等慢性炎症细胞浸润。

支气管周围肺组织呈不同程度萎缩或肺泡扩张气肿。管壁内小动脉内膜增厚,管腔狭窄。

诊断要点:①支气管管腔扩大,管壁增厚,纤维组织明显增生及慢性炎症细胞浸润;②管壁内小动脉内膜增厚;③支气管周围肺组织呈不同程度萎缩或气肿。

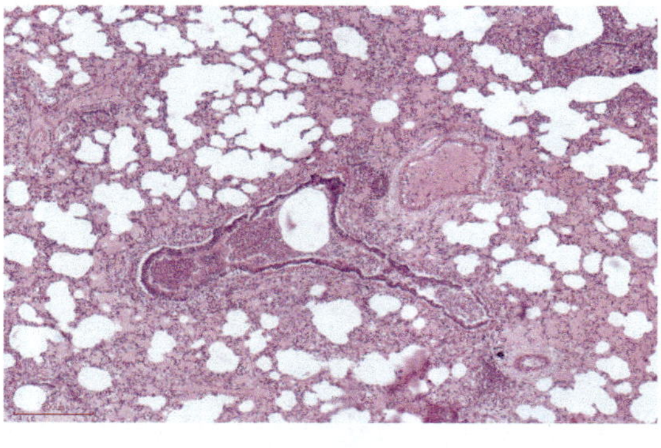

图 3-6-8　小叶性肺炎(组织切片)

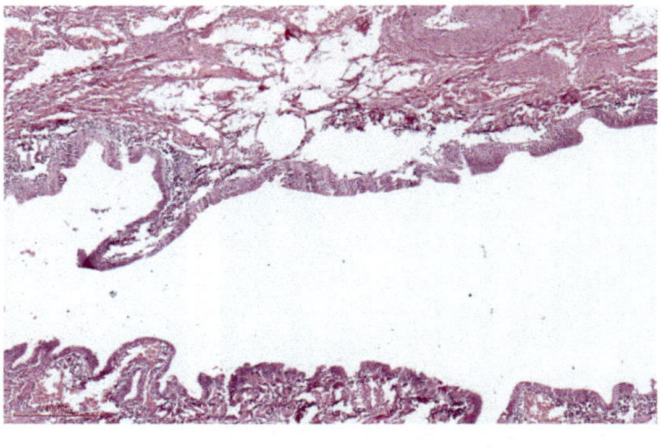

图 3-6-9　支气管扩张症(组织切片)

4. 肺气肿(pulmonary emphysema)(图 3-6-10)

肺组织弥漫性气肿,肺泡腔扩大,肺泡壁变薄或断裂,壁中毛细血管减少。部分肺泡融合呈大囊泡。细小支气管呈慢性炎症改变。

诊断要点：① 肺泡扩张融合，肺泡间隔断裂；②细小支气管慢性炎症细胞浸润。

5. 硅肺（silicosis）（图 3-6-11）

肺组织中见大小不等、境界清楚的结节性病灶。结节主要有胶原纤维呈同心圆洋葱皮样排列。大部分结节已玻璃样变性，有的结节中央见残留小血管，结节周边见较多成纤维细胞、大单核细胞。周围肺组织呈气肿改变。

诊断要点：① 硅结节形成；②肺间质弥漫纤维化。

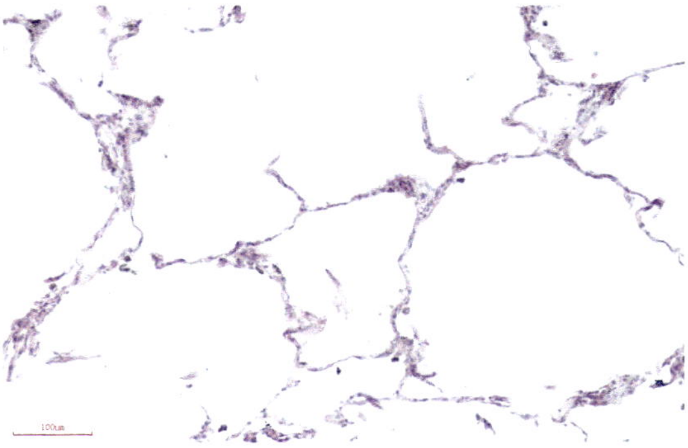

图 3-6-10　肺气肿（组织切片）

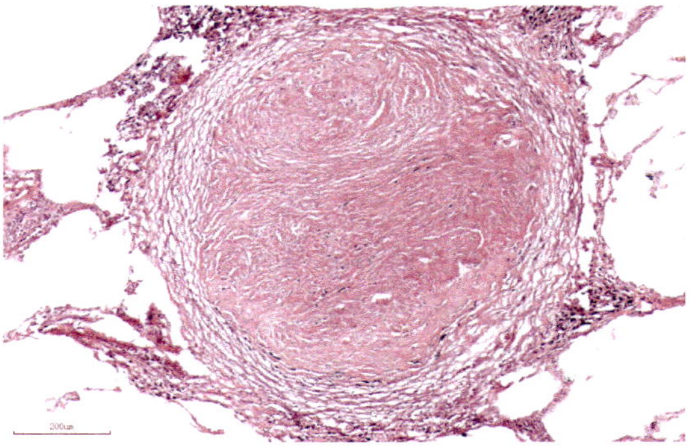

图 3-6-11　硅肺（组织切片）

6. 肺鳞状细胞癌（squamous cell carcinoma of the lung）（图 3-6-12）

大部分肺组织被癌组织破坏，肿瘤细胞呈多边形，排列呈条索状、巢状结构。癌细胞有明显的异型性，分化差，未见角化珠和细胞间桥，部分癌巢中央可见坏死组织。癌巢被纤维组织（间质）分隔围绕，间质中有炎症细胞反应，实质与间质分界清楚。癌旁肺组织充血水肿。

四、示　教　片

1. 肺小细胞癌（small cell lung carcinoma）（图 3-6-13）

大部分肺组织已被癌组织所浸润破坏。癌细胞体积小，胞质少，卵圆形，燕麦状。核深染，核分裂多。细胞多，间质少。癌细胞排列成片块状或呈巢状。

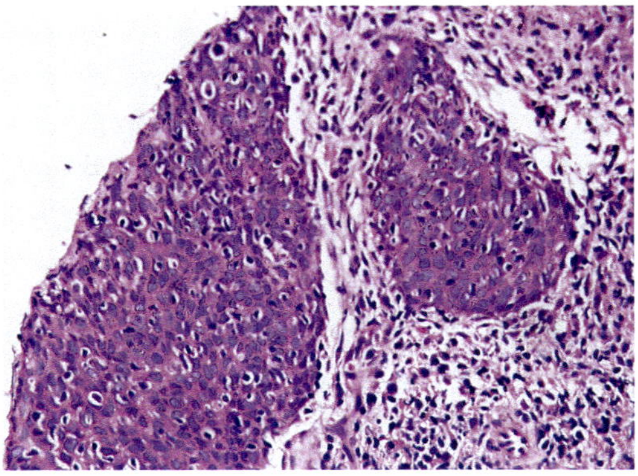

图 3-6-12　肺鳞状细胞癌

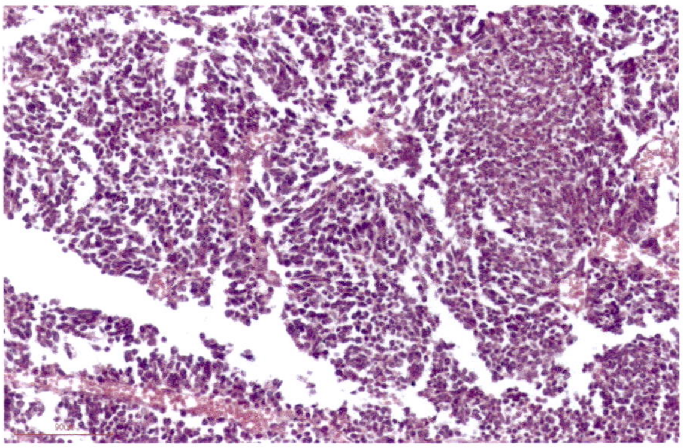

图 3-6-13　肺小细胞癌

病例讨论

患者,男,65 岁。发热,咳嗽 4 天,未予以治疗。第 4 天晚上病情突然恶化,呼吸困难,颜面发紫,脉细弱,急送医院抢救,途中死亡。

尸体解剖:

(1) 肺:①肉眼,肺体积增大,重量增加,左肺上下两叶均发生实变,质较硬,颜色灰白,切面干燥,颗粒状。右肺下叶完全实变,上叶中下部发生实变,上叶上部及中叶肺组织疏松,呈海绵状。肺膜增厚,并与胸壁发生纤维性粘连。②镜下,实变区可见大部分肺泡腔失去含气状态,内充满中性粒细胞及纤维素。肺泡壁结构完整,未遭破坏。肺泡壁毛细血管未见扩张充血。少数肺泡腔内见淡粉色的水肿液。肺膜增厚,可见粉染的纤维素。取自右肺中叶的切片可见肺泡扩张,有的肺泡壁断裂,有的融合成大腔。

(2) 肝:低倍镜下见肝窦及中央静脉扩张,肝细胞索狭窄,高倍镜下见肝细胞质内有边缘较清楚的圆形空泡。

(3) 肾:镜下肾小球未见明显异常。

(4) 主动脉:①肉眼,主动脉壁增厚,内膜粗糙不平,有较多淡黄色斑块,隆起于内膜。②镜下,内膜增厚,其表面为增生的纤维组织并发生透明变性,下方为疏松淡染脂质沉积物,尚可见蓝染的钙盐沉着。

思　考　题

(1) 请根据临床和病理资料做出病理诊断。

(2) 分析该患者的死亡原因。

(3) 诊断肺部病变的根据是什么?

(4) 肺部病变能引起哪些常见的合并症?

(王海燕　晋　雯)

实习七　消化系统疾病

一、目的要求

（1）掌握消化性溃疡的病理变化及合并症。

（2）掌握食管癌、胃癌、原发性肝癌的肉眼分型及组织学分型特点。

（3）掌握各型肝炎的病理变化及临床病理联系。

（4）掌握门脉性肝硬化与坏死后性肝硬化的病理变化及临床病理联系。

二、大体标本

1. 慢性胃溃疡(chronic gastric ulcer)(图 3-7-1)

远端胃大部切除标本，沿胃大弯切开，暴露黏膜面。胃小弯近幽门处黏膜面可见一个圆形或椭圆形溃疡，直径约 1cm，边缘整齐，较深，底部覆盖少量灰黄色渗出物，周围黏膜皱襞呈放射状排列。切面见黏膜层、黏膜下层及肌层已完全破坏而被灰白色瘢痕组织所取代，溃疡边缘的黏膜肌层与肌层由于瘢痕组织收缩而相互粘连。

2. 十二指肠溃疡伴穿孔(chronic duodenal ulcer with perforation)(图 3-7-2)

胃窦及十二指肠球部切除标本。十二指肠球部(近幽门环处)前壁可见一个圆形溃疡，直径约 0.5cm，边缘整齐，底部已穿孔(箭头所示)，浆膜面局部相互粘连。

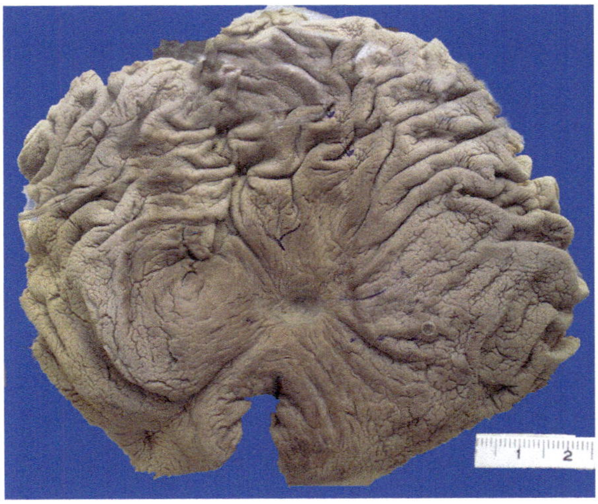

图 3-7-1　慢性胃溃疡

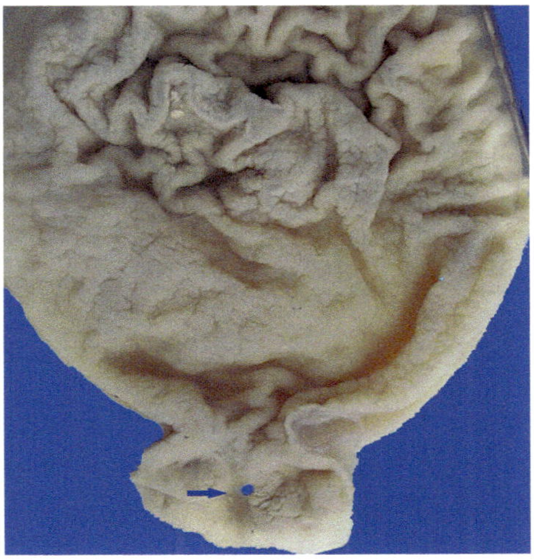

图 3-7-2　十二指肠溃疡穿孔

3. 食管癌(carcinoma of esophagus)

肉眼可分为四型，各型标本均取自手术切除的一段食管。

(1) 髓质型(图 3-7-3)：肿瘤在食管壁内浸润性生长，使食管壁呈环形均匀性增厚，管腔变窄。切面见癌组织呈灰白色，质地较软似脑髓状，侵及食管壁全层。

（2）蕈伞型（图 3-7-4）：肿瘤向食管黏膜表面呈外生性生长，呈扁圆形似蘑菇状突入食管腔内，基底部较宽。切面见癌组织呈灰白色，浸润破坏食管壁。

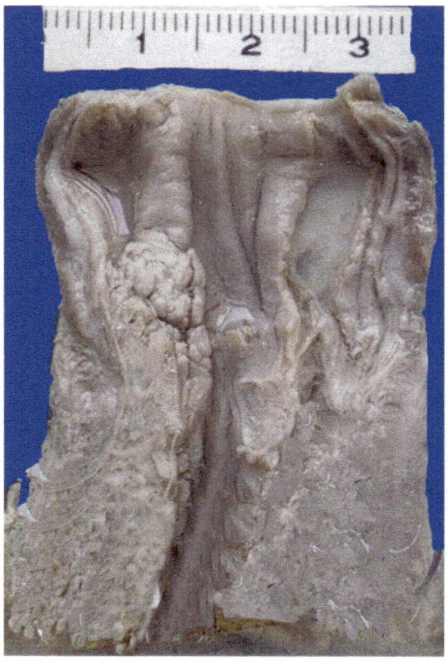

图 3-7-3　髓质型食管癌

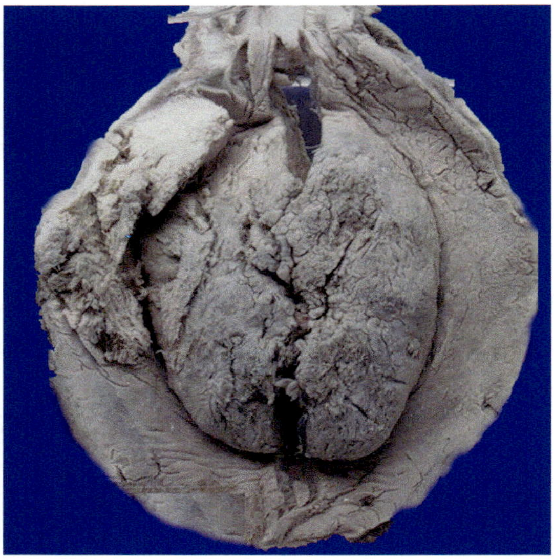

图 3-7-4　蕈伞型食管癌

（3）溃疡型（图 3-7-5）：食管黏膜面可见一个形状不规则溃疡，较大，边缘不整齐、隆起，底部凹凸不平。切面见癌组织呈灰白色，浸润破坏食管壁。

（4）缩窄型：肿瘤在食管壁内浸润性生长，侵及病变食管壁全周，形成明显的环形狭窄，近端食管腔明显扩张。

4. 溃疡型胃癌（gastric carcinoma of ulcerative type）（图 3-7-6）

远端胃大部切除标本，沿胃大弯切开，暴露黏膜面。胃小弯近幽门处黏膜面可见一个巨大溃疡，直径大于 2cm，形状不规则，边缘不整齐、隆起如火山口状，底部凹凸不平，周围黏膜皱襞中断、肥厚或消失。切面见癌组织呈灰白色，浸润破坏胃壁各层结构。

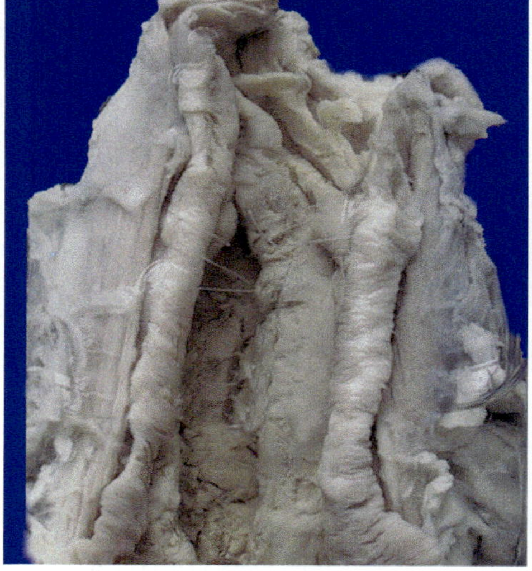

图 3-7-5　溃疡型食管癌

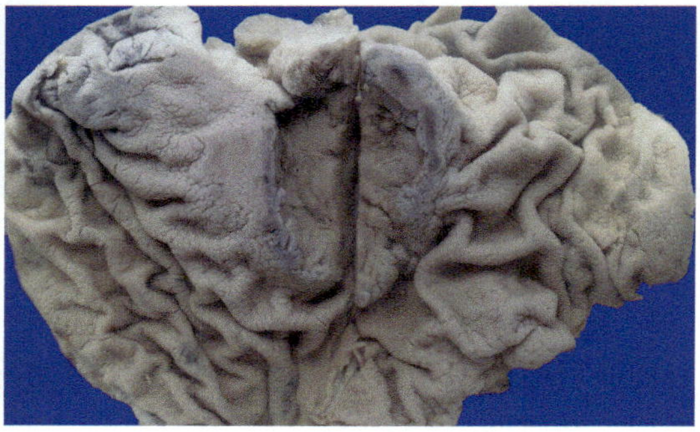

图 3-7-6　溃疡型胃癌

5. 息肉型胃癌(gastric carcinoma of polypoid type)(图 3-7-7)

远端胃大部切除标本,沿胃大弯切开,暴露黏膜面。胃小弯侧黏膜面可见一个息肉样肿物,呈外生性生长,隆起于黏膜表面,表面继发坏死,凹凸不平,基底部较宽,周围黏膜皱襞消失。切面癌组织呈灰白色,浸润破坏胃壁各层结构。

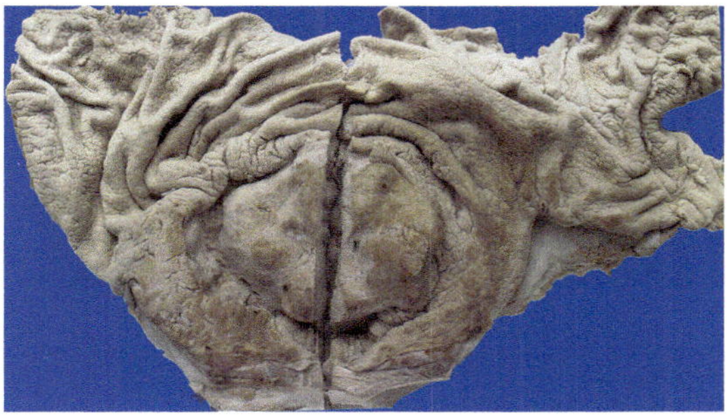

图 3-7-7　息肉型胃癌

6. 浸润型胃癌(gastric carcinoma of infiltrative type)

(1) 革囊胃(图 3-7-8):全胃切除标本。胃壁弥漫性增厚,胃腔变小,黏膜皱襞消失。切面见灰白色的癌组织在胃壁内浸润性生长并破坏胃壁各层结构。整个胃壁变硬,像被水浸泡过的皮革一样,故称为革囊胃。

(2) 局部浸润型胃癌(图 3-7-9):胃窦切除标本。可见幽门管胃壁增厚,胃腔变小,黏膜皱襞消失。切面癌组织浸润破坏胃壁各层结构,胃壁变硬,称为局部浸润型胃癌。

(3) 胶样癌(图 3-4-11):全胃切除标本,胃壁弥漫性增厚,黏膜皱襞消失。切面蜂窝状,肿瘤因含有大量黏液(黏液腺癌)而呈灰白色半透明胶冻样,质地柔软,浸润破坏胃壁各层结构。可见胃小弯侧淋巴结肿大,切面呈胶冻状。

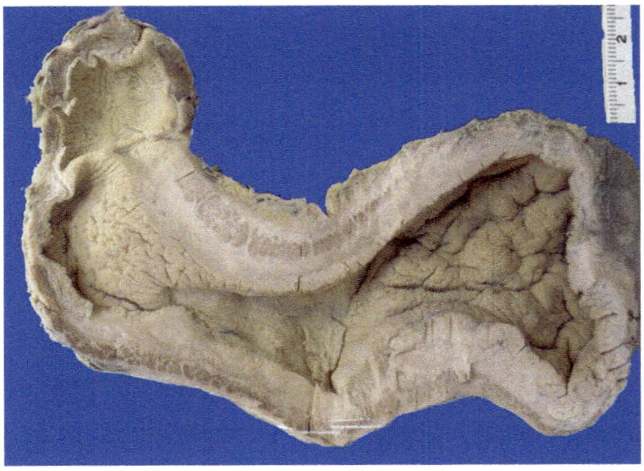

图 3-7-8　革囊胃

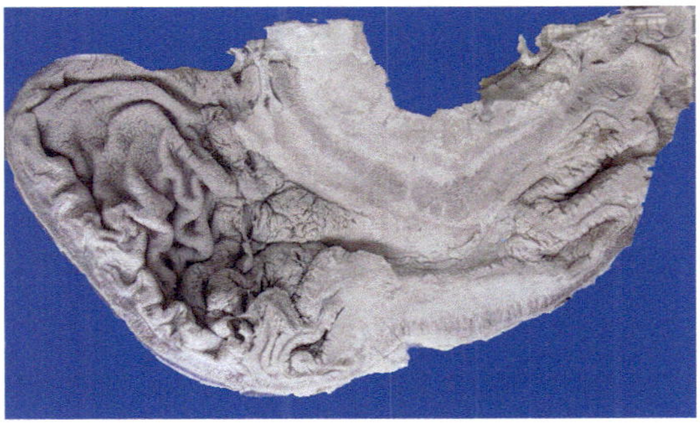

图 3-7-9　局部浸润型胃癌

7. 急性重型肝炎(acute fulminant hepatitis)(图 3-3-1)

肝冠状切面标本。肝体积明显缩小、变形,重量减轻,表面被膜皱缩,边缘锐利,质地柔软,切面结构模糊,呈土黄色或暗红色。

8. 亚急性重型肝炎(subacute fulminant hepatitis)(图 3-7-10)

肝冠状切面标本。肝体积缩小,重量减轻,表面被膜皱缩,边缘锐利,质地较软。切面结构模糊,呈土黄色,散在分布小岛屿状圆形结节,大小不等,芝麻至绿豆大,灰黄色,境界不清。

9. 门脉性肝硬化(portal cirrhosis)(图 3-7-11)

肝冠状切面标本。肝体积缩小,质量减轻,质地变硬,表面高低不平呈结节状。切面弥漫分布灰黄色圆形结节,大小相近(直径多在 0.5cm 以下),境界清楚,结节之间为细窄的纤维组织间隔。

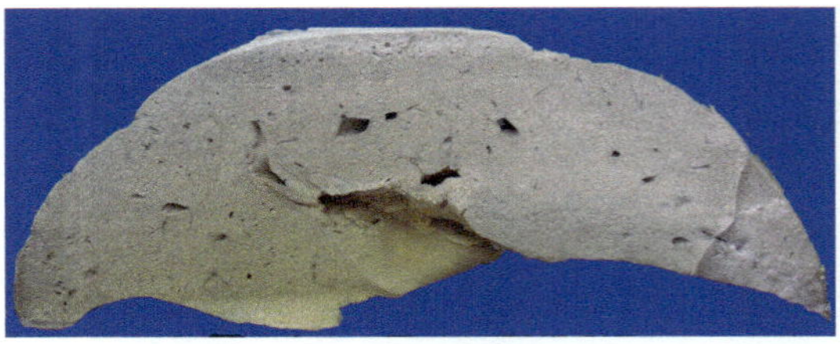

图 3-7-10　亚急性重型肝炎

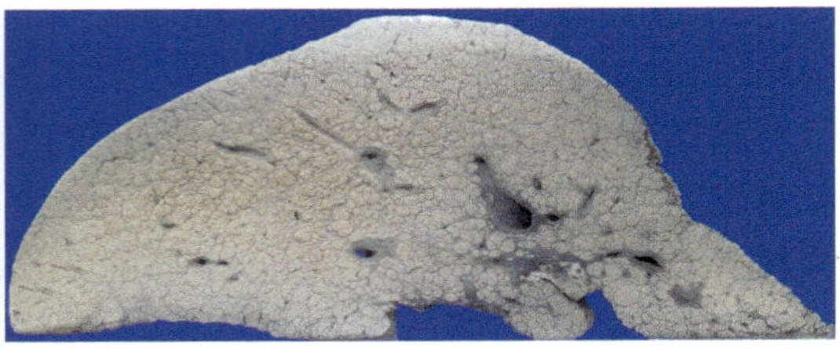

图 3-7-11　门脉性肝硬化

10. 坏死后性肝硬化(postnecrotic cirrhosis)(图 3-7-12)

肝冠状切面标本。肝体积缩小,质地变硬,表面高低不平呈结节状。切面弥漫分布灰黄色圆形结节,结节大小不均匀,直径多在 0. 5cm 以上,结节之间的纤维组织间隔较宽。

11. 肝硬化伴癌变(liver cirrhosis with malignant change)(图 3-7-13)

肝冠状切面标本。在肝硬化基础上于肝门部附近可见数个"与众不同"的结节,灰白色,质地较硬。

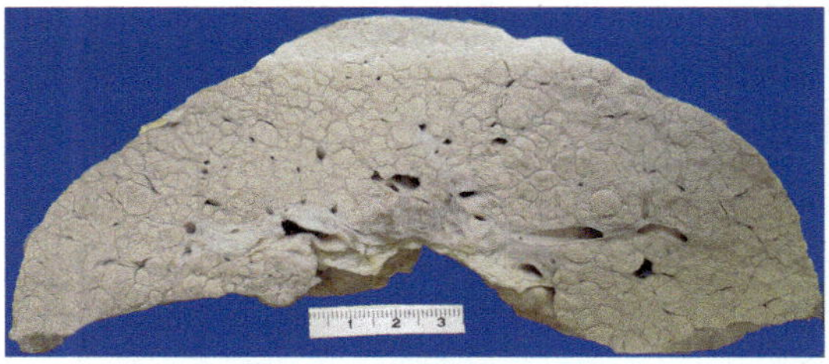

图 3-7-12　坏死后性肝硬化

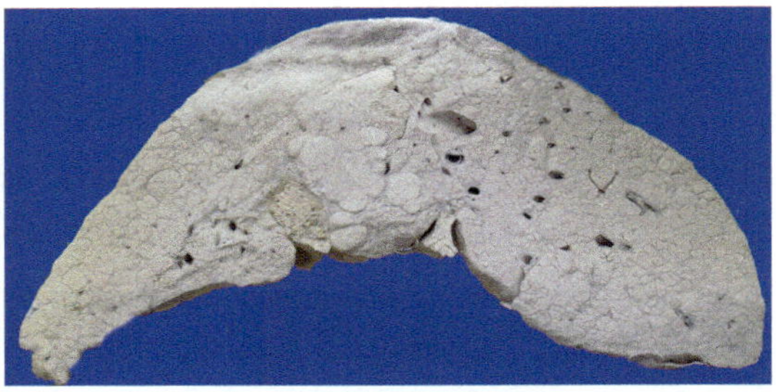

图 3-7-13　肝硬化伴癌变

12. 食管下段静脉曲张(esophageal varices)(图 3-7-14)

食管下段及胃贲门部标本。食管下段黏膜下可见一明显曲张的静脉团,稍隆起于黏膜表面,其中可见一绿豆大的破裂口。

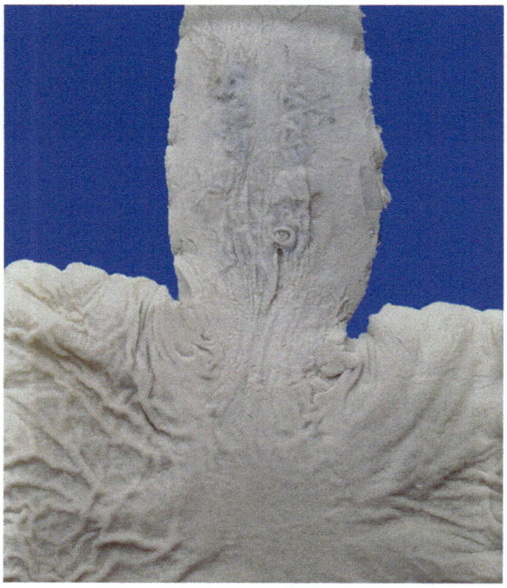

图 3-7-14　食管下段静脉曲张

13. 原发性肝癌(primary carcinoma of liver)

(1) 巨块型(图 3-7-15):肝体积增大,切面肝右叶可见一个巨大肿块,直径大于 10cm,灰白色,中央继发坏死及出血,无包膜。周围肝组织受压萎缩,呈肝硬化改变。

(2) 结节型(图 3-7-16):肝体积明显增大,表面与切面散在分布多个结节,大小不等,灰白色,无包膜,其余肝组织呈肝硬化改变。

三、组 织 切 片

1. 慢性胃溃疡(chronic gastric ulcer)(图 3-7-17)

低倍镜下胃黏膜面可见一局限性缺损,深达黏膜下层以下,形成溃疡。

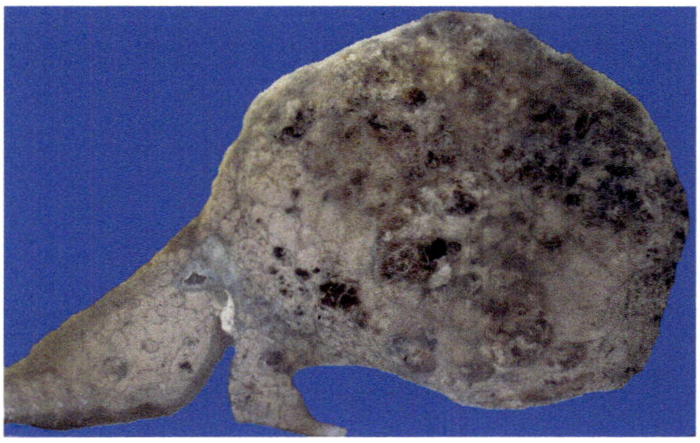

图 3-7-15　巨块型肝癌

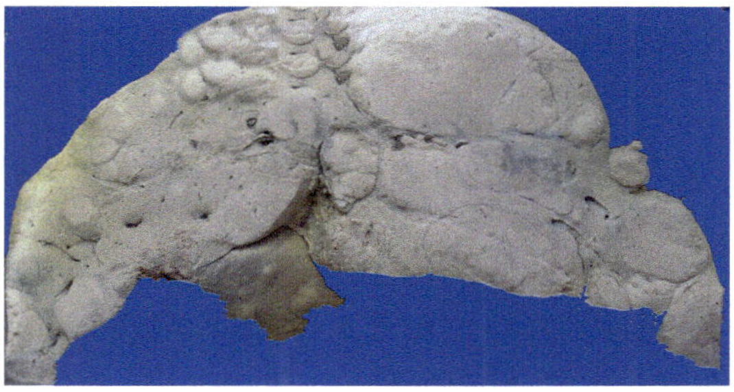

图 3-7-16　结节型肝癌

高倍镜下溃疡底部由浅至深分为四层结构：①渗出层，为少量炎性渗出物（浆液、纤维素及中性粒细胞等）；②坏死层，为红染无结构的坏死物；③肉芽组织层，由多量新生毛细血管、成纤维细胞、炎症细胞及水肿液构成；④瘢痕层，为大量胶原纤维，其中可见部分小动脉管壁增厚、管腔狭窄或伴有血栓形成，即闭塞性动脉内膜炎。

诊断要点：胃黏膜面可见一局限性缺损，深达黏膜下层以下；溃疡底部由浅至深分为四层结构。

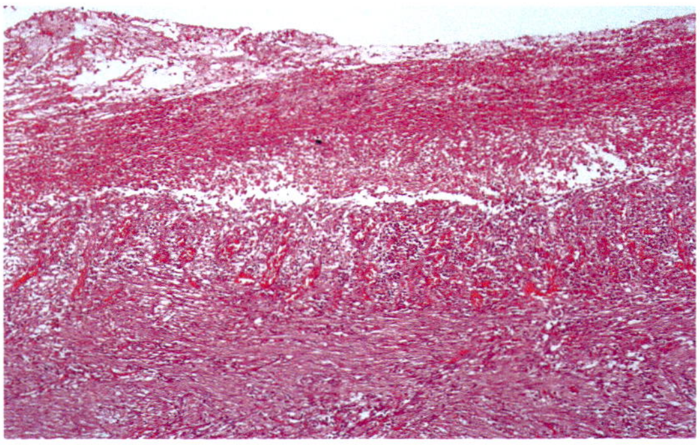

图 3-7-17　慢性胃溃疡

2. 胃管状腺癌（gastric carcinoma）（图 3-7-18）

低倍镜下部分胃黏膜被破坏，癌组织向下浸润至肌层。

癌组织由大小不等、形态不一、排列不规则的腺管所构成，腺管之间为间质纤维组织。

高倍镜下癌细胞呈柱状或立方形，异型性明显，单层或多层排列，极性紊乱，核大深染，可见病理性核分裂象。

诊断要点：癌组织由大小不等、形态不一、排列不规则的腺管所构成；癌细胞异型性明显。

3. 胃黏液腺癌（gastric mucinous carcinoma）（图 3-7-19）

低倍镜下部分胃黏膜被破坏，癌组织向下浸润至肌层。

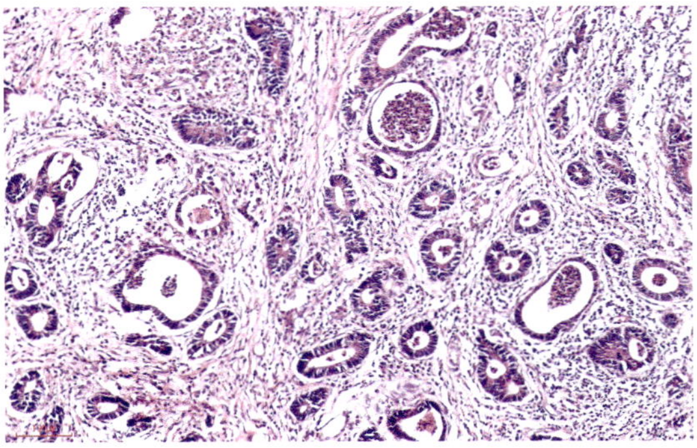

图 3-7-18　胃管状腺癌

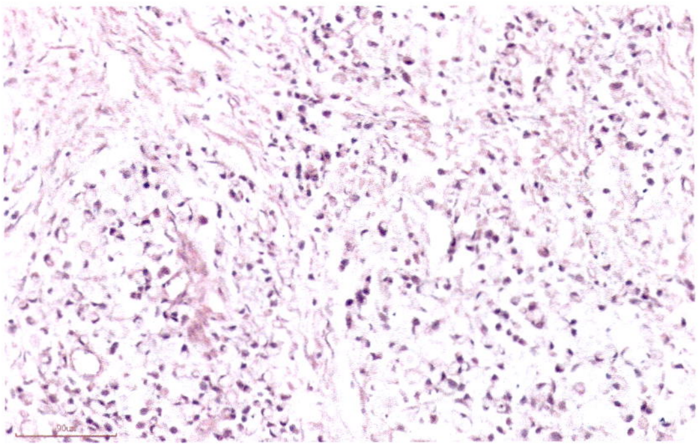

图 3-7-19　胃黏液腺癌

高倍镜下癌细胞呈圆形，胞质内富含淡红色或淡蓝色云雾状黏液，胞核深染，被挤压于细胞一侧，使癌细胞似戒指状，称为印戒细胞。部分区域癌细胞因黏液过多而破裂，黏液溢入组织中形成“黏液湖”，癌细胞常散在漂浮于“黏液湖”中。

诊断要点：印戒细胞；黏液湖。

4. 急性普通型病毒性肝炎(acute viral hepatitis)（图 3-7-20）

切片为肝穿刺组织。

肝细胞广泛水变性，细胞体积增大，胞质疏松淡染呈半透明状。部分肝细胞体积显著增大呈圆形（可为正常 3 ~4 倍），胞质几乎完全透明，称为气球样变。由于肝细胞肿大，肝索排列紊乱，肝窦变窄。

肝细胞坏死轻微，点状分布，仅累及单个至数个肝细胞，坏死的肝细胞消失，代之以淋巴细胞和单核细胞。

有些肝细胞胞质浓缩呈深红色，为嗜酸性变。严重者可发生嗜酸性坏死，胞核亦浓缩消失，肝细胞形成深红色浓染的圆形小体，称为嗜酸性小体。

诊断要点：肝细胞广泛水变性；点状坏死。

5. 急性重型肝炎(viral hepatitis of acute fatal type)（图 3-7-21）

肝细胞大片坏死，广泛而严重，肝索解离，大部分肝细胞溶解，以肝小叶中央为著，仅肝小叶周边残留少量变性的肝细胞，再生现象不明显。

坏死灶可见肝窦明显扩张、充血甚至出血，并有胆汁溢出。

坏死灶及汇管区大量炎症细胞浸润，以淋巴细胞和单核细胞为主。

诊断要点：肝细胞大片坏死；残留肝细胞再生现象不明显。

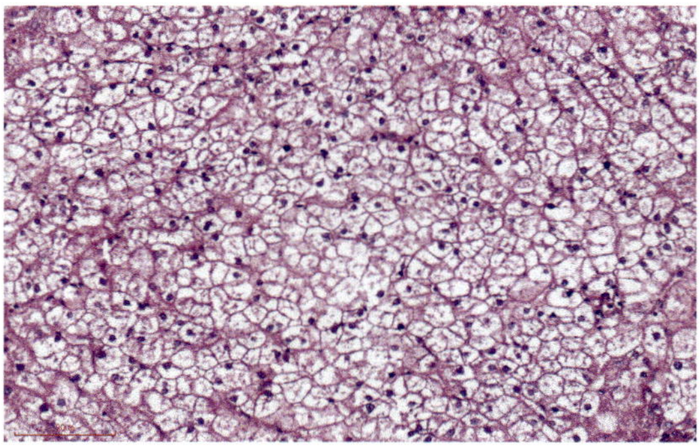

图 3-7-20　急性普通型病毒性肝炎

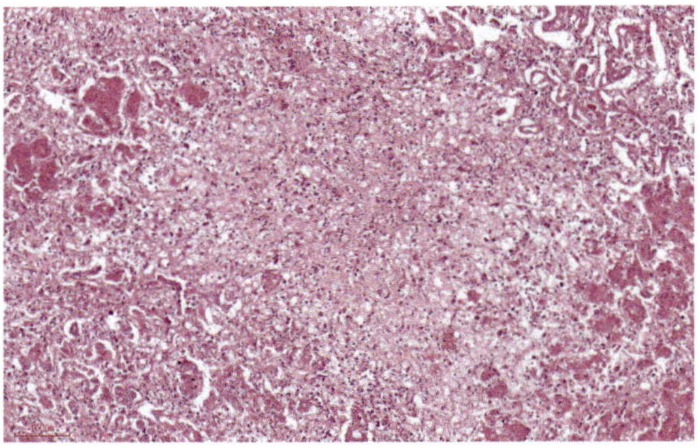

图 3-7-21　急性重型肝炎

6. 门脉性肝硬化(portal cirrhosis)（图 3-7-22）

正常肝小叶结构被破坏，代之以由纤维间隔包绕的肝细胞团，即假小叶。

假小叶大小不等，圆形或椭圆形，周围由纤维间隔包绕。肝细胞排列紊乱，可出现变性、坏死及再生的肝细胞。中央静脉常缺如、偏位或有两个以上。

纤维间隔较细窄，其中可见少量淋巴细胞和单核细胞浸润及小胆管增生。

诊断要点：正常肝小叶结构被破坏，代之以假小叶。

7. 肝细胞癌(hepatocellular carcinoma)（图 3-7-23）

肝组织切片。低倍镜癌组织呈灶性或大片状分布。

癌细胞排列呈条索状或假腺样，排列紊乱，索间可见丰富的血管，癌细胞与血管直接相贴，仅隔以单层血管内皮细胞。

高倍镜下癌细胞多边形，胞质丰富呈紫红色，核大、圆形、深染，可见核仁，有时尚可见瘤巨细胞及核分裂象。

肿瘤周围的肝组织呈肝硬化改变。

诊断要点：异型癌细胞呈条索状或假腺样排列，索间可见丰富的血管。

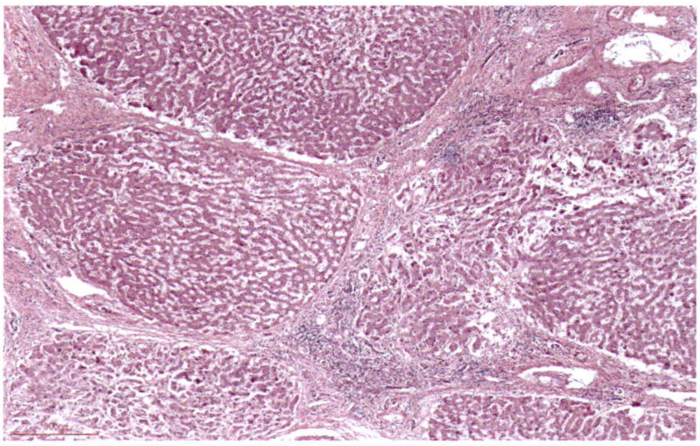

图 3-7-22　门脉性肝硬化

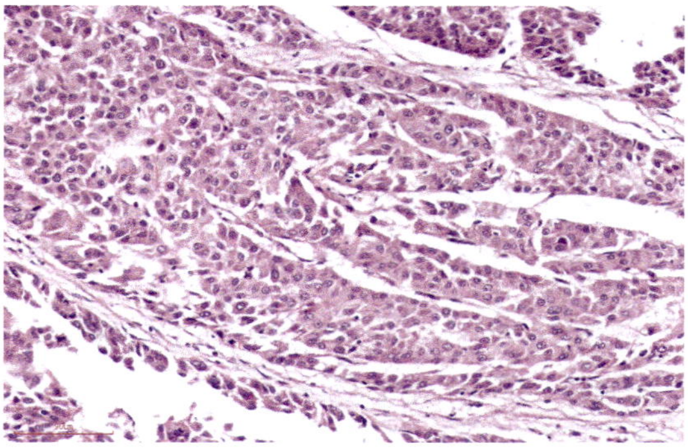

图 3-7-23　肝细胞癌

四、示　教　片

1. 慢性萎缩性胃炎（图 3-7-24）

胃黏膜固有层腺体数量减少伴肠上皮化生，间质多量淋巴细胞、浆细胞浸润。

2. 嗜酸性小体（图 3-7-25）

急性普通型病毒性肝炎切片中个别肝细胞胞质浓缩呈深红色，胞核亦浓缩消失，肝细胞形成一个深红色浓染的圆形小体，即嗜酸性小体。

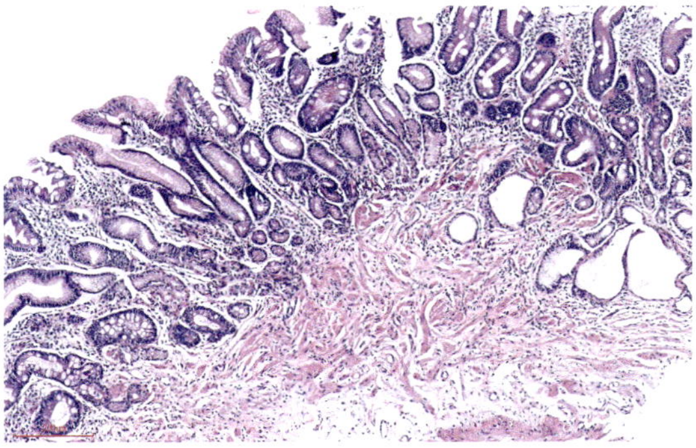

图 3-7-24　慢性萎缩性胃炎

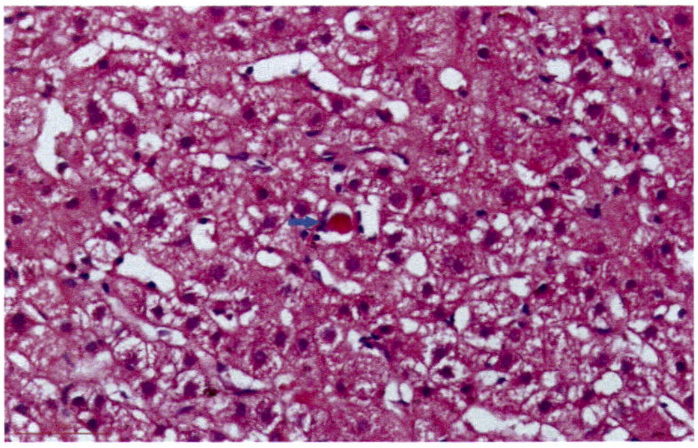

图 3-7-25　嗜酸性小体

3. 中度慢性肝炎（桥接坏死）（图 3-7-26）

慢性肝炎坏死严重时可见肝小叶周围的界板破坏，两个汇管区之间出现互相连接的坏死带，即桥接坏死，其中可见多量炎症细胞浸润。

4. 乙型病毒性肝炎肝细胞内乙肝表面抗原 HBsAg（免疫组织化学染色）（图 3-7-27）

肝细胞胞质内可见棕黄色颗粒状阳性信号。

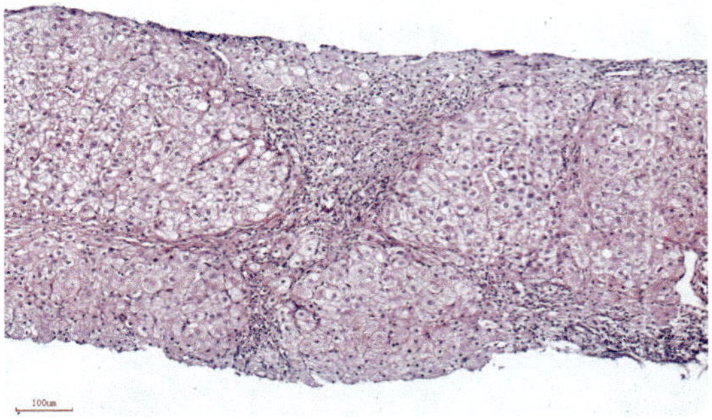

图 3-7-26　桥接坏死

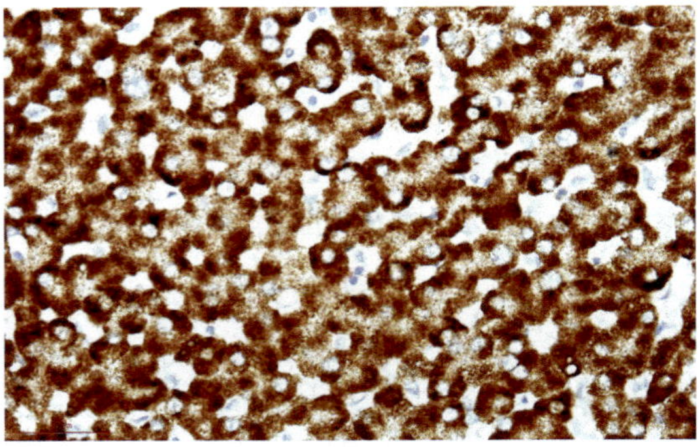

图 3-7-27　HBsAg 阳性

病例讨论

患者,女,59 岁,因大量呕血急诊入院。患者既往常发生上腹痛,开始多发生于饭前,偶也在饭后发作。近数月来腹痛频繁且无规律,食欲不振,并逐渐消瘦。2 日前上腹疼痛后有轻度腹泻,大便呈黑色,头昏乏力,今晨呕吐咖啡色液体 3 次,约 300ml。

体检:贫血外观,神志淡漠,四肢冰冷,体温 36.6℃,脉搏 132 次/分,血压 52/30mmHg(7/4kPa),心肺未及明显异常,腹软,肝脾肋下未触及,肠鸣音亢进。

实验室检查:血红蛋白 51g/L,红细胞 2.2×10^{12}/L,白细胞 5.4×10^{9}/L,大便呈柏油样,潜血试验(++++)。

入院后经输血、抗休克等治疗后,抢救无效死亡。

尸解摘要:

(1)心脏:大小无明显异常,内外膜及各瓣膜完好。主动脉内膜面可见数个灰黄色斑块,个别中央呈灰白色。

(2)胃肠:胃及十二指肠、空肠内见大量积血。胃小弯侧胃窦部见一个溃疡,直径约 2.5cm,深 0.5cm,底部较污浊,周边黏膜隆起,切面呈灰白色,质硬。镜下见溃疡旁上皮细胞体积较大,排列不整齐,细胞核大小不一,形态不一,染色较深,溃疡底部胃壁肌层完全破坏,被瘢痕组织所取代。胃小弯网膜根部可见两个花生大小淋巴结,切面灰白色,质地较硬,镜下在淋巴结的边缘窦内可见形态如上述的上皮细胞。

思　考　题

(1)写出本病例的病理诊断及诊断依据。

(2)本病例的死亡原因是什么?

(陈裕庆　黄　扬)

实习八　淋巴造血系统疾病

一、目 的 要 求

认识淋巴造血系统肿瘤的病理组织学类型,掌握常见恶性淋巴瘤的病理形态特点。

二、大 体 标 本

恶性淋巴瘤(malignant lymphoma)(图 3-8-1)是一组儿童气管旁淋巴结。淋巴结成串肿大,并互相融合成团,切面质软如鱼肉状。

三、组 织 切 片

1. 霍奇金淋巴瘤(结节硬化型)(Hodgkin's lymphoma,nodular sclerosis type)(图 3-8-2)

正常淋巴结结构被瘤组织取代。

淋巴结包膜增厚,胶原纤维束将异常淋巴组织分隔成数量和大小不一的结节。

结节内由腔隙性 R-S 细胞(陷窝细胞)、少量诊断性 R-S 细胞和数量不等淋巴细胞、中性和嗜酸性粒细胞组成。

R-S 细胞(Reed-Sternberg cell):细胞体积大,核大、核仁大、核膜厚,单核、双核、多核或镜影状,是诊断依据之一。

诊断要点:①淋巴结结构被破坏;②诊断性 R-S 细胞。

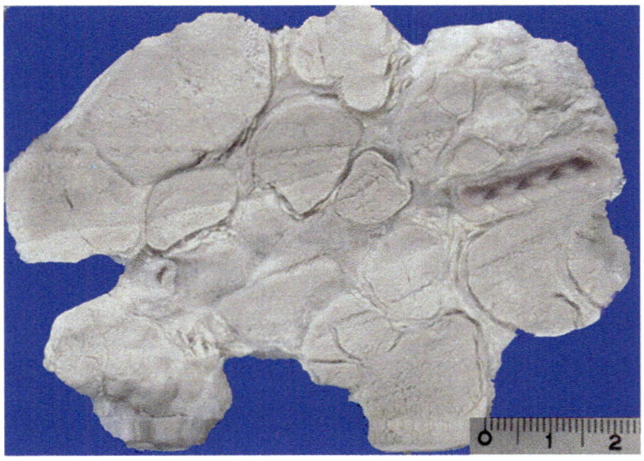

图 3-8-1　恶性淋巴瘤

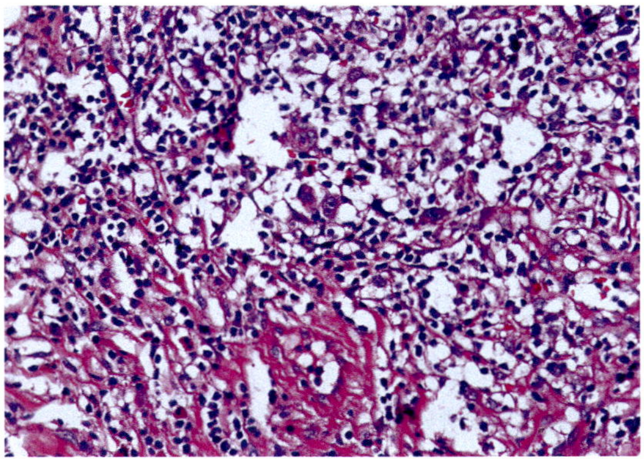

图 3-8-2　霍奇金淋巴瘤

2. 弥漫性大 B 细胞淋巴瘤(diffuse large B cell lymphoma)(图 3-8-3)

正常淋巴结的结构被肿瘤细胞破坏。肿瘤呈浸润性生长,侵及包膜外脂肪组织。

瘤细胞体积中等,大小较一致,胞质少,细胞核大,可见核仁,似免疫母细胞或中心母细胞,核分裂象易见,其间散在网状细胞。纤维间质较少。

诊断要点:①淋巴结结构被破坏;②弥漫中等偏大的免疫母细胞或中心母样细胞。

3. 间变性大细胞淋巴瘤(anaplastic large cell lymphoma)(图 3-8-4)

一种 T 细胞淋巴瘤,由淋巴样细胞组成。瘤细胞体积大,核奇形,花环状,R-S 样核仁明显,1 ~2 个,胞质丰富,淡嗜双色或嗜碱性,可找到"HallMark"细胞。

瘤细胞互相黏附,位于滤泡间,易侵犯淋巴窦,核分裂象易见。

可见反应性细胞:嗜酸粒细胞、浆细胞、组织细胞等。

诊断要点:①淋巴结结构被破坏;②瘤细胞体积大,核奇形,可找到"HallMark"细胞;③可见反应性细胞。

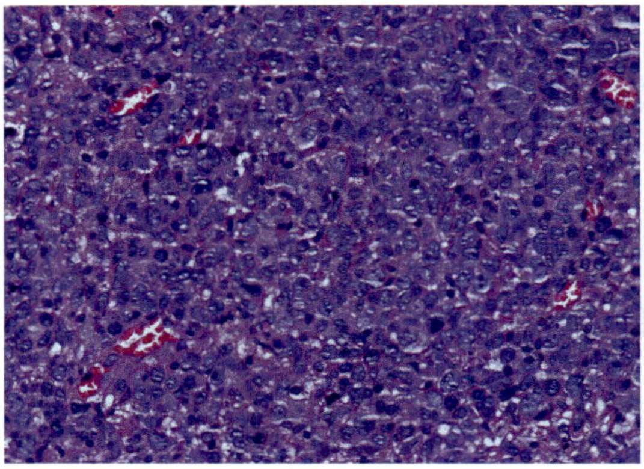

图 3-8-3 弥漫性大 B 细胞淋巴瘤

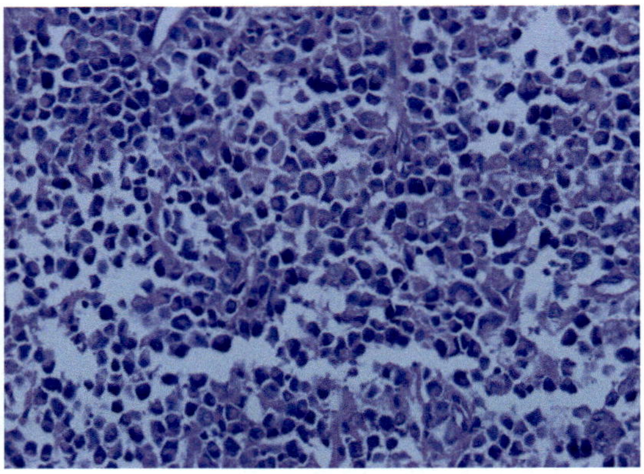

图 3-8-4 间变性大细胞淋巴瘤

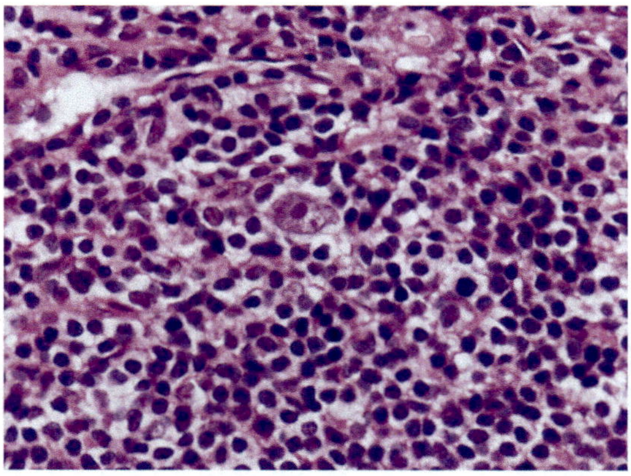

图 3-8-5 R-S 细胞

四、示 教 片

霍奇金淋巴瘤(R-S 细胞)(图 3-8-5)

细胞体积大、核大、核膜厚,核仁大、嗜酸性,单核、双核、多核或镜影状。

病例讨论

患者,男,46 岁,农民,已婚。右颈部出现肿物伴有发热,全身乏力不适,食欲不振 1 个月余。平素健康,发病以来曾在乡村医院诊治未见好转。

体检:体温 37.8℃,脉搏 103 次/分,血压 112/82mmHg(15/11kPa)。发育正常、营养中等,神志清楚、表情平淡。皮肤黏膜无黄染。右颈外侧皮下可触及大小不等的数个圆形肿物,最大如鸡蛋,小的如蚕豆大,境界清楚,活动,质稍硬,无明显触痛。双侧腹股沟有多个豆粒大的淋巴结,与周围无粘连。头面部正常,心肺无异常,肝右肋下 2cm,脾肋下 3cm,质稍硬,轻触痛。

实验室检查:白细胞 12×10^9/L,中性粒细胞 0.80,淋巴细胞 0.14,杆状核细胞 0.04,红细胞 4×10^{12}/L,血红蛋白 120g/L,血小板 75×10^9/L。尿常规正常,肝功能及骨髓检查亦无异常发现。

颈部淋巴结活检病理所见:大小 3cm×3cm×2cm,切面均质灰白色鱼肉状,质地较实。镜下表现,淋巴结正常结构破坏,可见多量胞质丰富、微嗜碱性的淋巴样大细胞浸润性生长,大细胞核单个至多个不等,核大圆形,核膜清楚,染色质淡,可见嗜酸性核仁。另外,背景中可见混合性淋巴细胞，但数量明显少于大细胞。纤维组织增生伴有坏死。免疫组化结果：CD20(+)，CD79a散在(+)，CD3散在(+)，CD45RO(+)，CD15(+)，CD30(+)，EBV(+)。

思　考　题

写出本例病例的病理诊断(包括部位、类型、性质)及诊断依据。

(张文敏　黄　扬)

实习九　泌尿系统疾病

一、目 的 要 求

（1）掌握急性弥漫性增生性肾小球肾炎、急进性肾小球肾炎和慢性硬化性肾小球肾炎病理变化的主要特点，并联系其临床表现（尿的变化、水肿、高血压、肾功能不全等）。

（2）掌握急、慢性肾盂肾炎病理变化的主要特点。

（3）了解肾癌、膀胱癌的肉眼形态特征和常见的组织学类型。

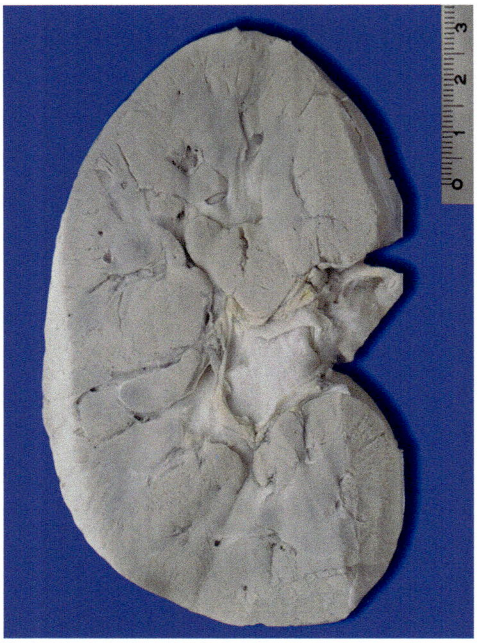

图 3-9-1　急性弥漫性增生性肾小球肾炎

二、大 体 标 本

1. 急性弥漫性增生性肾小球肾炎（蚤咬肾）（acute diffuse proliferative glomerulonephritis, flea-bitten kidney）（图 3-9-1）

一侧肾标本。肾体积增大，包膜紧张，表面色较红，见明显充血和散在点状出血。切面见皮质增厚，皮、髓质分界尚清楚，亦见与表面相同的散在出血点，髓质色泽暗红。

2. 急进性肾小球肾炎（大白肾）（rapidly progressive glomerulonephritis）（图 3-9-2）

一侧肾标本。肾体积肿大，颜色苍白，切面见皮质显著增宽。

3. 慢性硬化性肾小球肾炎（chronic sclerosing glomerulonephritis）（图 3-9-3）

肾体积明显缩小，重量减轻，表面呈弥漫凹凸不平颗粒状，色苍白，质地坚实，包膜不易剥离。

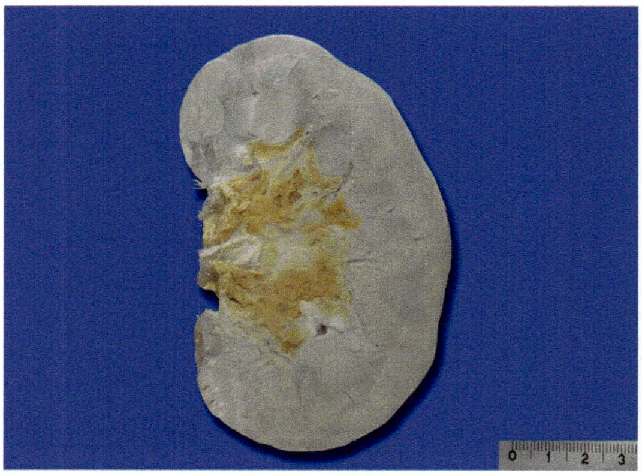

图 3-9-2　急进性肾小球肾炎

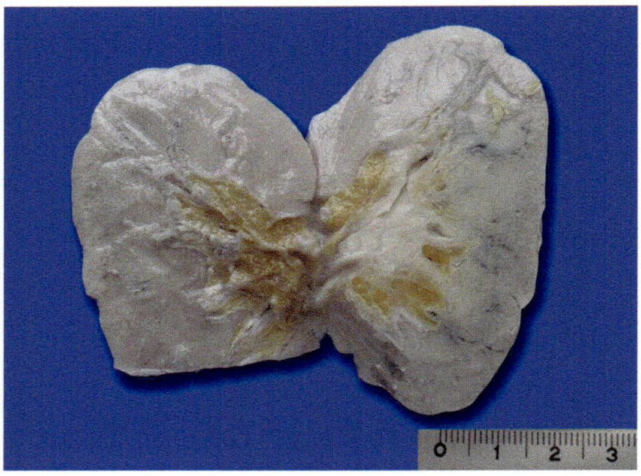

图 3-9-3　慢性硬化性肾小球肾炎

切面见皮质明显变薄，皮、髓质分界不清，纹理模糊，有的标本可见小动脉硬化，切口哆开状，肾盂周围脂肪组织增多。

4. 急性肾盂肾炎（acute pyelonephritis）（图 3-9-4）

一侧肾标本。肾体积轻度肿大，表面充血，并见散在黄白色大小不等的小脓肿，周围有暗红色充血带。切面亦可见多数大小不等的小脓肿，分布不均，髓质部有条纹状黄白色化脓灶，并伸向皮质。肾盂黏膜充血，表面有黄色脓性渗出物覆盖。

5. 慢性肾盂肾炎（chronic pyelonephritis）（图 3-9-5）

肾体积明显缩小变形，表面因瘢痕收缩呈不规则凹陷，被膜不易剥离，质地坚实，切面皮、髓质分界不清，纹理模糊，凹陷处肾实质薄，肾盏肾盂明显变形，肾盂黏膜增厚粗糙。

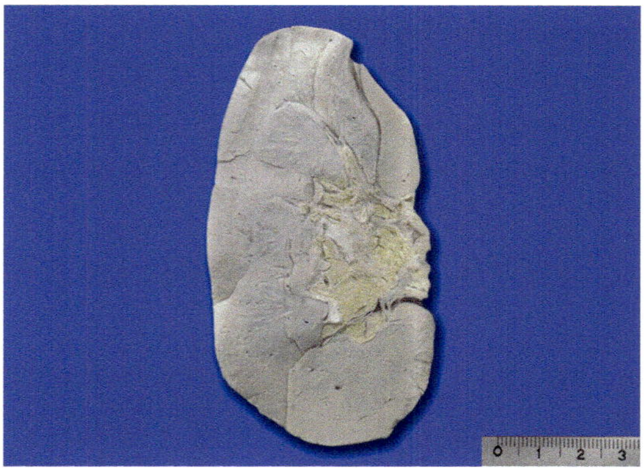

图 3-9-4　急性肾盂肾炎

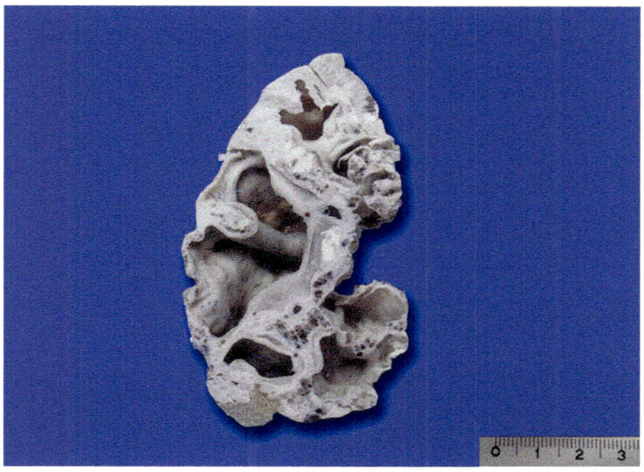

图 3-9-5　慢性肾盂肾炎（大体标本）

6. 肾细胞癌（renal cell carcinoma）（图 3-9-6）

肾标本，一端见一肿物，直径约 10cm，圆形。切面淡黄色或灰白色，部分区域可见出血坏死，呈红、黄、白等多种颜色相互交杂的多彩外观，质地松脆，与周围肾组织分界尚清楚（有的可见假包膜，和卫星癌结节）。

7. 膀胱癌（carcinoma of urinary bladder）（图 3-9-7）

膀胱黏膜面见一菜花状肿物向膀胱腔突出，基底部较宽，膀胱壁增厚，癌组织向深部呈浸润性生长。

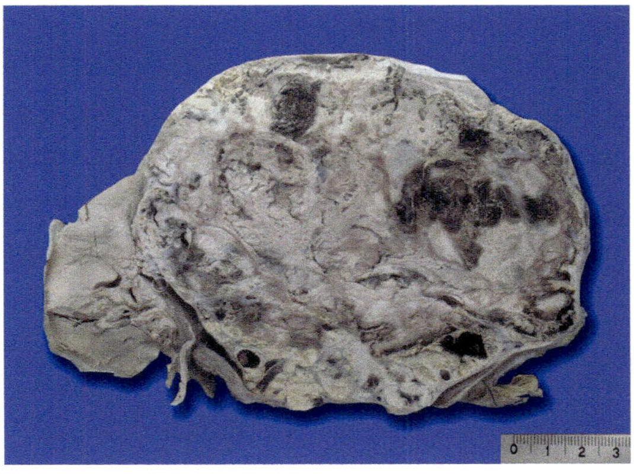

图 3-9-6　肾细胞癌

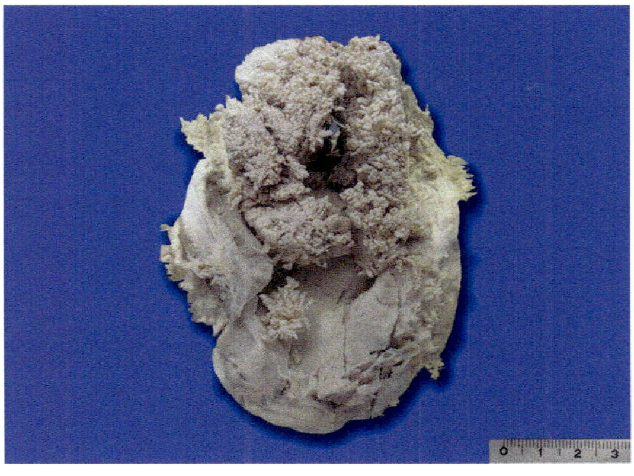

图 3-9-7　膀胱癌

三、组织切片

1. 急性弥漫性增生性肾小球肾炎(acute diffuse proliferative glomerulonephritis)(图 3-9-8)

低倍镜下见肾皮质肾小球体积普遍变大,血管袢内细胞数量明显增多(主要为血管内皮细胞和系膜细胞),并见中性粒细胞浸润;肾小球囊腔变狭窄,内可见红细胞和纤维素渗出;肾小管上皮细胞肿胀呈颗粒变性,管腔星芒状,多数肾小管管腔内有红细胞和透明管型,肾间质明显充血伴炎症细胞浸润。

诊断要点:①肾小球血管内皮细胞和系膜细胞增生及中性粒细胞浸润;②间质充血及炎症细胞浸润。

2. 急进性肾小球肾炎(rapidly progressive glomerulonephritis)(图 3-9-9)

肾皮质部见大部分肾小球体积增大,充血,球囊壁层上皮细胞肿胀增生成多层,形成"新月小体",有的增生上皮充塞囊腔,并与毛细血管袢粘连,或毛细血管袢受压萎缩,有少部分肾小球纤维化和玻璃样变,肾小管上皮细胞肿胀颗粒变性,有的管腔内见有透明管型,肾间质血管扩张充血和少量炎症细胞浸润。

诊断要点:①大部分肾小球内有新月体形成;②新月体主要由肾小球囊壁层上皮细胞增生和渗出的单核细胞组成。

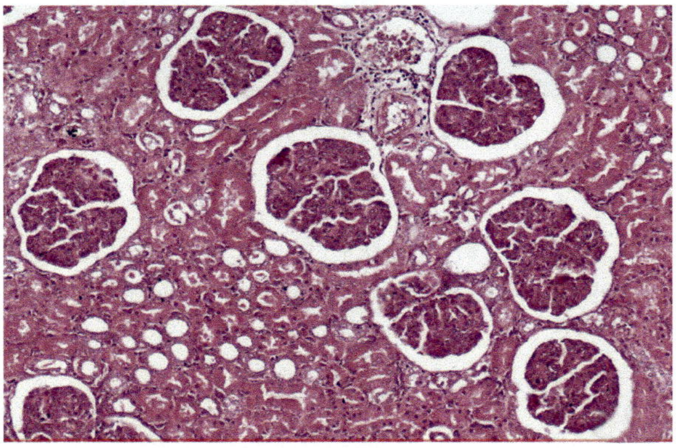

图 3-9-8　急性弥漫性增生性肾小球肾炎

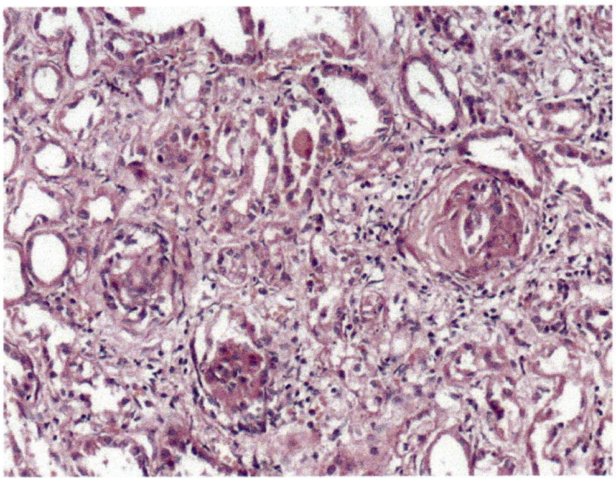

图 3-9-9　急进性肾小球肾炎

3. 慢性硬化性肾小球肾炎(chronic sclerosing glomerulonephritis)(图 3-9-10)

肾皮质部见病变弥漫累及肾单位。部分肾小球明显萎缩纤维化,有的结构全部破坏呈玻璃样变,红染呈团球状,称之"玻璃球",其所属肾小管也萎缩消失,间质纤维组织增生和淋巴细胞浸润,由于纤维组织收缩,致使纤维化和玻璃样变的肾小球集中、靠拢。另一部分结构尚完好的肾小球代偿肥大,周围肾小管腔也扩张,上皮细胞高柱状,有的扩张显著,上皮细胞变扁平,甚至称囊性扩张,管腔内可见到透明管型或颗粒管型,间质小动脉内膜纤维组织增生,管壁增厚,管腔变小。

诊断要点:①大量肾小球纤维化及玻璃样变,所属肾小管萎缩消失;②存留肾单位代偿性肥大;③"肾小球集中"现象。

4. 慢性肾盂肾炎(chronic pyelonephritis)(图 3-9-11)

低倍镜下见肾组织病变区呈散在片状分布。其中部分肾小管发生萎缩消失,间质纤维组织增生伴慢性炎症细胞浸润。有的肾小管代偿性扩张,上皮细胞扁平,管腔有红染的胶样管型酷似甲状腺滤泡。有的肾小管毛细血管袢尚存而肾小球囊壁纤维化增厚，有部分肾小球发生纤维化和玻璃样变。间质小动脉内膜增生增厚，管腔狭窄。

诊断要点：间质纤维组织增生和急慢性炎症细胞浸润。

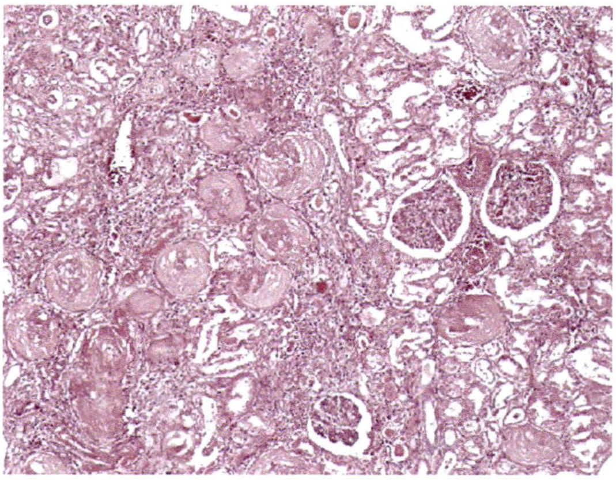

图 3-9-10　慢性硬化性肾小球肾炎

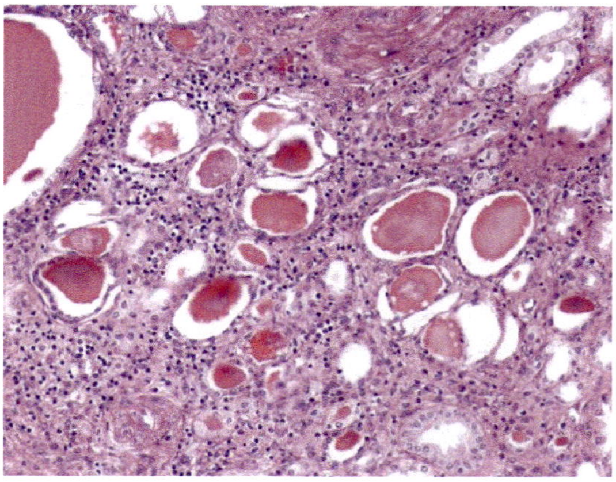

图 3-9-11　慢性肾盂肾炎（组织切片）

病例讨论

患者，男，31 岁。6 年前因头晕、面部水肿在某医院检查发现血压 160/100mmHg，蛋白尿，经住院治疗 2 个多月，症状好转。之后没有进行随访。近 2 个月来面部水肿伴头晕、无力、嗜睡、恶心和呕吐。血压波动于（160 ~ 195）/（100 ~ 120）mmHg 之间，近 5 天来出现夜间阵发性呼吸困难。无尿急、尿痛，排尿困难等病史。

体检：体温 36.4℃，呼吸 22 次/分，心率 96 次/分，血压 195/120mmHg。神志清楚，表情淡漠。皮肤黏膜苍白，眼睑、足踝部轻度水肿。两肺弥漫遍布湿性啰音。心脏向左下扩大，律齐，心尖部可听到Ⅰ ~ Ⅱ级收缩期吹风样杂音，腹软，肝脾未触及。

实验室检查：红细胞 2×10^{12}/L，血红蛋白 57g/L。血生化：尿素 23.1mmol/L，肌酐 572μmol/L，白蛋白 32g/L。尿常规：尿比重 1.012，酸性，蛋白（+++）。

影像学检查：B 型超声波检查显示双侧肾脏对称性缩小，肾皮质变薄，肾结构不清。

思　考　题

请分析该病例病变的发展过程，并写出病理诊断及诊断依据。

（黄雄飞　张文敏）

实习十 骨关节疾病

一、目的要求

掌握骨肉瘤和骨巨细胞瘤的形态学改变，并联系肿瘤对机体的影响。

二、大体标本

1. 骨肉瘤(osteosarcoma)(图 3-4-17)

肿瘤位于股骨干骺端，灰白色或灰红色，浸润骨髓腔，破坏骨皮质，并扩展到骨膜外软组织，形成梭形肿块，引起病理性的骨折。肿物切面呈鱼肉状，质较软。若肿瘤中含较多肿瘤性骨质则间杂以黄白色、质坚硬区；如继发出血则呈暗红色；如继发坏死呈灰黄色、质松脆，可伴囊性变。

2. 骨巨细胞瘤(giant cell tumor of bone)(图 3-4-18)

肿瘤位于股骨下端骨骺端，大小约梨或拳头大。切面见肿瘤内原来的松质骨大部分或全部消失，内有纤维组织或骨性隔膜。瘤组织质软，脆而易碎，灰白色或灰红色，有的区域出血呈棕色斑点，有的区域坏死呈灰黄色，有的区域呈囊性变。肿瘤表面有一层薄的骨壳，或完整或部分被肿瘤穿破。

三、组织切片

1. 骨肉瘤(osteosarcoma)(图 3-10-1)

正常骨组织被肿瘤组织破坏。肿瘤细胞由多形性的肉瘤细胞组成，细胞异型性明显。肿瘤细胞大小不一，形态多样，核大而深染，可见瘤巨细胞和病理性核分裂。肿瘤细胞间有不规则排列的骨样基质，均质红染。

诊断要点：①异型性大的肉瘤细胞；②肿瘤性骨样基质。

2. 骨巨细胞瘤(giant cell tumor of bone)(图 3-10-2)

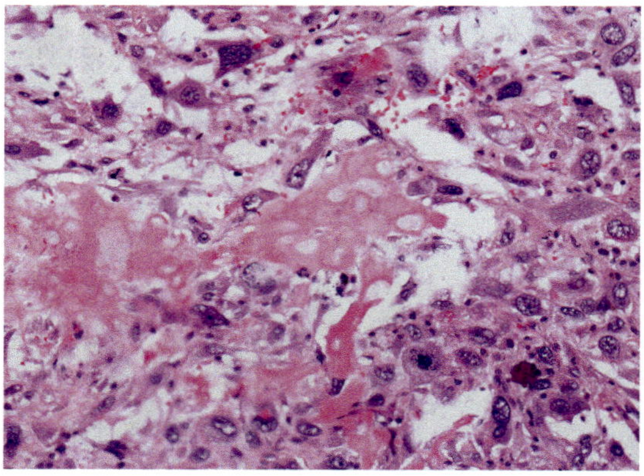

图 3-10-1 骨肉瘤

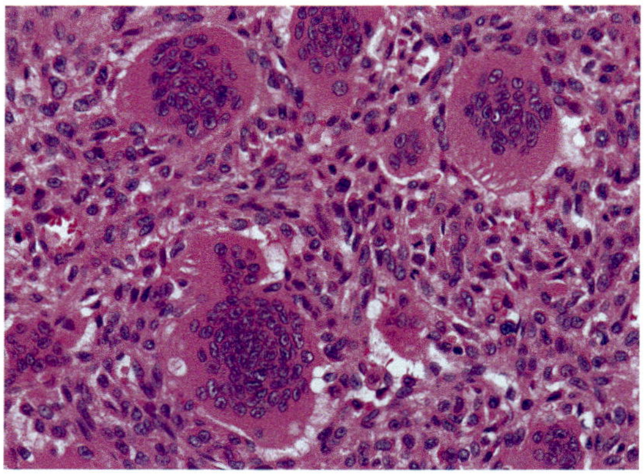

图 3-10-2 骨巨细胞瘤

由成片的肿瘤性单核基质细胞和散在分布的破骨样巨细胞组成。单核基质细胞可呈圆形、卵圆形、多角形，胞质丰富，界限不清，核染色质疏松，核仁明显。破骨样巨细胞体积巨大，多核，核的数量可达数十个，核形态与基质细胞相似。

诊断要点：肿瘤性单核基质细胞和散在分布的破骨样巨细胞。

病例讨论

患者，男，15 岁，左侧大腿下段疼痛 3 个月，进行性加重伴肿胀 1 个月。患者发病以来精神尚可，略有消瘦，无发热。既往无外伤、家族遗传性疾病及传染病史。体温：36.8℃，脉搏：75 次/分，呼吸：17 次/分，血压：100/65mmHg。全身淋巴结未触及明显肿大，心、肺、腹查体(-)。左侧大腿下段近膝关节处明显肿大，可触及一 5cm×4cm 大小肿物，质硬，压痛，与骨组织及周围软组织粘连固定，局部皮肤发热、有轻度静脉扩张，无破溃，左膝关节活动尚可。

X 线检查：左股骨下段见局限性边界不清的高密度影，部分区域见虫蚀样低密度区，骨小梁结构消失，骨皮质旁放射状骨膜增生，相应部位软组织肿胀，边缘不清，左膝关节间隙无明显异常。

病理活检：送检股骨下段肿物，切面灰白色、灰红色，鱼肉状，部分区域质硬，向骨髓腔内浸润性生长，与周围软组织界限不清。显微镜下见正常骨组织被肿瘤组织取代，瘤细胞弥漫分布，大小不一，异型性明显，局部见不规则排列的骨样基质。

思　考　题

请做出正确的病理诊断，并给出诊断依据。

（苏红英　张文敏）

实习十一　生殖系统和乳腺疾病

一、目 的 要 求

(1) 掌握子宫颈癌、水泡状胎块、绒毛膜上皮癌及乳腺癌的临床病理特点。

(2) 了解卵巢肿瘤的形态特点。

二、大 体 标 本

1. 子宫颈癌(外生菜花型)(cervix carcinoma, outward growth cauliflower like pattern)(图3-11-1)

子宫全切标本,子宫颈肥大,唇部有结节状或菜花状肿物向表面突起,灰白色,质脆。切面见肿物已侵入宫颈黏膜下。

2. 子宫颈癌(内生浸润型)(cervix carcinoma, inward growth infiltrative pattern)(图3-11-2)

子宫颈前后唇略肥大,变硬,表面稍隆起,尚光滑,切面可见灰白色肿物向宫腔深部浸润。

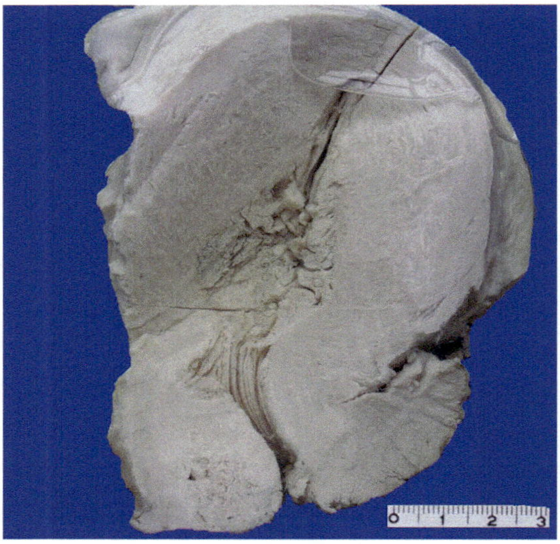

图3-11-1　子宫颈癌(外生菜花型)

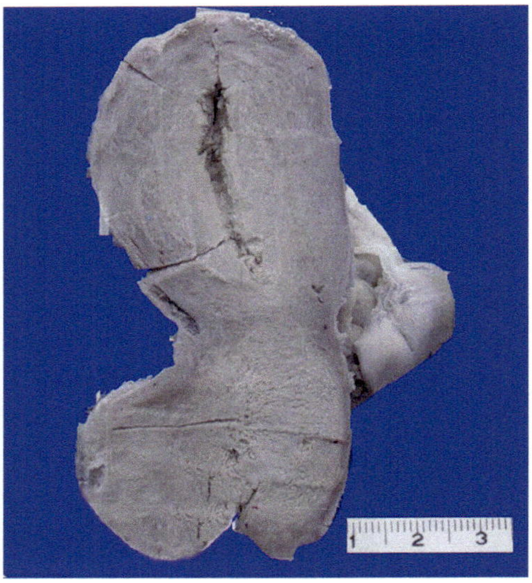

图3-11-2　子宫颈癌(内生浸润型)

3. 葡萄胎(hydatidiform mole)(图3-11-3)

子宫全切标本,子宫腔内见有胎块,胎盘由多量大小不等的圆形或卵圆形半透明水泡构成,水泡有蒂相连,形似葡萄。

4. 绒毛膜上皮癌(choriocarcinoma)(图3-11-4)

子宫全切标本,子宫体增大。纵行切开,暴露子宫腔。子宫有多个结节状肿物,突向宫腔,并累及子宫肌层,呈暗红或紫蓝色,质软,甚似血肿。子宫浆膜面见肿瘤浸润,呈暗红色结节。

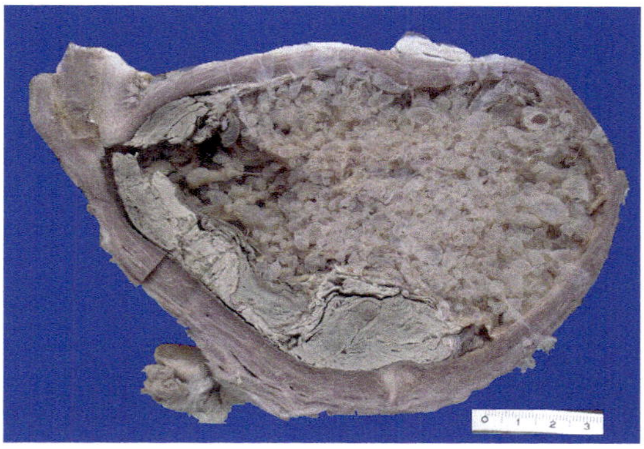

图 3-11-3　水泡状胎块

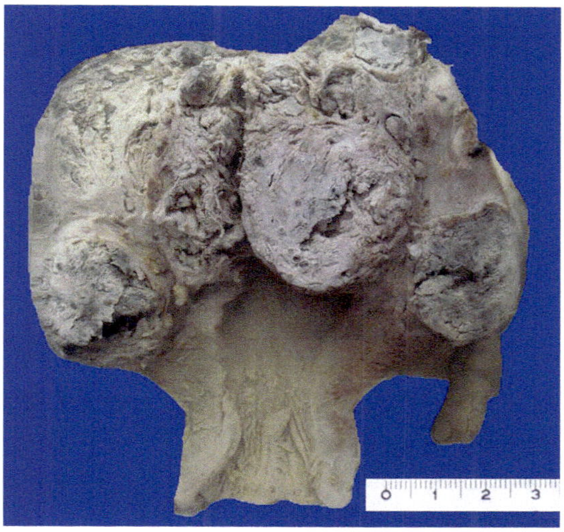

图 3-11-4　绒毛膜上皮癌

5. 乳腺癌(breast carcinoma)(图 3-11-5)

根治的乳房标本,沿乳头纵切,乳头略下陷,其下方有一灰白色肿物,向深部周围脂肪组织作树根状浸润,境界不清。切面灰白,质实。

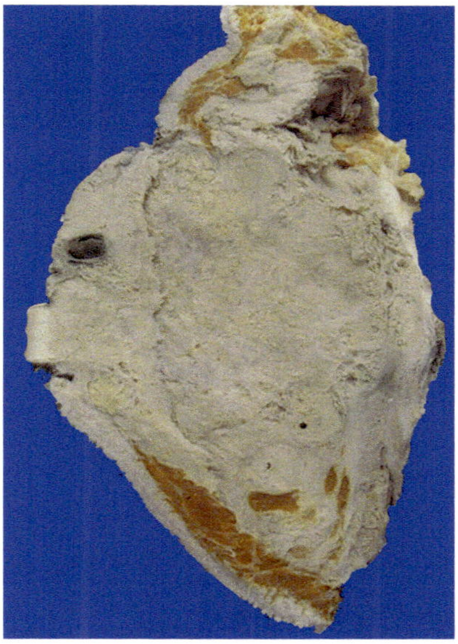

图 3-11-5　乳腺癌

6. 卵巢黏液性囊腺瘤(mucinous cystadenoma of ovary)(图 3-4-1)

卵圆形肿物,表面光滑,灰白色,切面见肿瘤有大小不等囊腔,为多房性,腔内充满灰白色半透明的胶冻样物(为黏液固定之后),囊壁尚光滑。

7. 卵巢浆液性囊腺瘤(serous cystadenoma of ovary)(图 3-4-2)

圆形肿物,表面大部分光滑,有一处见有乳头状物突起于表面,色灰暗,切面为单房性囊腔,(腔内原有清亮透明液体已流失),囊内壁有数处见有疣状或菜花状增生物。

8. 子宫平滑肌瘤(uterus leiomyoma)(图 3-4-4)

全子宫切除标本。肿瘤见于肌壁间,结节状,境界清楚,呈膨胀性生长,压迫宫腔偏位。切面灰红色和灰白色,编织状或漩涡状,质地坚实。

9. 卵巢囊性畸胎瘤(benign cystic teratoma of ovary)(图 3-4-8)

肿瘤包膜完整光滑,外附有输卵管,切面为囊状、单房、囊壁光滑,囊内有灰黄色油脂状皮脂和毛发,于囊壁一处隆起呈结节状,可见牙齿、骨和毛发等组织。

三、组 织 切 片

1. 子宫颈鳞状细胞癌(squamous cell carcinoma of the cervix)(图 3-11-6)

宫颈组织表面被覆一层鳞状上皮,部分鳞状上皮细胞增生活跃。细胞大小不等、密集、排列不规则,核大、深染,多见核分裂象。肿瘤向深部浸润,破坏基底膜,形成索条状癌巢。癌细胞多角形,有的隐约可见瘤细胞有间桥相连,有的癌细胞为梭形呈不规则片状分布,未见明显角化,癌巢之间的间质中有炎症浸润。

诊断要点:①子宫颈癌组织结构和细胞的异型性;②癌组织向深部浸润,形成癌巢。

2. 水泡状胎块(hydatidiform mole)(图 3-11-7)

低倍镜见胎盘绒毛组织。绒毛体积增大且大小不一,间质明显水肿而疏松,血管消失。绒毛周围滋养层细胞增生,可见两层结构,为合体细胞滋养层细胞和细胞滋养层细胞,这些增生的细胞有的群聚成团。

诊断要点:①绒毛间质明显水肿,血管消失;②滋养叶上皮细胞增生。

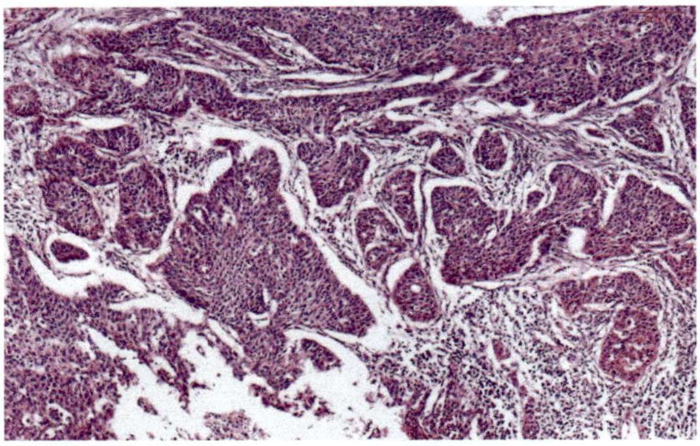

图 3-11-6　子宫颈鳞状细胞癌

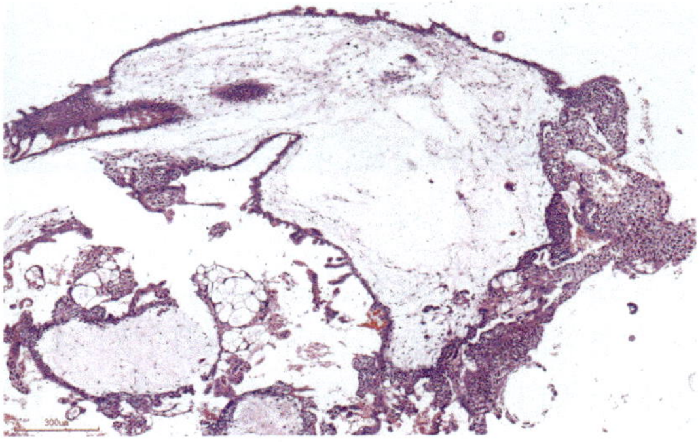

图 3-11-7　水疱状胎块

3. 子宫绒毛膜癌(choriocarcinoma of uterus)(图 3-11-8)

镜下见癌组织由两种具有诊断特征的异型性明显的细胞组成:一种类似细胞滋养层细胞,另一种类似合体滋养层细胞。这两种细胞常混合排列成团块状或条索状。在癌组织中无血管和其他间质的存在,也无绒毛样结构存在,坏死、出血明显。

诊断要点:①滋养层细胞明显异型;②癌组织无间质、绒毛,坏死、出血明显。

4. 乳腺浸润型导管癌(图 3-11-9)

肿瘤细胞异常增生,突破导管基膜向间质浸润。肿瘤细胞排列成巢状、团索状,细胞异型性明显。肿瘤间质有致密的纤维组织增生,癌细胞在纤维间质内浸润生长。

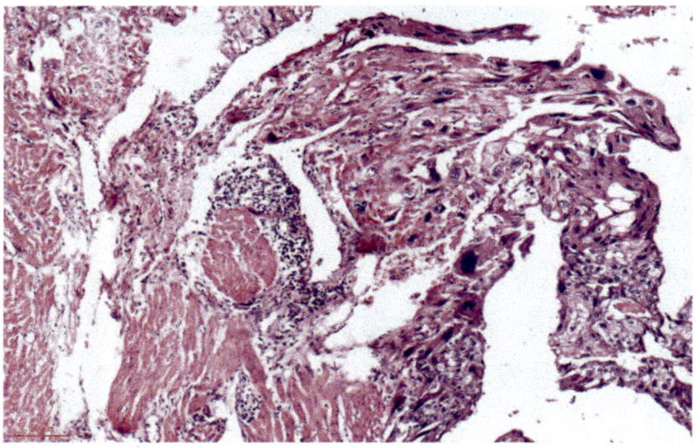

图 3-11-8　子宫绒毛膜癌

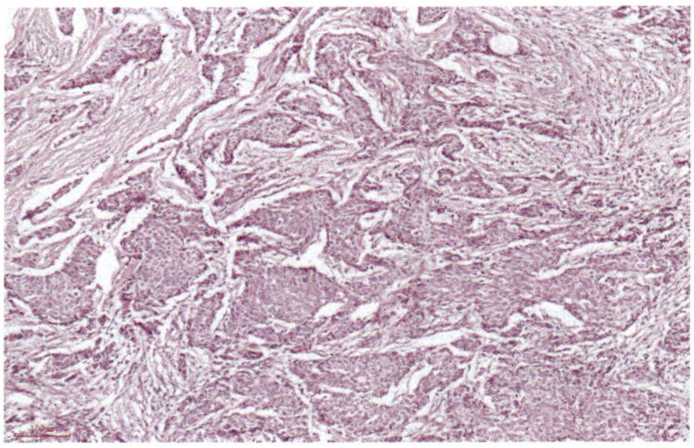

图 3-11-9　乳腺浸润型导管癌

诊断要点:

(1) 肿瘤细胞突破导管基膜向间质浸润。

（2）排列成巢状，团囊状。

（3）细胞异型性明显。

四、示　教　片

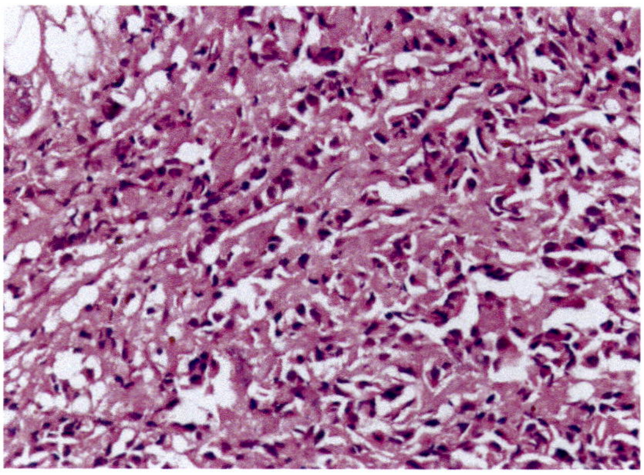
图 3-11-10　乳腺浸润型小叶癌

1. 乳腺浸润型小叶癌（图 3-11-10）

癌细胞呈单行串珠状或细条索状浸润于纤维间质之间，或环形排列在正常导管周围。癌细胞小，大小较一致，核圆形或卵圆形，核分裂象少见。

病例讨论

患者，女，48 岁，阴道不规则流血 1 年。伴有白带多，并有腥臭味；时有下腹部闷痛、腰酸及大便秘结。近 3 个月来发现下肢水肿及右腹股沟淋巴结肿大，且日渐增大。

即往体健。月经 14 岁来潮，26 岁结婚，足月顺产 2 胎。

体格检查：发育正常，较消瘦，贫血外观。体温 36.7℃，脉搏 93 次/分，血压 105/65mmHg（14/8.7kPa），皮肤无黄染及出血点。胸部检查阴性。腹软，肝脾未触及，无移动性浊音，下腹髂窝部有明显压痛。右腹股沟淋巴结肿大，质较硬，不可移动性，无压痛。

妇科检查：外阴正常，子宫颈肥大，子宫颈外口见菜花状肿物，约 3cm×2.5cm×1.3cm，中央区呈不规则溃疡，有触痛，阴道前壁发硬。子宫体稍大、略固定。双附件未触及。

肛门检查：触及一固定肿物 3cm×3cm×2cm，质硬。直肠黏膜光滑。

入院后经放射治疗，症状有所改善，但不久患者诉说骶骨部极度酸痛，大便秘结。患者逐渐贫血加重，少尿而死亡。

思　考　题

（1）写出本病例的病理诊断及诊断依据。

（2）本例死亡的原因是什么？

（黄　扬　张文敏）

实习十二　内分泌系统疾病

一、目的要求

（1）熟悉非毒性甲状腺肿的病理变化。

（2）掌握毒性甲状腺肿的病理变化及临床病理联系。

（3）熟悉各型甲状腺腺瘤的病变特点。

（4）掌握各型甲状腺癌的病变特点及临床病理联系。

二、大体标本

1. 弥漫性胶样甲状腺肿(diffuse colloid goiter)(图3-12-1)

甲状腺弥漫性肿大,表面光滑,质地中等。切面淡褐色,腺叶结构清楚,大部分滤泡扩张,充满着棕红色、半透明胶样物质。

2. 结节性胶样甲状腺肿(nodular colloid goiter)(图3-12-2)

甲状腺体积增大,表面呈不对称多结节状隆起,结节境界不清楚。切面见结节大小不等,由不完整的纤维组织分隔,结节包膜不完整。结节内的滤泡大小不一,部分滤泡扩大,充满棕红色、半透明胶样物质。有的标本继发出血及囊性变。

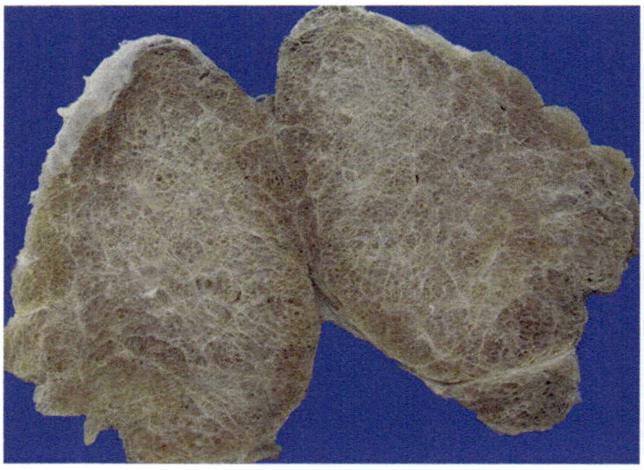

图3-12-1　弥漫性胶样甲状腺肿

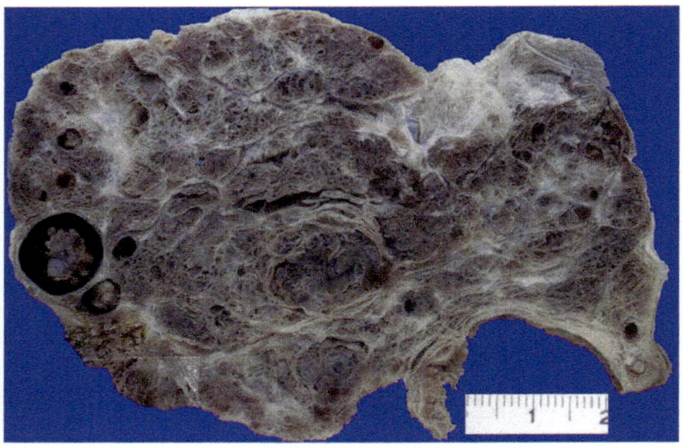

图3-12-2　结节性胶样甲状腺肿

3. 弥漫性毒性甲状腺肿(diffuse toxic goiter)(图3-12-3)

甲状腺弥漫性对称性增大,表面光滑,质实。切面呈灰红色,分叶状,结构致密,状似肌肉,胶质少。

4. 甲状腺腺瘤(thyroid adenoma)(图3-12-4)

手术切除的部分甲状腺组织,表面见一圆形肿物。切面见肿物灰白色,质实,包膜完整,与周围甲状腺组织分界清楚,周围甲状腺组织受压呈轻度萎缩改变。有的标本继发出血及囊性变。

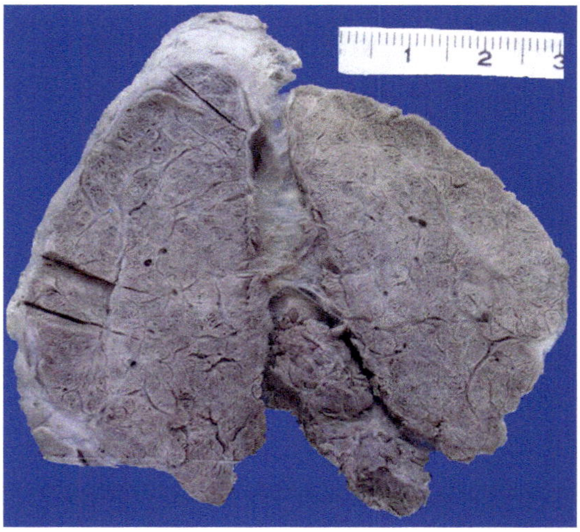

图 3-12-3　弥漫性毒性甲状腺肿

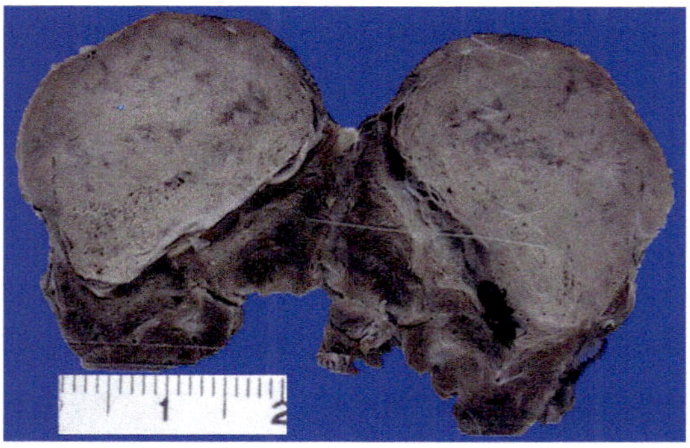

图 3-12-4　甲状腺腺瘤

5. 甲状腺乳头状癌(papillary carcinoma of the thyroid)(图 3-12-5)

手术切除的甲状腺组织,表面见局部甲状腺体积增大,形状不规则。切面见一灰白色不整形肿物,部分呈绒毛状,质脆,无包膜,与周围组织境界不清。

6. 甲状腺髓样癌(medullary carcinoma of the thyroid)(图 3-12-6)

手术切除的肿瘤标本,肿瘤呈结节状,灰白、灰黄色,质软,有假包膜,中央继发坏死及出血。

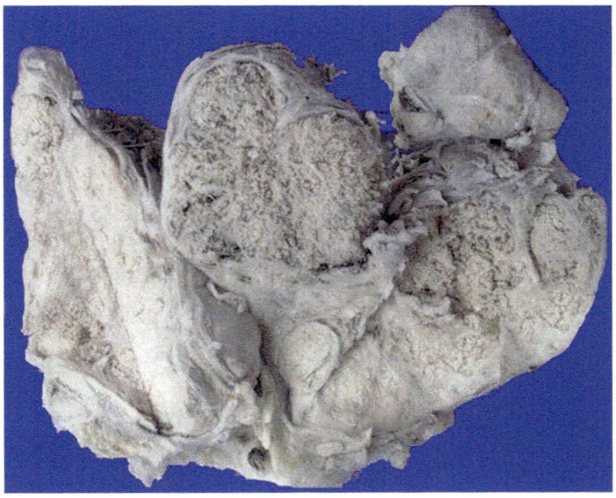

图 3-12-5　甲状腺乳头状癌

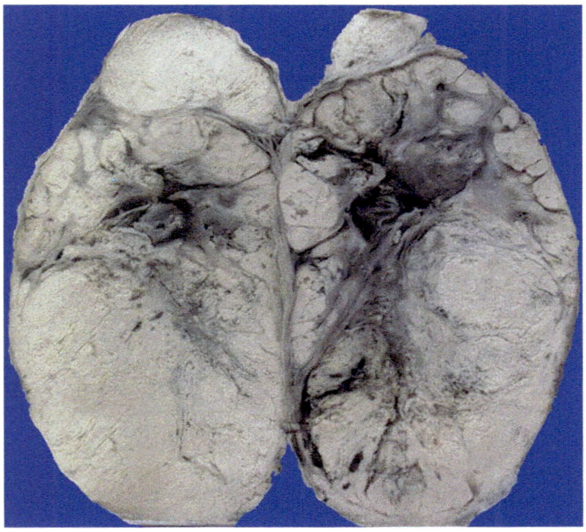

图 3-12-6　甲状腺髓样癌

三、组 织 切 片

1. 弥漫性毒性甲状腺肿(diffuse toxic goiter)(图 3-12-7)

甲状腺滤泡弥漫性增生,滤泡上皮呈单层高柱状,部分滤泡上皮细胞向滤泡腔内呈指状或简单乳头状突起。滤泡腔内胶质减少,稀薄、淡染,滤泡周边出现许多大小不等的上皮细胞吸收空泡。

间质血管丰富、充血，可见多量淋巴细胞浸润，有的形成有明显生发中心的淋巴滤泡。

诊断要点：①滤泡弥漫性增生；滤泡腔内胶质减少、稀薄，周边出现吸收空泡；②间质血管丰富、充血，淋巴细胞浸润和淋巴滤泡形成。

2. 甲状腺腺瘤（胎儿型）（thyroid adenoma, fetal type）（图 3-12-8）

肿瘤包膜完整，与正常甲状腺分界清楚，两者结构截然不同。

肿瘤组织由小而一致、不含或仅含少量胶质的滤泡构成，细胞呈单层立方形，似胎儿甲状腺组织。

间质水肿、黏液样变，致使滤泡之间相互分离。

诊断要点：①肿瘤包膜完整，包膜内外组织结构截然不同；②肿瘤组织由小而一致、不含或仅含少量胶质的滤泡构成；间质水肿、黏液样变。

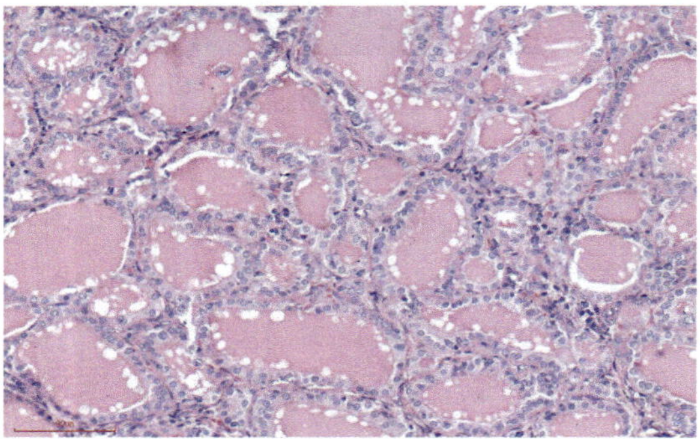

图 3-12-7　弥漫性毒性甲状腺肿

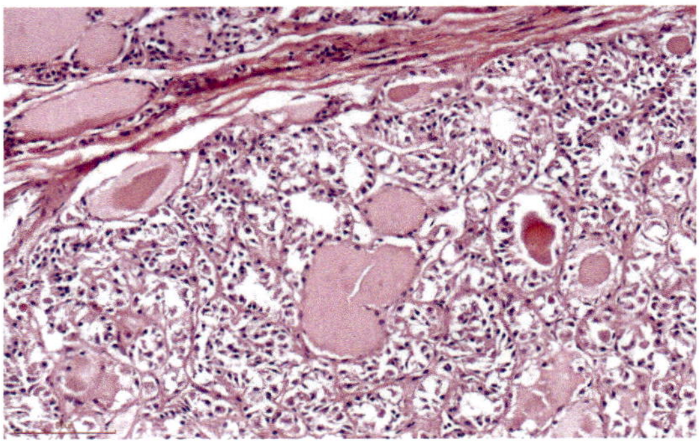

图 3-12-8　甲状腺腺瘤

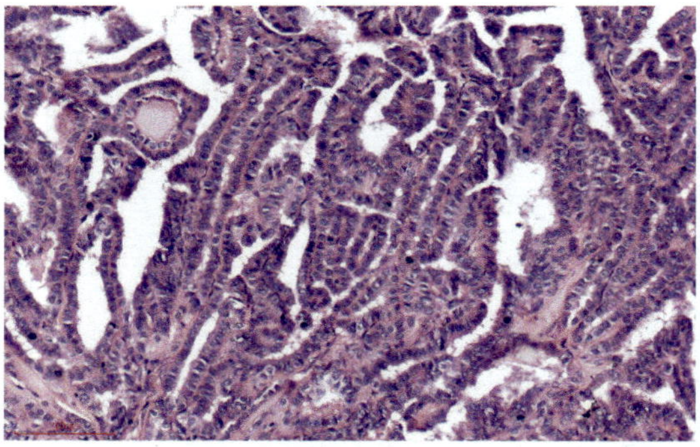

图 3-12-9　甲状腺乳头状癌

3. 甲状腺乳头状癌（papillary carcinoma of the thyroid）（图 3-12-9）

切片大部分为肿瘤组织，一侧可见正常甲状腺组织，两者之间有不完整的纤维包膜。

肿瘤细胞排列呈乳头状，分支复杂，多为三级以上，乳头中央为含血管的纤维结缔组织构成的轴心。肿瘤细胞大小不等，单层或多层柱状，核大，呈半透明毛玻璃状，无核仁，部分可见核沟及核内假包涵体。

肿瘤包膜不完整，被肿瘤组织浸润破坏。

诊断要点：①肿瘤细胞排列成复杂分支的乳头状结构，乳头轴心为含血管的纤维结缔组织；癌细胞核呈半透明毛玻璃状，无核仁，部分可见核沟及核内假包涵体；②包膜被肿瘤组织浸润破坏。

四、示　教　片

1. 结节性胶样甲状腺肿（图 3-12-10）

甲状腺滤泡上皮增生、复旧或萎缩，间质纤维组织增生，不全分隔包绕甲状腺组织，形成许多大小不等、包膜不完整的结节，结节内外两者结构大致相同。

2. 甲状腺髓样癌（免疫组织化学染色示降钙素阳性）（图 3-12-11）

癌细胞胞质内呈棕黄色颗粒状着色视为阳性表达。

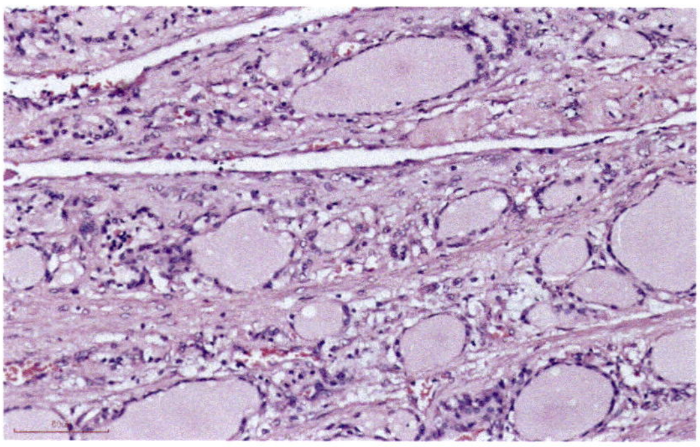

图 3-12-10 结节性胶样甲状腺肿

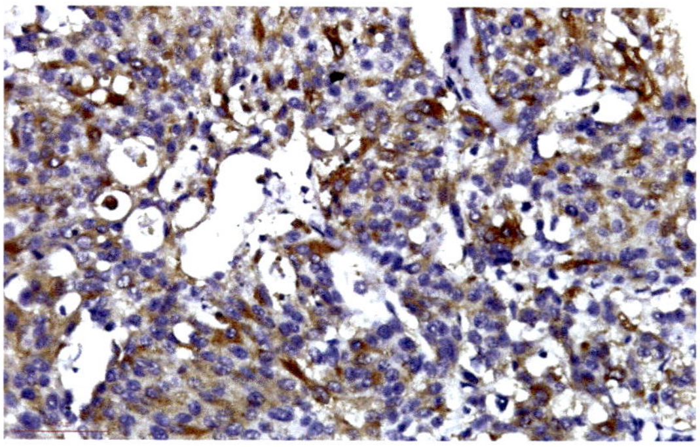

图 3-12-11 甲状腺髓样癌

（陈裕庆 陈淑勤）

实习十三　神经系统疾病

一、目的要求

（1）掌握流行性脑脊髓膜炎、流行性乙型脑炎的病理形态特点、临床病理联系及并发症。

（2）了解神经组织常见肿瘤的形态特点。

二、大体标本

1. 流行性脑脊髓膜炎（epidemic cerebrospinal meningitis）（图 3-3-6）

大脑标本，脑膜血管高度扩张、充血，其表面覆有一层灰黄色脓性渗出物。以脑底、大脑顶与两侧面最为明显。此外可见脑回变宽，脑沟变浅。

2. 大脑星形细胞肿瘤（cerebral astrocytic tumors）（图 3-13-1）

本病例为胶质母细胞瘤。一侧大脑半球肿大，中线偏移，部分脑组织为肿瘤组织替代。肿瘤边界不清，切面灰白色，质均匀，其中可见坏死及小囊腔形成。周围脑组织受压萎缩。

3. 脑膜瘤（meningioma）（图 3-13-2）

肿瘤起源于脑膜，可见两个肿瘤与硬脑膜紧密相连，呈膨胀性生长，有包膜，边界清楚，表面光滑，呈分叶状和球形。切面灰白色，质实，呈颗粒状，可见白色钙化砂粒，偶见出血。

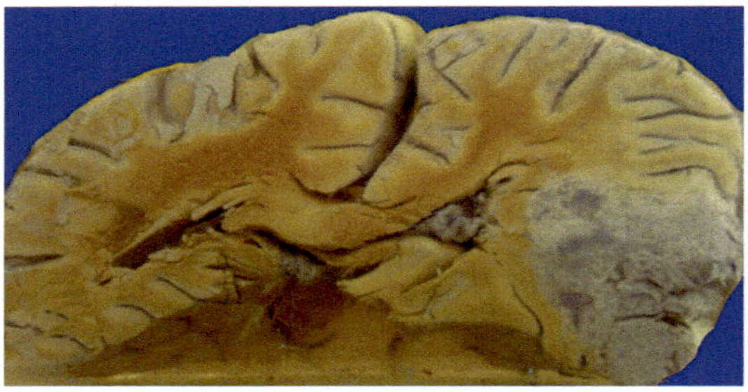

图 3-13-1　大脑星形细胞瘤

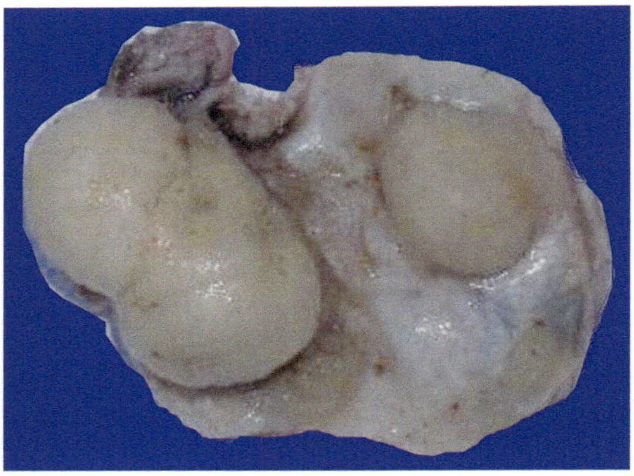

图 3-13-2　脑膜瘤

三、组织切片

1. 流行性脑脊髓膜炎（epidemic cerebrospinal meningitis）（图 3-13-3）

脑组织切片。蛛网膜下隙高度扩张，充满炎性渗出物，其中以中性粒细胞为主，尚有纤维蛋白及少量淋巴细胞、单核细胞。软脑膜血管高度扩张、充血。脑实质大致正常。

诊断要点：蛛网膜下隙充满炎性渗出物，其中以中性粒细胞为主。

2. 乙型脑炎(encephalitis type B)(图 3-13-4)

脑灰质及与白质交界处有多个筛状软化灶,其中神经细胞变性、坏死。有的软化灶中可见扩张的小血管及一些核碎片。有的可见卫星现象、嗜神经现象。扩张血管周围空隙(Virchow-Robin 间隙)扩大,有的血管周围有淋巴细胞和单核细胞围绕(称血管淋巴套)。此外神经胶质细胞轻度弥漫性增生,有的增生成堆,形成胶质结节。

诊断要点:筛状软化灶,血管淋巴套及胶质结节形成。

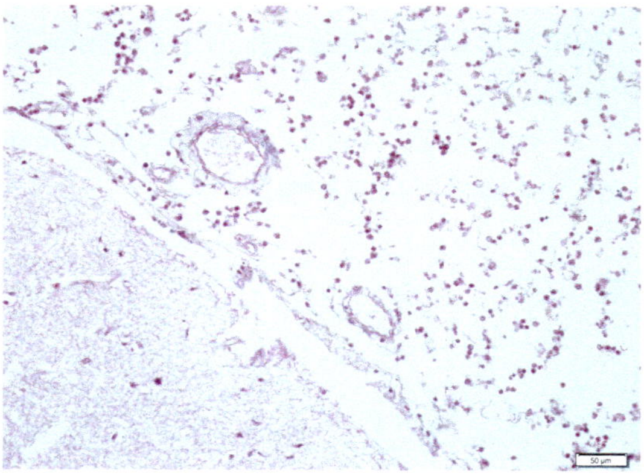

图 3-13-3　流行性脑脊髓膜炎

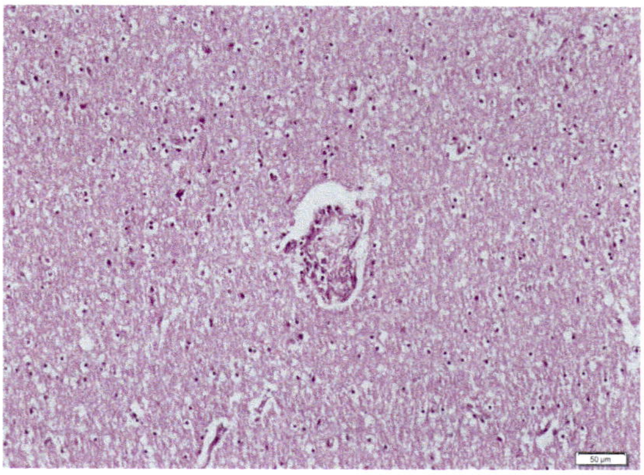

图 3-13-4　乙型脑炎

3. 大脑星形细胞瘤(cerebral astrocytic tumors)(图 3-13-5)

本切片为弥漫型星形细胞瘤。切片中除小部分正常脑组织外,其余均为肿瘤组织,二者间无明确分界。肿瘤由星形胶质细胞样细胞组成,排列密集,有栅状结构。细胞核圆形,有异形性,核膜薄,染色质细密而淡,胞质多少不一,部分较多,呈肥胖形。瘤组织内有散在小灶性水肿、变性,呈筛孔状。此外,可见血管增生,其周围水肿明显,有的可见胶质细胞集聚。

诊断要点:星形胶质细胞样的肿瘤细胞密集排列,有栅状结构。

4. 脑膜瘤(meningioma)(图 3-13-6)

脑膜瘤的形态学改变多种多样,亚型较多。本切片为过渡型脑膜瘤,具有脑膜皮细胞型和纤维型脑膜瘤间的过渡特点。瘤细胞排列成分叶状和束状结构,细胞大小一致,短梭形,核呈卵圆形。漩涡状结构丰富,常以血管为中心,砂粒体可见。

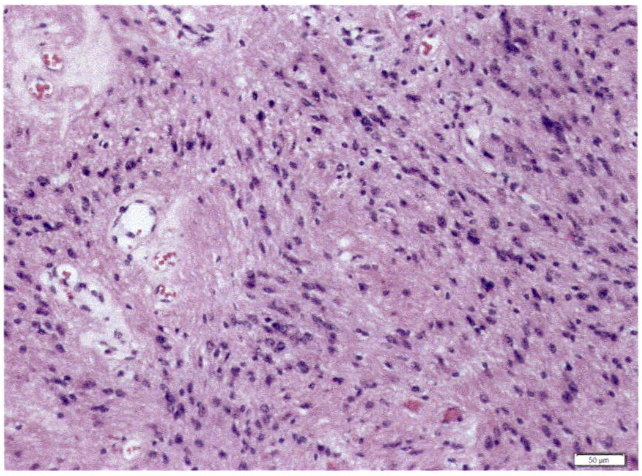

图 3-13-5　大脑星形细胞瘤

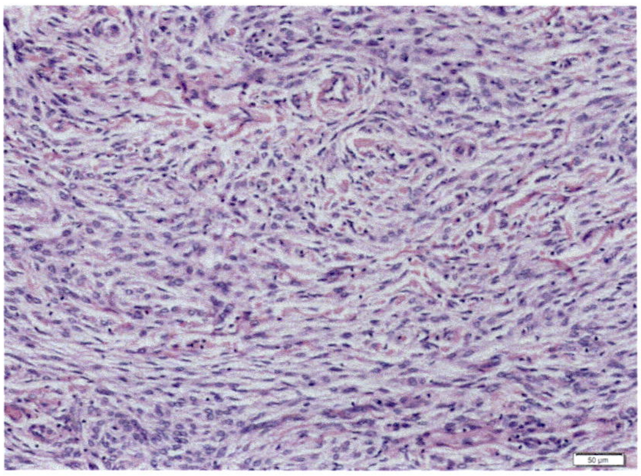

图 3-13-6　脑膜瘤(过渡型)

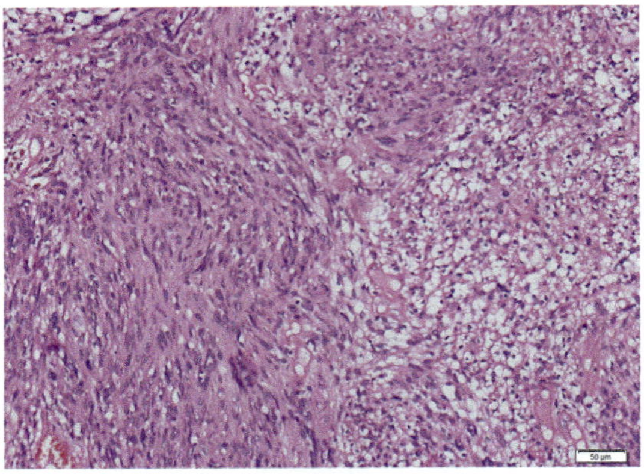

图 3-13-7　神经鞘瘤

诊断要点：具有脑膜皮细胞型和纤维型脑膜瘤间的过渡特点。

5. 神经鞘瘤（neurilemoma）（图 3-13-7）

镜下可见肿瘤由两种结构相间构成。Antoni A 型结构由细胞核细长而深染的肿瘤细胞所组成，细胞境界不清，排列成栅栏状、编织状或漩涡状。Antoni B 型结构，细胞呈梭形卵圆形稀疏地排列于水肿和黏液样的间质中。

诊断要点：Antoni A 型结构和 Antoni B 型结构相间构成肿瘤。

四、示　教　片

1. 乙型脑炎　示教：血管淋巴套（图 3-13-8）。

2. 砂粒体型脑膜瘤　示教：砂粒体（图 3-13-9）。

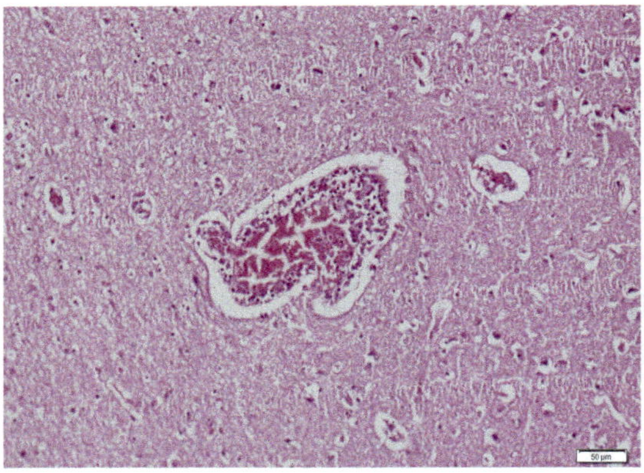

图 3-13-8　乙型脑炎（示血管淋巴套）

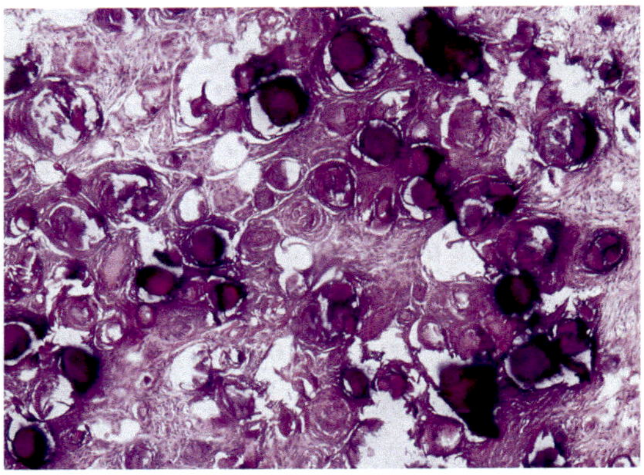

图 3-13-9　砂粒体型脑膜瘤（示砂粒体）

病例讨论

患者，男，56 岁。以“头痛、呕吐、烦躁 2 天”为主述入院。

体检：体温 36.5℃，神清，阵发性强直性抽搐，右侧偏瘫，左鼻唇沟变浅。心、肺（-），肝、脾（-）。

入院后行 3.0T 磁共振颅脑平扫+增强：平扫于左侧额叶区见一不规则异常信号肿块影，T_1W 呈低信号，T_2W 呈高低混杂信号，其内信号欠均匀，T_2W 可见不规则条状及块状低信号影，SWI 呈低信号改变，增强后病灶内实性部分呈不均匀强化，范围约为 2.5cm×2.2cm×1.2cm，病灶内后缘累及左侧脑室前部，左侧脑室扩大，余脑实质信号未见明显异常，余脑室、脑池形态大小及位置未见明显异常，中线结构居中。颅骨板障信号未见明显异常。小脑及脑干形态及信号未见异常。

手术切除左侧额叶肿物送病理检查。镜下见肿瘤细胞大小不一，排列密集，有栅状结构。细胞核圆形，有异形性，核膜薄，染色质细密而淡，胞质多少不一，部分胞质较多呈肥胖形。瘤组织内有散在小灶性水肿、变性,呈筛孔状。此外,尚见血管增生,其周围水肿明显。免疫组化结果:GFAP(+),Olig-2(+),Vimentin(+)、CD56(-)、NeuN(-)、CK(-)、P53(-)、CD34 血管(+),Ki-67(+,2%)。

思　考　题

请写出病理诊断及诊断依据。

(臧盛兵　陈淑勤)

实习十四 传 染 病

一、目 的 要 求

（1）掌握结核病的基本病变及其发生发展规律。

（2）掌握原发性与继发性肺结核各型病变特点，通过对原发性、继发性肺结核病理变化的比较，进一步了解结核杆菌感染中，感染、免疫和变态反应三者之间的关系。了解肺外结核病变特点。

（3）掌握伤寒、细菌性痢疾的病变特点。

（4）熟悉性传播性疾病的病因及病变特点。

二、大 体 标 本

1. 肺原发综合征（pulmonary primary complex）（图 3-14-1）

小儿肺，原发病灶位于肺组织上叶下部或下叶上部近胸膜处见一圆形直径约 1cm 的干酪样坏死病灶，灰黄色，干燥。

肺门处气管及支气管旁有多个肿大淋巴结，切面呈干酪样坏死。

结核性淋巴管炎肉眼难以辨认。

2. 急性粟粒性肺结核（acute pulmonary miliary tuberculosis）（图 3-14-2）

小儿肺，左肺可见原发综合征改变。双肺各叶均可见大小形态相似的灰白色粟粒样大小的结节，呈弥漫均匀分布。

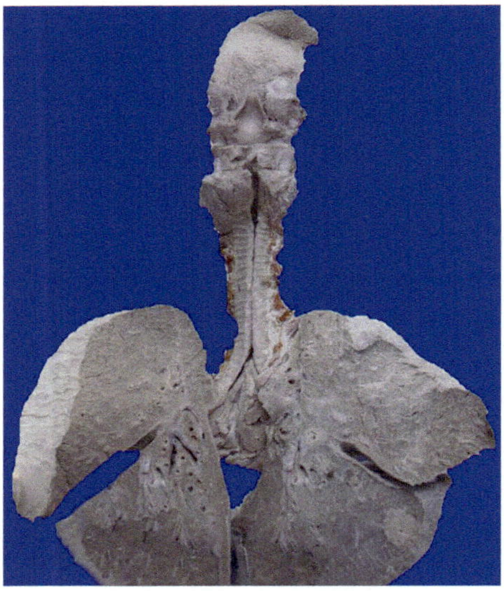

图 3-14-1 肺原发综合征伴急性粟粒性肺结核（1）

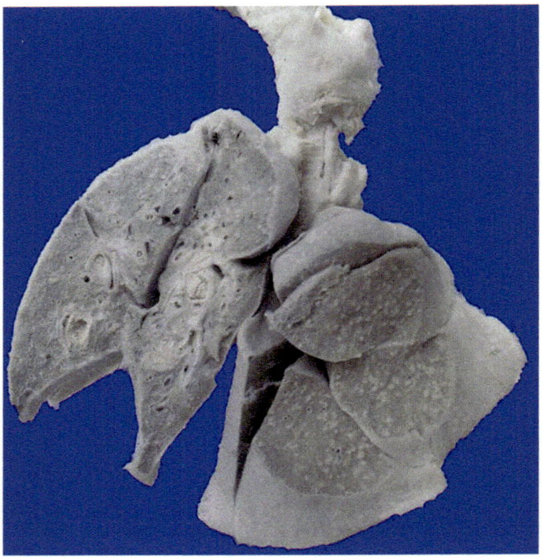

图 3-14-2 肺原发综合征伴急性粟粒性肺结核（2）

3. 局灶型肺结核（focal pulmonary tuberculosis）（图 3-14-3）

单侧肺标本。切面肺尖部胸膜下见一黄豆大小圆形病灶，病灶可见干酪样坏死，也有的已纤维化，甚至钙化，周边有明显纤维包膜形成。

4. 浸润性肺结核(infiltrating pulmonary tuberculosis)(图 3-14-4)

单侧肺标本。切面肺尖以下(相当于锁骨以下的区域)，见一个浅黄色干酪样病灶，周围边界模糊，无明显纤维包膜。

5. 干酪性肺炎(caseous pneumonia)(图 3-14-5)

单侧肺标本。肺切面可见肺大叶式大叶一部分呈实变状，其中散在大小不等灰黄色的不规则形干酪样坏死病灶，部分区域已彼此融合成片，部分坏死物质液化排出，形成边缘不齐、形态不一的急性空洞。

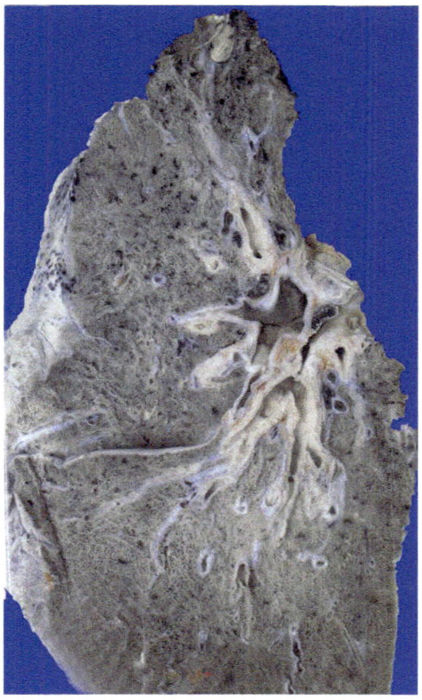
图 3-14-3　局灶型肺结核

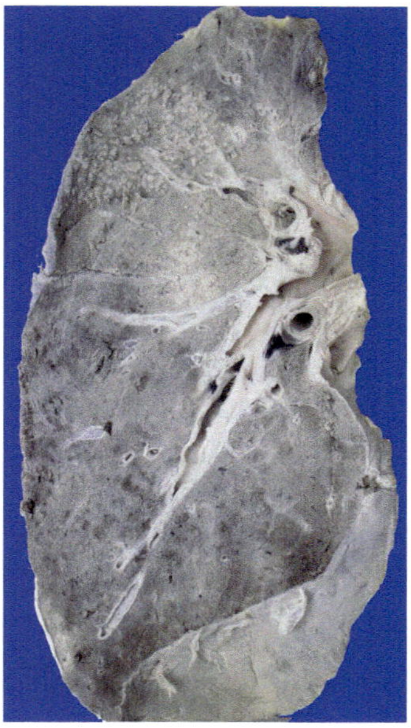
图 3-14-4　浸润性肺结核

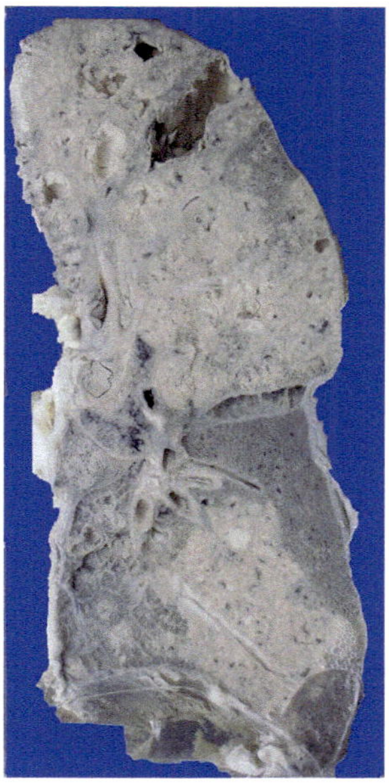
图 3-14-5　干酪性肺炎

6. 肺结核球(pulmonary tuberculoma)(图 3-14-6)

标本为局部切除的肺脏，肺内可见球形病灶，直径大于 2cm，病灶呈灰白色，分层结构，中心可有干酪样坏死，周围被肉芽组织及结缔组织包围，使其与其他肺组织分界清楚。

7. 慢性纤维空洞型肺结核(chronic fibro-cavitative pulmonary tuberculosis)(图 3-14-7)

单侧肺标本。肺上叶见一陈旧性的厚壁空洞，其壁内面为干酪样坏死物，其外为一层肉芽组织及瘢痕组织，空洞周围及肺下叶可有少数散在干酪样病灶及支气管蔓延的病灶，病灶大小不一，新旧不等。

8. 硬化型肺结核(cirrhotic pulmonary tuberculosis)(图 3-14-8)

单侧肺标本。肺脏体积缩小，在肺内形成大片纤维化硬化病灶，或有厚壁空洞形成。肺质地变硬，局部胸膜增厚，同时有部分炭末沉着。

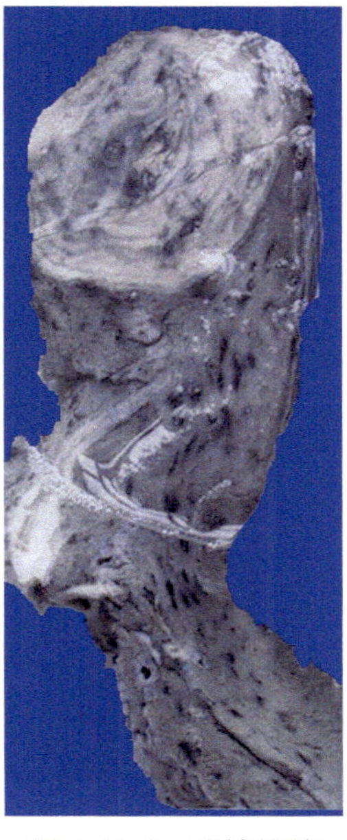
图 3-14-6　肺结核球

9. 肾结核(kidney tuberculosis)(图 3-14-9)

肾脏标本。肾脏体积增大，切面皮、髓质分界不清，肾实质大部分已被破坏，有的病例肾实质完全破坏。坏死灶呈灰黄色、质松脆、干燥，似豆腐渣或奶酪样，部分坏死物质液化排出，形成多个大小不等的空洞。

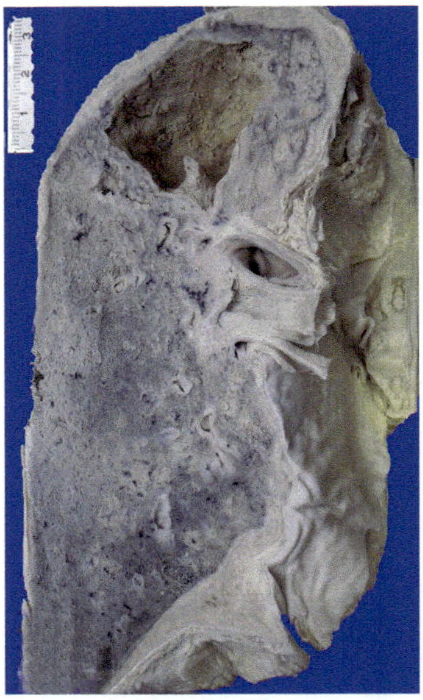

图 3-14-7　慢性纤维空洞型肺结核

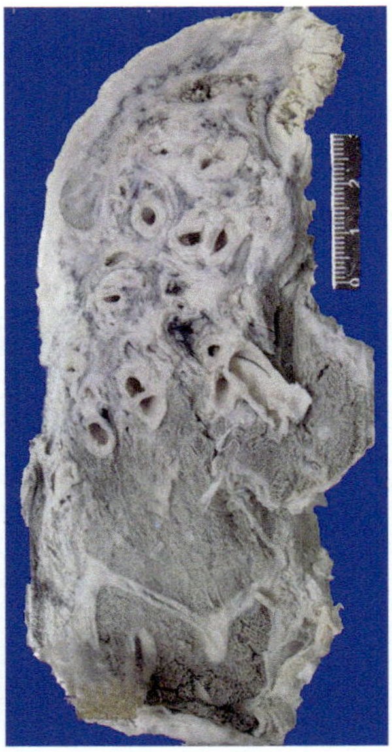

图 3-14-8　硬化型肺结核

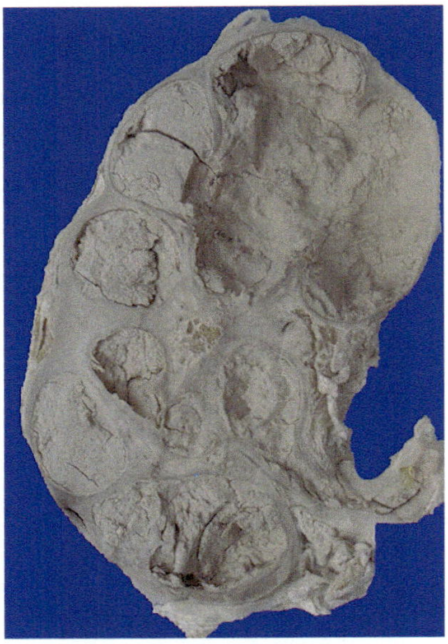

图 3-14-9　肾结核

10. 肠结核（溃疡型）（intestinal tuberculosis）（图 3-14-10）

回肠一段，黏膜面破坏形成多个溃疡，溃疡多为环形或带状，其长轴与肠长轴垂直，溃疡边缘不整如鼠咬状，底部附着坏死组织，溃疡深达肌层或浆膜层，其相对的浆膜面有粟粒结节形成。

11. 淋巴结结核（tuberculous of the lymph node）（图 3-14-11）

一组淋巴结肿大，互相粘连，切面淋巴结正常结构破坏，为干酪样坏死物质取代。

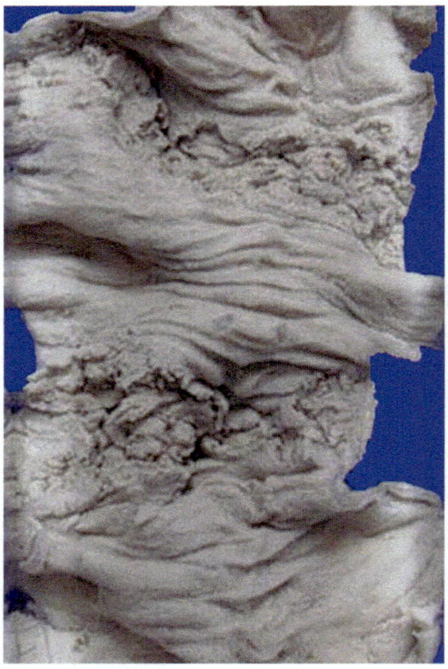

图 3-14-10　肠结核（溃疡型）

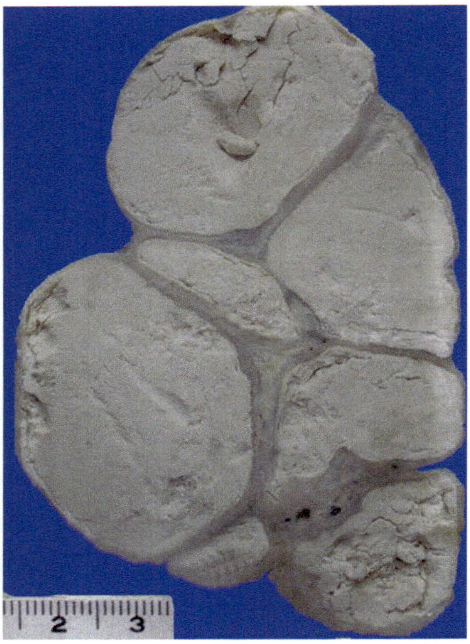

图 3-14-11　淋巴结结核

12. 肠伤寒(髓样肿胀期)(enteric typhoid fever)(图 3-14-12)

回肠一段,黏膜表面有 2～3 个集合淋巴结明显肿胀,同时亦可见肿大的孤立淋巴结滤泡,形成卵圆形或圆形向肠腔突出,表面似脑髓表面沟回状,凹凸不平,故称髓样肿胀。

13. 肠伤寒(溃疡期)(enteric typhoid fever)(图 3-14-13)

回肠一段,肿胀的集合淋巴结和孤立淋巴结坏死、脱落,形成圆形及卵圆形溃疡,溃疡长轴与肠长轴平行,底部粗糙。愈合后不引起肠管狭窄。

14. 细菌性痢疾(急性期)(acute bacillary dysentery)(图 3-14-14)

结肠一段,黏膜面覆盖一层灰黄色糠屑样膜状物(假膜),大部分假膜已脱落,形成小面积的溃疡,形态不规则。

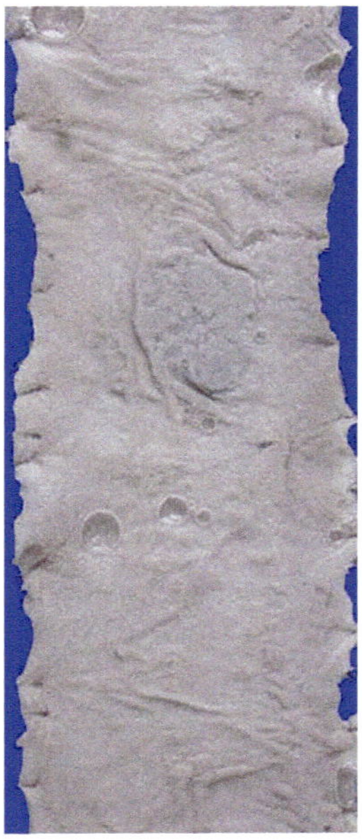

图 3-14-12　肠伤寒(髓样肿胀期)

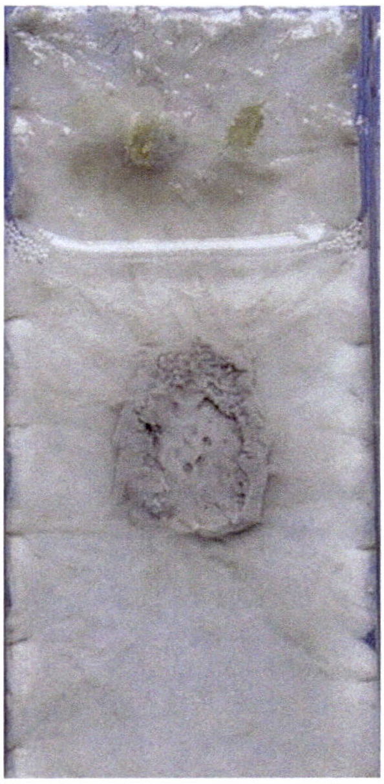

图 3-14-13　肠伤寒(溃疡期)

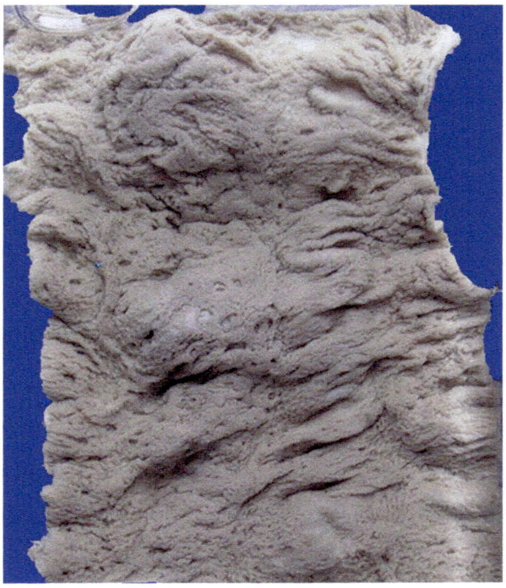

图 3-14-14　细菌性痢疾(急性期)

15. 细菌性痢疾(慢性期)(chronic bacillary dysentery)(图 3-14-15)

结肠标本,肠管黏膜息肉样增生,肠壁增厚。

三、组织切片

1. 急性粟粒性肺结核(acute pulmonary miliary tuberculosis)(图 3-14-16)

肺组织内见多数大小相似的结节状病灶,(常由 2～3 个结核结节组成),境界清楚。结节由类上皮细胞、朗汉斯巨细胞、淋巴细胞和成纤维细胞组成,中央常有干酪样坏死(呈一片伊红色染色,细胞消失或见少量细胞核碎屑)。

附近肺泡腔内充满浆液、纤维素、单核细胞等炎性渗出物。

诊断要点:①结核结节形成;②干酪样坏死。

2. 肠伤寒(enteric typhoid fever)(图 3-14-17)

回肠黏膜及黏膜下淋巴滤泡高度肿胀,大量巨噬细胞增生。巨噬细胞圆形,胞质丰富,内见吞噬的细胞碎片、红细胞、淋巴细胞或伤寒杆菌，核圆浅染，这种吞噬后的巨噬细胞称为伤寒细胞。肠壁充血水肿，单核细胞浸润。

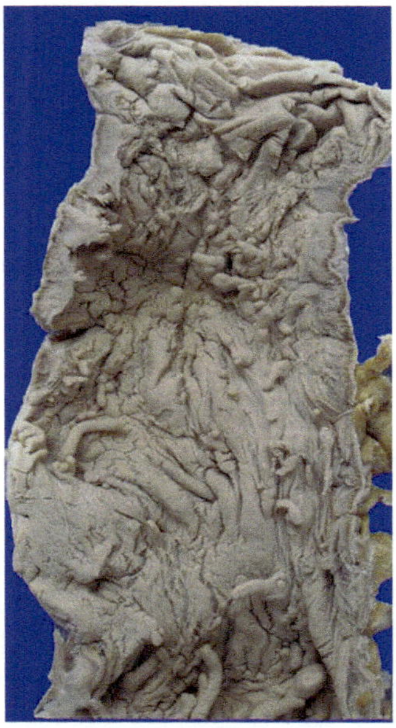

图 3-14-15　细菌性痢疾（慢性期）

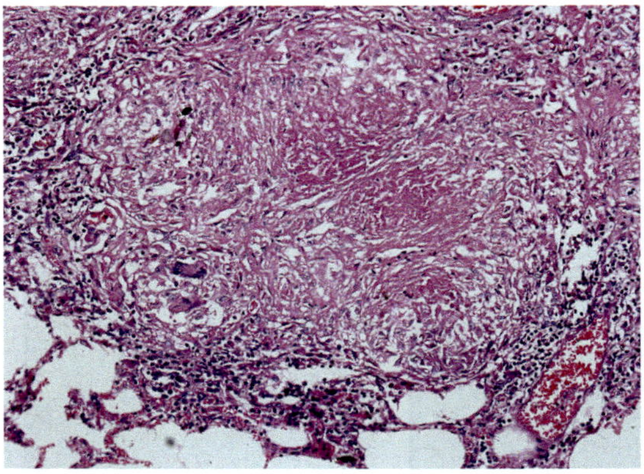

图 3-14-16　急性粟粒性肺结核

诊断要点：①淋巴滤泡内出现大量伤寒细胞；②伤寒小结形成。

3. 急性细菌性痢疾（bacillary dysentery）（图 3-14-18）

肠壁表层黏膜发生坏死，有大量纤维蛋白渗出及白细胞浸润。纤维蛋白、白细胞、脱落上皮细胞，以及坏死的黏膜组织黏集成膜样结构，被覆在黏膜表层。整层肠壁明显充血、水肿，尤以黏膜层及黏膜下层为重，并有中性粒细胞及大单核细胞浸润。

诊断要点：肠黏膜表面假膜形成。

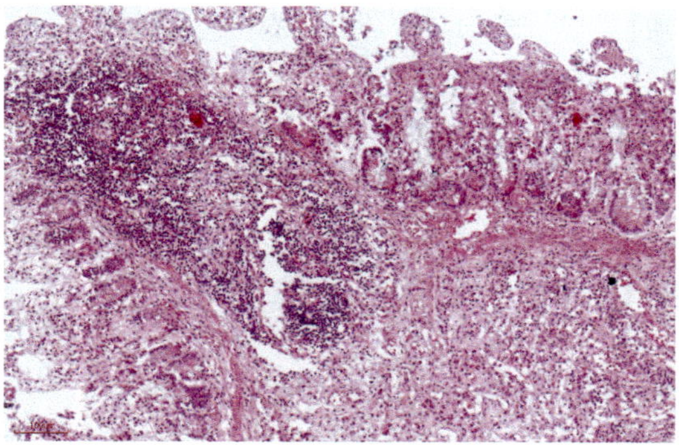

图 3-14-17　肠伤寒

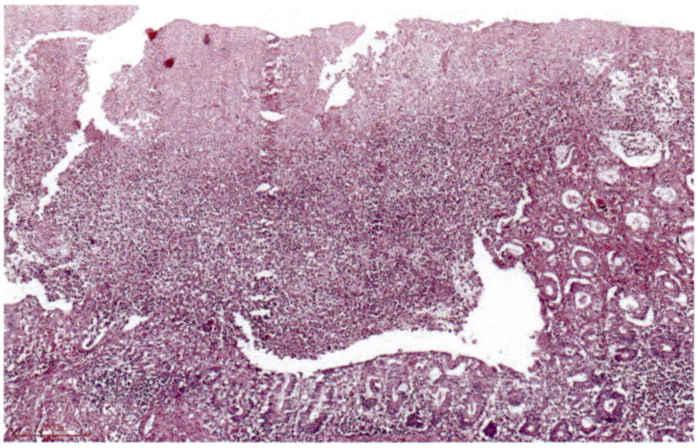

图 3-14-18　急性细菌性痢疾

4. 尖锐湿疣（condyloma acuminatum）（图 3-14-19）

低倍镜下，鳞状上皮呈乳头状增生，表皮角质层轻度增厚，角化不全。棘层肥厚，表皮突增粗延长，偶见核分裂象。

高倍镜下，表皮浅层可见凹空细胞，胞质空泡状，细胞边缘常残存带状胞质。核增大居中。

真皮层充血水肿。

诊断要点：慢性炎症细胞浸润凹空细胞。

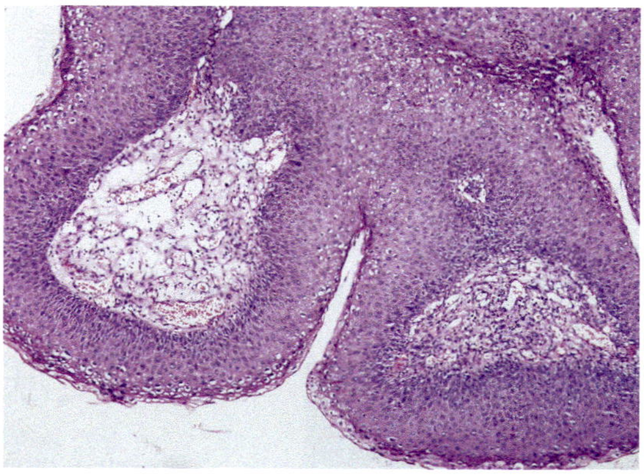

图 3-14-19　尖锐湿疣

病例讨论

患儿，男，8 岁。以“发热，头痛，呕吐，嗜睡 3 天”为主述入院。患儿既往有发热、盗汗和消瘦乏力病史，其邻居为肺结核患者。

入院后胸部 X 线摄片示：左肺上叶下部近胸膜处见一直径 1.0cm 的圆形结节状病灶，肺门淋巴结明显增大，双肺见多个散在点状致密阴影。实验室检查显示：白细胞 9×10^9/L，中性粒细胞 0.50，淋巴细胞 0.14。脑脊液外观浑浊，脑脊液压力高、细胞数增多，并查见抗酸杆菌。入院后当晚患儿反复出现喷射性呕吐和呼吸困难，经抢救治疗无效而死亡。

尸检摘要：大脑脑沟血管周围蛛网膜下腔见大量灰黄色胶冻状渗出物，并见散在粟粒大小的灰黄色结节。镜下蛛网膜下腔内可见大量炎性渗出物，主要以浆液和纤维素为主，并见巨噬细胞、淋巴细胞浸润。在结节状病灶的中央为干酪样坏死，周围见大量上皮样细胞和散在的朗汉斯巨细胞，外围见淋巴细胞浸润和少量增生的成纤维细胞。双肾和脾脏表面及双肺密布粟粒大小的灰黄色结节，稍隆起于表面。左肺上叶下部近胸膜处见灰白色圆形病灶，肺门及支气管旁有多个肿大淋巴结，切面呈干酪样坏死；左肺胸膜脏、壁两层广泛纤维性粘连。镜下双肾和脾脏表面及双肺弥漫性结节的中央为干酪样坏死，其病变与脑膜表面粟粒大小结节相同。

思　考　题

(1) 结合临床和病理剖验所见，分析本例的病理诊断和诊断依据。

(2) 讨论该疾病的发生、发展过程并分析死亡原因。

（万　榕　卓丽娟）

实习十五 寄生虫病

一、目的要求

(1) 掌握血吸虫病的病理变化及其并发症。

(2) 掌握阿米巴病(肠道、肝脏)的主要病理变化。

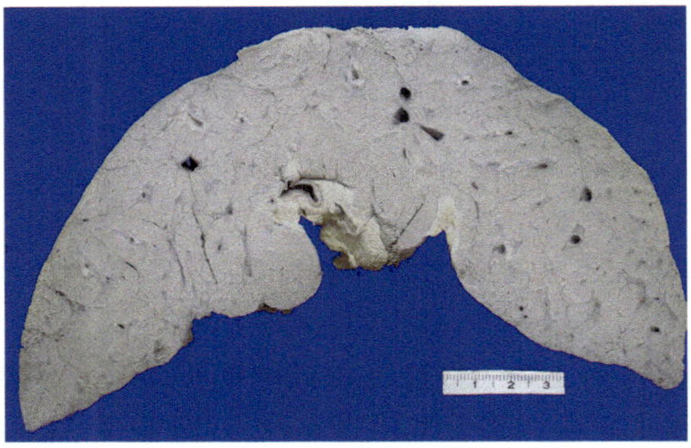

图 3-15-1 血吸虫性肝硬化

二、大体标本

1. 血吸虫性肝硬化(hepatic schistosomiasis/fluke cirrhosis)(图 3-15-1)

肝脏体积轻度缩小,表面被膜增厚,有纵横交错、凹陷的沟纹,将肝脏分割成大小不等区域而被称为"地图状分叶肝"。切面见间质纤维组织明显增生,汇管区增包绕宽,分割肝组织呈树枝状分布(又称为干线性肝硬化)。

2. 结肠阿米巴病(colon amebiasis /amebiasis in colon)(图 3-15-2)

结肠一段。黏膜面见多个散在圆形或卵圆形溃疡灶,溃疡底部有灰黄色炎性渗出及坏死组织。溃疡病灶间尚能见到接近正常的肠黏膜。部分病灶已融合成大片坏死并出血,其间几乎不能见到正常肠黏膜。切面见溃疡呈烧瓶状(底大、口小),边缘不整齐,底部附有絮状坏死物,有的溃疡底互相融合沟通,形成隧道状变化。

3. 结肠血吸虫病(colon schistosomiasis)(图 3-15-3)

结肠一段,已切开,结肠壁弥漫性增厚,黏膜皱襞萎缩平坦,黏膜面可见棕褐色颗粒状隆起,此系黏膜及黏膜下层中陈旧性血吸虫卵沉着。肠黏膜不见(或少见)溃疡性病灶。

4. 阿米巴肝脓肿(hepatic amebic abscess)(图 3-3-2)

肝脏标本。肝右叶明显肿大,被膜紧张,切面见右叶肝内有一大坏死灶,呈灰黄色,占肝右叶的大部分。其中肝组织广泛坏死,内壁残留未被完全溶解的血管、胆管和结缔组织,呈破棉絮状。晚期,坏死灶周围纤维结缔组织增生,形成纤维性包膜。

(注意:阿米巴肝脓肿未合并细菌感染前,其坏死物呈咖啡色果酱状,具有特征意义!)

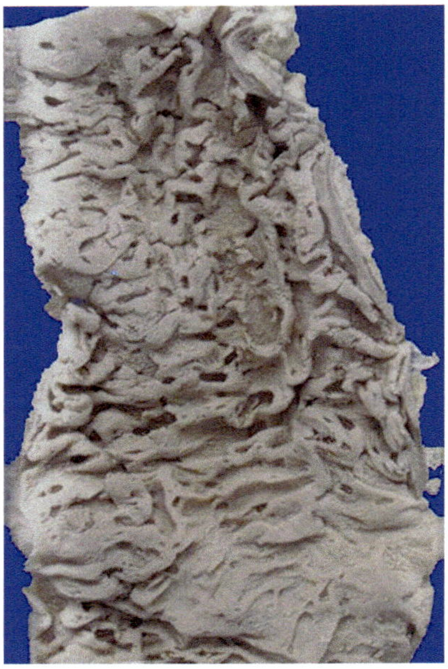

图 3-15-2 结肠阿米巴病

三、组 织 切 片

1. 阑尾日本血吸虫病(schistosoma Japenicum in epityphlon)(图 3-15-4)

阑尾组织。阑尾壁各层均有大量日本血吸虫卵沉积。部分成熟虫卵周边有红染无结构物质及深蓝色细颗粒状物质覆盖,其外为大量嗜酸粒细胞及淋巴细胞等浸润,伴局部组织坏死,形成“嗜酸性脓肿”。部分虫卵钙化,有深蓝黑色钙盐沉着,其周围见类上皮细胞所代替,形成“假结核结节”。病灶或完全纤维化,或处于嗜酸性脓肿与假结核结节的过渡阶段。阑尾壁各层血管扩张充血,嗜酸粒细胞浸润,纤维组织增生。

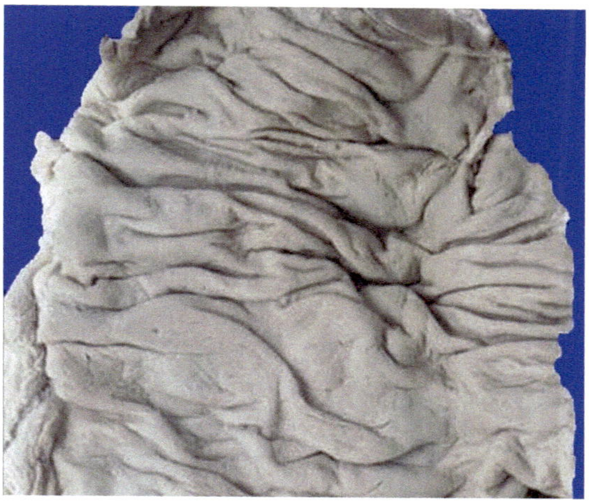

图 3-15-3 结肠血吸虫病

诊断要点:阑尾壁有血吸虫卵沉积。

2. 肠阿米巴病(colon amebiasis)(图 3-15-5)

结肠黏膜及黏膜下组织坏死,形成烧瓶状溃疡灶,于溃疡底部、边缘部坏死组织与正常组织交界处或小静脉内可见阿米巴滋养体(滋养体形态:大小约 20 ~ 30μm,浆多,淡紫蓝色,结构不清或呈空泡状,核小)。滋养体周围组织被溶解,呈小空隙状。

诊断要点:肠壁查见阿米巴滋养体。

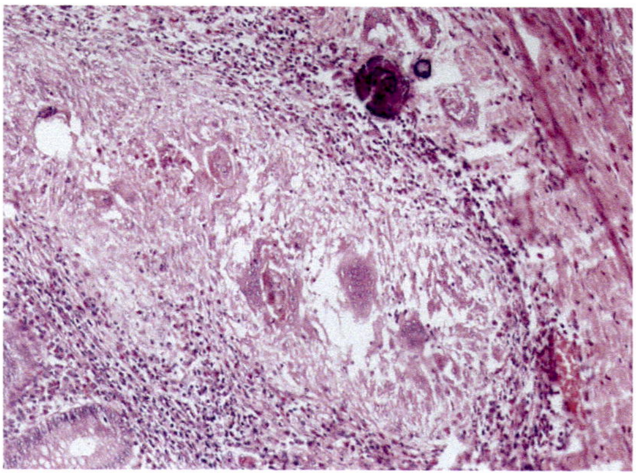

图 3-15-4 阑尾日本血吸虫病

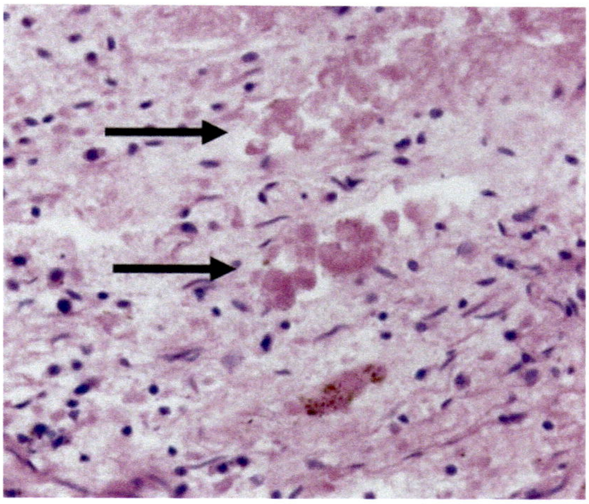

图 3-15-5 肠阿米巴病

四、示 教 片

1. 血吸虫性肝硬化(hepatic schistosomiasis/fluke cirrhosis)(图 3-15-6)

肝脏组织。门管区见大量慢性血吸虫虫卵结节形成,结节周围纤维组织增生,大量淋巴细胞、组织细胞浸润或可见较多嗜酸粒细胞浸润。肝细胞变性(脂肪变等)、萎缩、再生,但肝细胞坏死不明显，一般无假小叶形成。

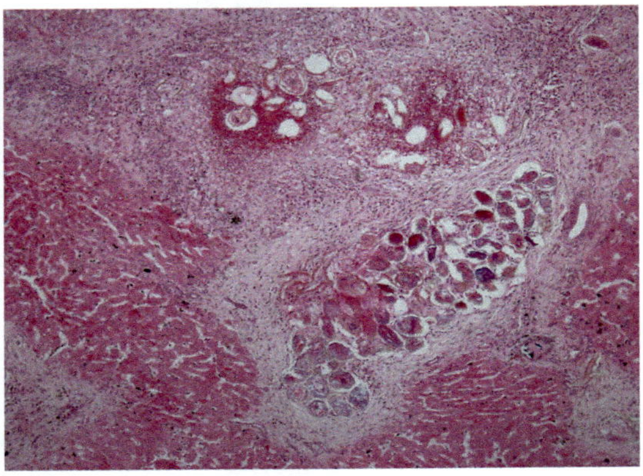

图 3-15-6　血吸虫性肝硬化

病例讨论

患者，女，6 岁，因腹痛、腹泻及排脓血便 9 天，发热 7 天而入院。发病前 8 天有跌入粪坑病史。

体检：体温 38℃，血压(110/70mmHg)14.7/9.3kPa，精神萎靡，全腹有轻压痛，脐中可触及肠样肿块，可以移动。

粪检：少量红细胞及白细胞。

病程：入院后用抗生素治疗，次日大便呈果酱色，腹痛加重，出现全腹痛伴压痛，腹肌紧张，立即剖腹探查，查见右下腹有一炎性肿块，盲肠有 3cm×2cm 的穿孔灶，阑尾已坏疽脱落，后因治疗无效手术后 46 小时死亡。

尸检：腹腔右侧网膜中有散在小脓肿 20 余处。结肠、空肠、回肠均可见溃疡，以结肠为甚，且深。镜检在肠道黏膜下找到阿米巴原虫。

思　考　题

(1) 患者如何感染阿米巴？
(2) 为什么粪便中找不到阿米巴滋养体？
(3) 典型的阿米巴痢疾患者有何症状？粪便有何特点？
(4) 阿米巴痢疾患者病变的原发部位多发生在何处？

（张春梁　卓丽娟）